血流改善成分の開発と応用

Development and Applications of Natural
Ingredients that Improve Blood Flow

《普及版／Popular Edition》

監修 大澤俊彦

シーエムシー出版

はじめに

　2015 年発表の「厚生労働省　人口動態統計」のデータによると，日本人の死因は，悪性新生物，肺炎，老衰，その他を合わせて 76.1％に比較して，心疾患，脳血管疾患は合わせて 23.9％となり，4 人に 1 人は血管・血流障害が原因とされている。このような背景で，今，特に求められているのは，血管・血流障害の発症を予防する一次予防，なかでも，健全な食生活である。今までに，健全な食生活を求めた多くの疫学研究が行われ，食事が重要な予防因子の一つであることが示され，科学的な根拠に基づいた機能性食品の開発に大きな注目が集められてきた。

　なぜ，「血流障害」が起きるのであろうか？　ヒトの血液は，血管内を循環し，組織に栄養や酸素を運搬することで，生命の維持に重要な役割を果たしている。血管の傷害により生じる出血を防ぐために，生体には止血機構が備わっている。止血は外傷を受けた時には血液の流出を防ぐ重要な反応であるが，何らかの理由で血管内の血液が凝固してしまうことが，「血流障害」の原因となる。正常に血液が流動している状態では，血管内皮細胞に存在する血液凝固を抑制する様々な因子が血液の流動性を保っているが，血液が停滞してしまうと血栓が生じ，血管の内側に付着することで血流障害が引き起こされるというわけである。このような現象の原因の血管のダメージは，血栓以外にも過剰な動物脂肪やコレステロールの摂取により生じる動脈硬化も「血流障害」の大きな原因である。

　そこで，本書では，最初の総論では，監修者の大澤が「血流障害」の原因，特に，酸化ストレスとの関連を紹介し，椙山女学園大学の内藤先生が「血流障害」と心血管疾患，電気通信大学の正本先生が脳機能との関係，眼精疲労との関連は北海道医療大学の北市先生，皮膚トラブルとの関連は近畿大学の山田先生，消化器疾患との関連は京都府立医科大学の内藤先生に執筆をお願いした。

　続いて，第Ⅱ編では，実際の血流評価法として市場に出ているレーザードップラー法や MC-FAN 法，血管内皮機能測定法としての FMD（Flow-Mediated Dilatation）法の原理や装置の紹介をお願いした。また，血流障害のメカニズム解析のためのバイオマーカーとして有用な酸化ストレス・炎症マーカーの利用の重要性と測定の実例の紹介とともに，最近注目を集めている抗炎症・抗酸化同時測定装置の原理と利用法に関する最新の話題が紹介されている。このような手法や装置を利用して測定した血流改善作用の評価は，動脈硬化・高血圧・認知症等の予防，美容，冷え性対策，疲労回復，アイケア，肩こり解消，育毛，男性機能向上など，幅広い効果の測定が可能となる。2016 年には「血流維持」や「体温維持」をうたった機能性表示食品も登場し，今後の血流改善関連市場の拡大が期待されている。本書では，血流改善効果のある成分の探索研究や製品化事例について最新知見をまとめることで，広く食品産業に関わる研究者や技術者にとって機能性食品・サプリメント・化粧品等の商品開発の一助となるとともに，アカデミアの多くの研究者にとっても必要な情報源となりうるものと確信する。

2018 年 7 月

愛知学院大学
大澤俊彦

普及版の刊行にあたって

　本書は 2018 年に『血流改善成分の開発と応用』として刊行されました。普及版の刊行にあたり内容は当時のままであり加筆・訂正などの手は加えておりませんので，ご了承ください。

　2025 年 1 月

シーエムシー出版　編集部

執筆者一覧（執筆順）

大澤　俊彦　愛知学院大学　心身科学部　健康栄養学科　客員教授

永井　　雅　㈱ヘルスケアシステムズ　研究開発部　課長

内藤　通孝　椙山女学園大学　生活科学部／大学院生活科学研究科　教授；
　　　　　　椙山女学園食育推進センター長

正本　和人　電気通信大学　脳科学ライフサポート研究センター　教授

北市　伸義　北海道医療大学病院　病院長

山田　秀和　近畿大学　医学部奈良病院　皮膚科　教授；
　　　　　　アンチエイジングセンター　副センター長

内藤　裕二　京都府立医科大学　大学院医学研究科　消化器内科学／
　　　　　　同附属病院　内視鏡・超音波診療部　准教授

上原　謙二　㈱アドメデック

姜　　勇求　MC ヘルスケア㈱　技術部

中島　　毅　MC ヘルスケア㈱　技術部

板良敷朝将　サラヤ㈱　商品開発本部　商品開発部　第 2 商品企画部　部長代理

石川　大仁　㈱ヘルスケアシステムズ　研究開発部　課長

夏目みどり　㈱明治　技術研究所　健康科学研究部　機能評価 2G 長

數村　公子　浜松ホトニクス㈱　中央研究所　第 8 研究室　専任部員

倉重(岩崎)恵子　㈱明治フードマテリア　機能性素材事業部　研究開発グループ

山下　陽子　神戸大学大学院　農学研究科　特命助教

芦田　　均　神戸大学大学院　農学研究科　教授

小椋　康裕　アスタリール㈱

高萩　英邦　アスタリール㈱

高柳　勝彦　㈱ダイセル　研究開発本部　主任研究員

向井　克之　㈱ダイセル　研究開発本部　上席技師

折越　英介　三栄源エフ・エフ・アイ㈱　機能性素材部　担当部長

上　田　英　輝	㈱東洋新薬　研究開発本部　機能探索部
川　村　弘　樹	㈱東洋新薬　研究開発本部　機能探索部
野　辺　加　織	㈱東洋新薬　研究開発本部　機能探索部
宅　見　央　子	江崎グリコ㈱　健康科学研究所　マネージャー
中　村　裕　道	タマ生化学㈱　営業部　営業課　課長代理
堀　江　俊　治	城西国際大学　薬学部　主任教授
橋　本　和　樹	城西国際大学　大学院薬学研究科
來　村　昌　紀	城西国際大学　薬学部；らいむらクリニック　院長
田　嶋　公　人	城西国際大学　薬学部　准教授
奥　西　　　勲	金印㈱　開発本部　名古屋研究所　課長
西　堀　すき江	東海学園大学　健康栄養学部　教授
山　口　勇　将	日本大学　生物資源科学部　生命化学科　助手
熊　谷　日登美	日本大学　生物資源科学部　生命化学科　教授
阿　部　皓　一	三菱ケミカルフーズ㈱　第三事業部門　顧問
青　木　由　典	三菱ケミカルフーズ㈱　第三事業部門　食品部　健康食品課　課長
田　村　　　元	三菱ケミカルフーズ㈱　第三事業部門　医薬品部　開発課　課長
都　築　　　毅	東北大学大学院　農学研究科　食品科学分野　准教授
森　田　匡　彦	協和発酵バイオ㈱　R&Iセンター　バリュークリエーションユニット　グループリーダー
坂　下　真　耶	㈱ファーマフーズ　総合研究所　開発部　部長
宮　﨑　秀　俊	アサヒグループホールディングス㈱　コアテクノロジー研究所　素材技術部　主任
大　木　浩　司	アサヒグループホールディングス㈱　研究開発部門　プロデューサー
長　岡　　　功	順天堂大学　大学院医学研究科　生化学・生体防御学　教授

執筆者の所属表記は，2018年当時のものを使用しております。

目　　次

【第Ⅰ編　総　論】

第1章　血流障害の原因　　大澤俊彦，永井　雅

1	はじめに …………………………… 3	5.1	酸化ストレスと血圧 …………… 7
2	血液凝固の原因 …………………… 3	5.2	酸化ストレスと血栓 …………… 7
3	血管障害と酸化ストレス ………… 4	5.3	酸化ストレスと動脈硬化 ……… 7
4	酸化ストレス・炎症 ……………… 5	6	酸化ストレスに特異的なバイオマーカー
5	酸化ストレスと血管・血流障害 … 7		の開発 …………………………… 7

第2章　血流障害と心血管疾患　　内藤通孝

1	血管の構造 ………………………… 12	5	粥状硬化の成因論 ……………… 16
2	血管の機能 ………………………… 13	6	血行力学と粥状硬化の関わり … 17
3	動脈硬化の定義 …………………… 14	7	内皮機能と粥状硬化の関わり … 18
4	粥状硬化の病理 …………………… 14	8	静脈の血流障害 ………………… 18

第3章　血流障害と脳機能　　正本和人

1	はじめに …………………………… 21	4	脳血流と神経血管カップリング … 24
2	脳の機能分化と脳血流の分配制御 …… 22	5	加齢に伴う脳血流の低下と認知症 …… 25
3	脳血流の揺らぎとデフォルトモード	6	今後の展望：生涯健康な脳を維持する
	ネットワーク …………………… 24		ために …………………………… 25

第4章　血流障害と眼精疲労　　北市伸義

1	はじめに …………………………… 27	3.2	ヒトでの臨床効果 ……………… 28
2	LED電球や液晶画面の使用が増えると	3.3	アスタキサンチン摂取の実際 … 29
	なぜ眼精疲労が惹起されるのか？ …… 28	4	眼調節機能と眼精疲労への介入—
3	眼精疲労への介入—アスタキサンチン		アントシアニン（ブルーベリー／ビル
	（サケ／イクラ）………………… 28		ベリー）………………………… 30
3.1	縄文時代の画期性 ……………… 28	4.1	「ブルーベリーは眼に良い」の根拠

Ⅰ

………………………………………… 30		…………………………………………… 31	
4.2 VDT 負荷試験への介入 ………… 31		6 おわりに ………………………… 33	
5 眼調節機能と眼精疲労への介入―緑茶			

第5章　血流障害と肌トラブル　　山田秀和

1 はじめに ………………………… 34		3.7 くすみ ………………………… 39	
2 血流障害と体表面の温度 …………… 35		4 容貌のレベル …………………… 40	
3 皮膚のレベル …………………… 36		4.1 しわ ………………………… 40	
3.1 ダーマトポローシス（皮膚粗鬆症）		4.2 たるみ ……………………… 40	
………………………………… 36		4.3 髪質・脱毛 …………………… 40	
3.2 血管の問題 …………………… 36		4.4 爪の変化 …………………… 40	
3.3 血液成分の問題 ……………… 37		5 体型のレベル（筋膜までとする）……… 40	
3.4 血管を支配する神経の問題 ……… 38		5.1 皮下脂肪 …………………… 40	
3.5 かさつき（乾燥）……………… 39		5.2 セルライト …………………… 40	
3.6 しみ ………………………… 39		6 さいごに ………………………… 41	

第6章　血流障害と消化器疾患　　内藤裕二

1 はじめに ………………………… 43		4 炎症性腸疾患 …………………… 46	
2 虚血再灌流性胃粘膜傷害 …………… 43		5 肝疾患 …………………………… 46	
3 NSAIDs による消化管粘膜傷害 ……… 45		6 おわりに ………………………… 47	

【第Ⅱ編　血流評価法】

第1章　レーザドップラー法　　上原謙二

1 はじめに ………………………… 51		3 測定例 …………………………… 54	
2 測定原理 ………………………… 51			

第2章　MCFAN（Micro channel array flow analyzer）

姜　勇求, 中島　毅

1 開発背景 ………………………… 57		3 MCFAN 検査とは ………………… 58	
2 特徴（システム）………………… 58		4 MCFAN 検査の測定方法 …………… 59	

5　MCFAN 検査の意義 ……………… 59	7　臨床と応用 …………………………… 62	
6　MCFAN 検査の医学的意味 …………… 60		

第3章　血管内皮機能測定法 FMD（Flow-Mediated Dilatation）

板良敷朝将

1　はじめに ……………………… 63	3　血管内皮機能（FMD）測定………… 66
2　血管内皮機能（FMD）を測定する意義	4　おわりに ………………………… 71
………………………………… 64	

第4章　酸化ストレス・炎症マーカー測定

永井　雅, 石川大仁, 夏目みどり

1　はじめに ……………………… 73	3.1　背景 ……………………………… 75
2　抗体チップ測定法の開発 …………… 73	3.2　試験デザイン …………………… 76
3　生活習慣病改善効果に関する臨床試験	3.3　結果 ……………………………… 76
………………………………… 75	4　おわりに …………………………… 78

第5章　光センシングによる抗酸化・抗炎症評価法の開発

數村公子

1　好中球の自然免疫反応を利用した「抗酸化・抗炎症・自然免疫賦活同時評価細胞試験」と作用機序解析法 ……………… 81	3　血管機能保護活性評価法 …………… 85
	4　微量血液による生体内抗酸化機能評価法
2　神経細胞保護活性評価法 …………… 84	………………………………………… 86

【第Ⅲ編　血流改善素材・成分】

第1章　水抽出型（膜濃縮）カシスポリフェノール（AC10）

倉重（岩崎）恵子

1　カシスとは …………………… 91	4　水抽出型（膜濃縮）カシスポリフェノール（AC10）による末梢血流サポート機能 …………………………………… 94
2　水抽出型（膜濃縮）カシスポリフェノール（AC10）とは…………………… 91	
	4.1　安静時の末梢血流サポート機能 … 94
3　水抽出型（膜濃縮）カシスポリフェノール（AC10）の特長………………… 93	4.2　タイピング負荷時の末梢血流サポー

III

ト機能（疲労様症状；肩の違和感，
こり緩和）……………………… 94
4.3 冷水負荷時の末梢血流サポート機能
（末梢体温維持，冷え緩和）……… 94
4.4 顔面の末梢血流サポート機能（疲労
様症状；目のクマ緩和）………… 95
4.5 脳の末梢血流サポート機能 ……… 96
4.6 末梢血流サポート機能（末梢血管拡
張機能）の作用機序 …………… 98
5 水抽出型（膜濃縮）カシスポリフェノー
ル（AC10）の安全性…………… 98

第2章　黒大豆ポリフェノール　　山下陽子，芦田　均

1 はじめに ……………………………… 100
2 黒大豆ポリフェノール ……………… 100
3 ヒト介入試験デザイン ……………… 102
4 血管機能改善効果 …………………… 103
5 酸化ストレス抑制効果 ……………… 104
6 血中ならびに尿中ポリフェノール含量の
変化 …………………………………… 105
7 まとめ ………………………………… 106

第3章　アスタキサンチン　　小椋康裕，高萩英邦……………107

第4章　β-クリプトキサンチン　　高柳勝彦，向井克之

1 動脈硬化リスク低減 ………………… 114
2 NO依存性血管拡張作用 …………… 114
3 血管内皮障害保護作用 ……………… 116
4 血流改善作用 ………………………… 117
5 冷え性改善 …………………………… 117

第5章　ケルセチン　　折越英介

1 はじめに ……………………………… 122
2 ケルセチンの特性 …………………… 123
3 ケルセチンの血流改善作用 ………… 124
4 ケルセチンのその他の機能性 ……… 125
4.1 抗高血圧作用および抗コレステロー
ル作用 …………………………… 125
4.2 脳機能改善作用 ………………… 126
5 おわりに ……………………………… 126

第6章　多様な機能性を有する素材「フラバンジェノール®」

上田英輝，川村弘樹，野辺加織

1 はじめに ……………………………… 130
2 フラバンジェノール®の特徴 ………… 130
3 フラバンジェノール®の血流改善作用
………………………………………… 131

4 血流改善作用の作用機序 ……………… 131
　4.1 血管拡張作用 ……………………… 131
　4.2 赤血球変形能向上作用 …………… 131
5 フラバンジェノール®の多様な機能性
　…………………………………………… 133
　5.1 メタボ予防（LDL コレステロール

値低下） ………………………………… 133
　5.2 むくみ（浮腫）改善 ……………… 133
　5.3 シミ改善 …………………………… 134
　5.4 育毛促進 …………………………… 135
6 フラバンジェノール®の安全性 ……… 135
7 おわりに ………………………………… 136

第7章　ヘスペリジンおよびヘスペリジン誘導体　　宅見央子

1 ヘスペリジンとは ……………………… 138
2 ヘスペリジン誘導体の開発 …………… 138
3 ヘスペリジンの吸収と代謝 …………… 139
4 糖転移ヘスペリジン・分散ヘスペレチン
　の血中動態 ……………………………… 139
5 身体局部を冷却した冷え性改善試験 … 140

6 全身を緩慢に冷却した冷え性改善試験
　…………………………………………… 143
7 肌状態の改善作用 ……………………… 143
8 自律神経に及ぼす影響 ………………… 144
9 まとめ …………………………………… 145

第8章　イチョウ葉エキスの血流改善について　　中村裕道

1 はじめに ………………………………… 148
2 GBE の成分組成 ………………………… 148
3 GBE の作用機序 ………………………… 149
　3.1 血小板凝集抑制および血管拡張作用
　…………………………………………… 150
　3.2 赤血球の変形能向上作用 ………… 151
　3.3 抗酸化作用 ………………………… 151

4 間欠性跛行（末梢血管疾患）の改善 … 151
5 脳機能の改善 …………………………… 152
　5.1 認知症の改善 ……………………… 152
　5.2 健常者の記憶力増進 ……………… 152
6 眼血流の改善 …………………………… 153
7 おわりに ………………………………… 153

第9章　カプサイシノイド　　堀江俊治，橋本和樹，來村昌紀，田嶋公人

1 はじめに ………………………………… 155
2 カプサイシノイド ……………………… 155
3 温度感受性受容体 ……………………… 156
4 辛味と高温に反応するカプサイシン受容
　体 TRPV1 ………………………………… 156
5 カプサイシンの生理作用 ……………… 157
6 胃における TRPV1 の分布 …………… 158

7 カプサイシン感受性知覚神経から遊離
　される神経伝達物質 …………………… 159
8 カプサイシンの胃粘膜血流増大作用メカ
　ニズム …………………………………… 160
9 ショウガ成分ジンゲロール …………… 162
10 結び：カプサイシノイドは胃腸でも味わ
　う ………………………………………… 162

第10章　ワサビ（スルフィニル）　　奥西　勲，西堀すき江

1　はじめに ……………………………… 164
2　わさびの血流改善効果 ……………… 165
　2.1　抗血小板凝集抑制作用 ………… 165
　2.2　TRPA1 刺激作用 ……………… 166
　2.3　抗酸化作用 ……………………… 166
　2.4　ヒトでの血流改善効果 ………… 167
3　血流改善が寄与する作用 …………… 167
　3.1　育毛効果 ………………………… 167
　3.2　認知症改善効果 ………………… 168
　3.3　美肌効果 ………………………… 171
4　その他の機能性成分 ………………… 172
5　おわりに ……………………………… 172

第11章　含硫フレーバー（ニンニク，シイタケ）　　山口勇将，熊谷日登美

1　フレーバーの作用 …………………… 174
2　ニンニクフレーバーの血小板凝集抑制作
　用 ……………………………………… 174
3　ニンニクフレーバー前駆体の血小板凝集
抑制作用 ………………………………… 177
4　シイタケフレーバーの血小板凝集抑制作
　用 ……………………………………… 179
5　まとめ ………………………………… 180

第12章　ビタミンE　　阿部皓一，青木由典，田村　元

1　ビタミンEとは ……………………… 182
2　ビタミンEの血行改善作用 ………… 184
　2.1　血行改善のメカニズム ………… 184
　2.2　血行改善作用におけるビタミンE
同族体の比較 …………………………… 185
　2.3　ヒトにおけるビタミンEの血流改善
　作用 …………………………………… 187
3　まとめ ………………………………… 188

第13章　n-3系脂肪酸（DHA，EPA）　　都築　毅

1　n-3系脂肪酸（DHA，EPA）とは …… 190
2　DHA・EPAと血管機能の背景 ……… 191
3　DHA・EPAと血管機能に対する効果… 192
4　DHA・EPAと血圧に対する効果 …… 193
5　脳血管系でのDHA・EPAの機能 …… 194
6　DHA・EPAによる直接作用とその代謝
　産物による間接作用 ………………… 195
7　DHA・EPAによる血管性認知症予防… 195

第14章　シトルリン　　森田匡彦

1　シトルリンの代謝 …………………… 198
2　シトルリンとNOサイクル ………… 199
3　シトルリンと血管内皮機能 ………… 200
4　シトルリンと運動生理機能 ………… 201
5　おわりに ……………………………… 203

第15章　卵白ペプチドの血流改善作用について　　坂下真耶

1　卵白ペプチドの開発 ……………… 205
2　卵白ペプチドの機能性探索 ……… 205
　2.1　運動疲労軽減効果 …………… 205
　2.2　眼精疲労軽減効果 …………… 206
3　卵白ペプチドの血管拡張メカニズム … 208
4　他の食品素材との組み合わせによる相乗
　効果作用 ………………………… 209
5　まとめ …………………………… 211

第16章　「ラクトトリペプチド」の血流を向上させる作用と健康の維持・増進への活用　　宮﨑秀俊, 大木浩司

1　血流と血流依存性血管拡張の生理学的な
　意義 ……………………………… 213
2　「ラクトトリペプチド」のFMDを向上
　させる作用 ……………………… 214
3　「ラクトトリペプチド」の前腕血流量を
　向上させる作用 ………………… 216
4　「ラクトトリペプチド」の血流を向上さ
　せるメカニズム ………………… 217

第17章　グルコサミン　　長岡　功

1　はじめに ………………………… 222
2　血小板凝集抑制作用 …………… 223
3　血管内皮細胞の活性化抑制 …… 226
4　グルコサミンの抗動脈硬化作用 ……… 228
5　おわりに ………………………… 230

第Ⅰ編
総　論

第1編

総 論

第1章　血流障害の原因

大澤俊彦[*1]，永井　雅[*2]

1　はじめに

　血液中には赤血球，白血球，血小板，血漿タンパク質，様々なイオンや有機酸，グルコースや脂質，尿素などが存在する。赤血球の主成分であるヘモグロビンは，酸素に結合すると鮮やかな赤色となり，酸素を分離すると暗赤色となることで，酸素運搬に重要な役割を果たしている。白血球の組成は，好中球，好酸球，好塩基球，単球，リンパ球の5種類の細胞種からなり，殺菌作用や免疫機能に重要な役割を果たしている。そのなかで最も多いのは好中球で50～70％を占め，続いてリンパ球が30％を占めている。一方，血管が傷ついた際には，止血に重要な役割を持つ血小板も，過剰な凝集反応の結果生じる血栓は，血流障害の原因となる。血液の液体成分として主要成分である血漿の90％は水であるが，細胞への様々な物質の運搬や補給，細胞の持つ浸透圧や緩衝作用にも重要な役割を果たしている。なかでも，血漿タンパク質のフィブリノーゲンは，血液凝固作用や免疫作用など多様な機能を持つことが知られている[1]。

　このように，多くの成分からなり流動性に富むヒトの血液は，血管内を循環し，組織に栄養や酸素を運搬することで，生命の維持に重要な役割を果たしている。血管の傷害により生じる出血を防ぐために，生体には止血機構が備わっている。止血は外傷を受けた時には血液の流出を防ぐ重要な反応であるが，何らかの理由で血管内の血液が凝固してしまうことが，血流障害の原因となる。正常に血液が流動している状態では，血管内皮細胞に存在する血液凝固を抑制する様々な因子が血液の流動性を保っているが，血液が停滞してしまうと血栓が生じ，血管の内側に付着することで血流障害が引き起こされるというわけである。このような現象の原因の血管のダメージは，血栓以外にも過剰な動物脂肪やコレステロールの摂取により生じた「粥腫（じゅくしゅ）」と呼ばれる粥状の塊が血管内皮に付着し生じる動脈硬化も血流障害の大きな原因である。ここでは，まず，血流障害に大きな影響を与える血液流動性の低下に焦点を当てて紹介したい。

2　血液凝固の原因

　ケガ等で血管に傷害を受けた時の治療の止血に重要な役割を果たしている血小板は，ヒトにとって必要不可欠な存在である。止血とは，一般に，血管が傷ついた際にはがれた血管内皮細胞

＊1　Toshihiko Osawa　愛知学院大学　心身科学部　健康栄養学科　客員教授

＊2　Masashi Nagai　㈱ヘルスケアシステムズ　研究開発部　課長

の下に存在するコラーゲン線維に血小板は結合するが，その際に活性化された血小板同士が集まり，凝集する反応，すなわち，一次止血反応が生じる。その後，プロトロンビンやフィブリノーゲンのような血液凝固因子が次々に活性され，最終的にフィブリノーゲンがフィブリンに転換され，ゲル状の網目（ネット）を形成することで傷口を塞ぐ二次止血が起こり，出血を防ぐことができるというわけである[2]。このように，止血は外傷を受けた時には血液の流出を防ぐ重要な生体反応であるが，血管内で血液が凝固するような状態が起きると，様々な問題が生じてしまう。例えば，赤血球膜が柔軟性を失うと血液の流動性が低下し，血流障害の原因となる。赤血球の膜が柔軟性を失う原因として挙げられるのは，食事である。飽和脂肪酸を多く含む動物性脂肪を多く摂取すると，赤血球膜は柔軟性を失ってしまうが，魚に多く含まれるドコサヘキサエン酸（DHA）やエイコサペンタエン酸（EPA）のようなω-3脂肪酸の多い食事では，赤血球膜の柔軟性は保たれることが知られている。また，糖尿病で高血糖が続くと，首の動脈の肥厚，脳血管障害，虚血性心臓病，大動脈硬化，足の閉塞性動脈硬化症などが生じ，血流障害の原因となることも知られている。さらに，タバコや過労，精神的なストレスなどによって粘着性が高まるが，特に，問題となるのは，血管内で生じる炎症反応である。白血球の粘着性が高まるのは，炎症時には多量の活性酵素が産生され，異物排除に重要な役割を果たしているだけでなく，炎症の場への集積のために接着分子の発現を誘導し，炎症巣への白血球遊走を促進するが，その際に，白血球がダメージを受けてしまうためである。

　このような血栓が血管内に生じることで，最近，大きな問題となったのが，エコノミークラス症候群である。飛行機のエコノミークラスに長い時間，同じの姿勢で座って動かないでいるために，足に停滞した血液が静脈中に血栓をつくってしまい，飛行機から降りる際に，急に体を動かすことで静脈中の血栓が血管壁から離れて血液中を流れ出してしまう。その結果，肺などのような血管が細くなったところに血栓が血管を詰まらせ，例えば，肺塞栓症などが引き起こされる。エコノミークラス症候群は，飛行機の搭乗の際だけでなく，足の筋肉を動かさない状態を長く続けると血栓が形成されやすくなり，例えば，車の中での長期の避難生活をせざるを得なかった震災等の被災者や水分を十分に取らなかった場合でも深部静脈血栓症は起きてしまうことが知られている。このような血管障害の大きな原因は「動脈硬化」であろう。

3　血管障害と酸化ストレス

　「動脈硬化」とは「動脈壁の肥厚や硬化などの結果，本来の構造の破壊と機能不全を生じる病変」の総称である。従来，病理学の分野で使われ，一般的には「粥状動脈硬化」を指す場合が多い。この血管の変化は，内膜や中膜が比較的よく発育した動脈に起きやすいので，心臓を養う冠状動脈，大動脈，さらに脳，頚部，腎臓，内臓，手足の動脈などに多発する。内膜の中にコレステロールが蓄積し，次第に脂肪分が沈着して，血管が狭くなり，血栓，潰瘍をつくる原因となり，狭心症，不安定狭心症，心筋梗塞，脳梗塞，大動脈瘤，腎梗塞，手足の壊死などが生じる。

第1章 血流障害の原因

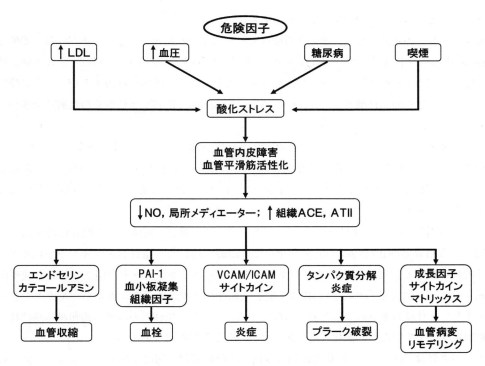

図1 血管・血流障害と酸化ストレス[4]

　血中に存在する単球は，VCAM/ICAM のような細胞接着因子の作用で血管内皮に接着したのち，IL-6，MCP-1，TNF-α のような炎症性サイトカインの作用により，内皮下に浸潤し，マクロファージとなる。マクロファージは，酸化 LDL を取り込み，泡沫細胞となり，泡沫細胞やその壊死細胞が蓄積して粥腫が形成され，炎症反応の亢進により生成したプラークの不安定化が促進されるというわけである[3]。この時に NADPH や炎症細胞により産生する酸化ストレスは，血管障害，血流障害の大きな原因となる。Dzau らは，酸化ストレスと血管内皮細胞障害・血管平滑筋活性化の関連をわかりやすくまとめている[4]（図1）。本稿では，特に，酸化ストレス・炎症反応の果たす役割の重要性に焦点を当てて紹介してゆきたい。

4　酸化ストレス・炎症

　日本における死因は，終戦直後は結核・肺炎が大きな割合を占めていたが，医療技術の進歩に栄養状態の改善，衛生環境の向上などが加わり，これらの死亡率が減少した。代わって増加したのが，生活習慣が発症原因に深く関与していると考えられる生活習慣病（癌，心疾患，脳血管疾患等）である。これらの原因を解明し，治療することは大切であるが，症状が進行する前にその兆候を捉えて，未病段階で予防することはさらに重要である。生活習慣病に至る原因の一つとし

て注目されているのが「酸化ストレス」である。

酸化ストレスの定義として，古くから受け入れられている定義として，生体内において酸化力（pro-oxidant）が抗酸化力（anti-oxidant）を上回った状態，というものがある[5]。我々好気性生物は糖や脂質のような基質を酸化してエネルギーを得るために酸素を利用するが，一方で呼吸の過程で生じた数%の活性酸素種（reactive oxygen species：ROS）が数多くの疾病の発症や増悪に関わっている。

一重項酸素（$^1O_2$），スーパーオキシド（O_2^-），過酸化水素（H_2O_2），ヒドロキシラジカル（・OH）が狭義のROSであるが，一酸化窒素（NO・），ペルオキシナイトライト（$ONOO^-$），次亜塩素酸（OCl^-），脂質ペルオキシラジカル（LOO・），オゾン（O_3）なども広義のROSとして環境中や生体内に存在する[6]。

ROSは生体内の様々な条件下で発生し，タンパク質，脂質，核酸などを酸化修飾する。ROSが関与する脂質過酸化反応はLOO・を介して連鎖的に進行し，脂質ペルオキシド（LOOH）が生体内に蓄積する。生成したLOOHはグルタチオンペルオキシダーゼ（GPX）により速やかに還元されるが，消去を逃れたLOOHは1電子還元されアルコキシラジカルやペルオキシラジカルを生じて生体障害を惹起すると考えられている。一方で，生体内の高度不飽和脂肪酸は特に酸化修飾を受けやすいため，酸化ストレスのマーカーとして有用である[7]。

タンパク質はROSにより酸化的修飾を受け，主鎖の酸化的切断や側鎖の水酸化，開裂，架橋形成などを生ずる[8]。OCl^-によるタンパク質のチロシン残基のハロゲン化は，動脈硬化や喘息との関連が指摘されている[9, 10]。さらに，脂質過酸化物であるアルデヒド類はタンパク質の化学修飾により，数多くの種類の付加体を形成する。

終末糖化産物（advanced glycation end-products：AGEs）は酸化ストレスによるタンパク質修飾物の一群である。タンパク質のアミノ基とグルコースのアルデヒド基が非酵素的に結合して，3-デオキシグルコソン（3-deoxyglucosone：3DG），グリオキサール（glyoxal），メチルグリオキサール（methylglyoxal），グリコールアルデヒドなど反応性の高いカルボニル化合物を産生する。これらカルボニル化合物は生体タンパク質と迅速に反応し，AGEsを生成する。AGEsは糖化反応による最終生成物の総称で，カルボキシルメチルリジン（N^ε-carboxymethyllisine：CML），ペントシジン（pentosidine），ピラリン（pyrraline），クロスリン（crossline），GA-ピリジン（GA-pyridine），N^ε-carboxyethyllysine（CEL），N^ω-carboxymethylarginine（CMA），フロイルフラニルイミダゾール（2-(2-furoyl)-4(5)-(2-furanyl)-1H-imidazole）など多数の化合物が同定されている[11]。

ROSにより惹起される酸化的なDNAの損傷は，突然変異や発癌に重要な役割を果たしている。ROSにより酸化的に損傷を受けた塩基は何重もの修復機構により無害化されるが，修復されなかった酸化損傷は細胞の老化やアポトーシス，癌の原因となる。4つの塩基はいずれも酸化的に損傷され得るが，中でもグアニンは最も酸化還元電位が低いことから特に酸化修飾を受け易い。また，マロンジアルデヒドや4-ヒドロキシノネナールといった反応性に富んだ脂質アルデ

ヒドはグアニンやアデニンなどの環外アミノ基を有する塩基と共有結合することにより付加体を形成する[12]。

5 酸化ストレスと血管・血流障害

5.1 酸化ストレスと血圧

血管内皮細胞は一酸化窒素（NO）合成酵素により L-アルギニンから NO を合成し放出する。放出された NO は血管平滑筋のグアニルシクラーゼを活性化しサイクリック GMP を産生することにより血管を弛緩させる。高血圧症では NADH/NADPH oxidase の活性が増強し酸化ストレスが亢進している。NO は ROS により容易に酸化され，低活性の NO_2/NO_3 となる。この結果，血管収縮反応が増強し，高血圧が維持される[13]。Higashi らの研究によると，腎血管性高血圧症患者では 8-OHdG 尿中排泄量および血清マロンジアルデヒド修飾 LDL 濃度が対照よりも高かったが，血管形成術後では尿中 8-OHdG，血清マロンジアルデヒド修飾 LDL が有意に減少したことが示されている[14]。

5.2 酸化ストレスと血栓

血管内皮細胞が酸化ストレスによる障害を受けると，血管内皮細胞由来の NO の産生が減少する[15]。この NO の減少は血小板の cyclic GMP 濃度の低下をきたし，血小板凝集を誘導し，血栓性亢進の一因となる。また，酸化ストレスによる血管内皮細胞機能の障害はトロンボモジュリンの産生低下やプロテイン C 依存性の抗凝固機構の破綻をとおして血栓形成を促進する[16]。

5.3 酸化ストレスと動脈硬化

ROS は動脈硬化の進展に重要な役割を果たしている[17]。横山らの報告によると，狭心症患者の動脈硬化冠動脈は正常冠動脈と比べて NAD(P)H oxidase の発現が増強されており，動脈硬化の進展と共にさらに発現が増大した[18]。ROS は直接的に血管内皮細胞を障害するのみでなく，レドックス感受性転写因子を活性化し，IL-1，TNF-α，ICAM-1，VCAM-1 等の炎症性サイトカイン・ケモカインの発現を亢進させる[19]。ROS による LDL の酸化は，単球の血管内皮細胞への接着を促進し，動脈硬化巣を形成する。酸化ストレスによる炎症反応はさらなる酸化ストレスを引き起こし，負のスパイラルにより粥状動脈硬化巣の不安定化を惹起する。

6 酸化ストレスに特異的なバイオマーカーの開発

我々のグループは，酸化ストレスに関係するバイオマーカーの開発を長年に渡り行ってきた。多価不飽和脂肪酸は特に酸化され易い脂肪酸であり，酸化ストレスに対して鋭敏なバイオマーカーとなることが期待される。ω-6 系脂肪酸であるリノール酸は，γ-リノレン酸やアラキドン

酸などへ代謝され，プロスタグランジンやトロンボキサン等の脂質メディエーターに変換される。ヘキサノイルリジン（N$^\varepsilon$-hexanoyl-lysine：HEL）[20,21]，アゼライルリジン（N$^\varepsilon$-azelayl-lysine：AZL）[22]は脂質付加修飾リジンであり，ω-6多価不飽和脂肪酸の初期酸化物に由来する。ω-3系脂肪酸であるドコサヘキサエン酸は，α-リノレン酸からエイコサペンタエン酸を経て生合成される。プロパノイルリジン（N$^\varepsilon$-propanoyl-lysine：PRL）[23]，スクシニルリジン（N$^\varepsilon$-succinyl-lysine：SUL）[24]はこれらω-3多価不飽和脂肪酸に由来する。また，グルタロイルリジン（N$^\varepsilon$-glutaroyl-lysine：GLL）はω-6系脂肪酸，ω-3系脂肪酸の双方から生成する（図2）[25]。我々はこれら脂質付加修飾リジンのモノクローナル抗体を作製し，様々な脂質過酸化物の体内動態を明らかにすることが可能となった。

8-hydroxydeoxyguanosine（8-OHdG）はDNAの構成塩基であるグアニンが酸化ストレスにより障害を受けて生成される物質であり[26]，酸化損傷塩基の修復の結果，尿中に排泄される（図3）。8-OHdGは正常ゲノムDNAにおいてもグアニン100万個あたり数個のレベルで存在しているが[27]，喫煙や過剰な運動により高値になることが知られている[28]。また，8-bromodeoxyguanosine（8-BrdG）も8-OHdG同様にDNAの酸化損傷の指標となるが，8-BrdGはより初期の炎症反応を反映していると考えられる[29]。我々のグループは8-OHdG，8-BrdGについてもモノクローナル抗体を作製し，免疫化学的にDNAに対する酸化ストレスを評価できるようになった[30]。

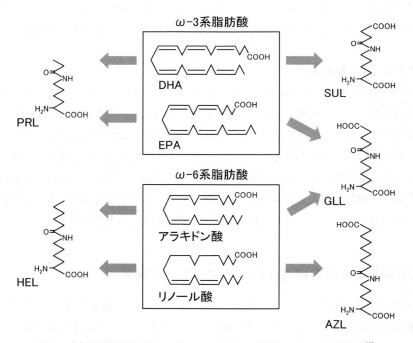

図2　多価不飽和脂肪酸とヒドロペルオキシド修飾リジンの生成機構[25]

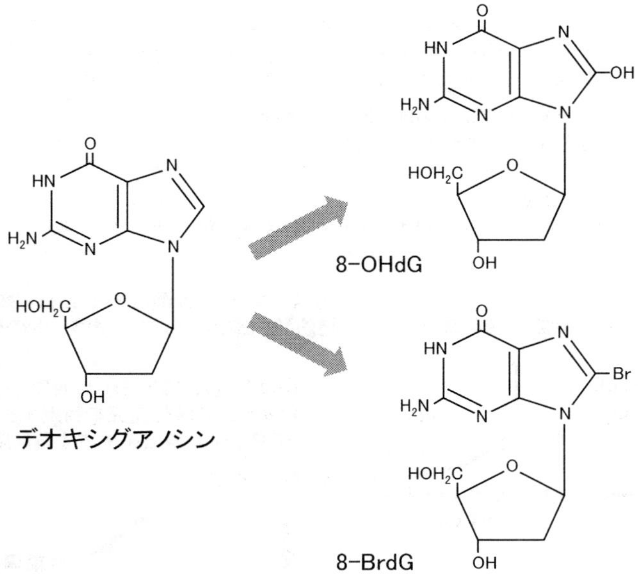

第1章　血流障害の原因

デオキシグアノシン

8-OHdG

8-BrdG

図3　活性酸素により生成される酸化修飾塩基[29, 30]

　脂質や塩基同様に，ROS はタンパク質を修飾し，酸化タンパク質を生成する。近年になって，宿主防疫に重要な役割を果たす好中球が生産するミエロペルオキシダーゼ（Myeloperoxidase：MPO）が，何らかの理由で過剰発現する際に生じる酸化ストレスが大きな問題となってきている。好中球本来の役割は，細菌類の感染の際に大量の MPO が動員され，炎症反応が生じる。この炎症反応によって生成した，ロイコエグレシン，ロイコカイン，リンフォカイン，細菌毒素，補体の分解産物などの白血球遊走刺激因子によって感染巣に到達した好中球は，細菌類への接触から貪食を行い，飲み込んだ細菌類を殺菌する。その機構は，細菌類に接触した好中球が細菌を異物と認識し，接着結合し，好中球内に取り込むというわけである。このようにして好中球内に取り込まれた細菌類は，図4[31]に示すように，好中球由来の MPO により生成された活性酸素や過酸化水素，活性化ハロゲン類や次亜塩素酸によって殺菌することができる。しかしながら，血管内で炎症反応の過剰反応により生成された活性酸素・フリーラジカルは，血管内皮細胞に酸化障害を引き起こすことで，血管障害・血流障害の源となるというわけである。我々の研究グループは，MPO が産生する HOCl によるクロロチロシン，好酸球ペルオキシダーゼ（EPO）が産生する臭素によるブロモチロシン，O_2^- と反応して生成される $ONOO^-$ によるニトロチロシン，好中球がハロゲンの非存在下で生成するジチロシンなど，新たな酸化タンパク質マーカーとして酸化修飾チロシンを開発している（図5）[32]。我々は，これらの酸化ストレスバイオマーカーや免疫担当細胞の代表である好中球に焦点を当てた測定法を開発しており，本書の第Ⅱ編第4章において紹介されているので，詳細は，そちらを参照していただきたい。

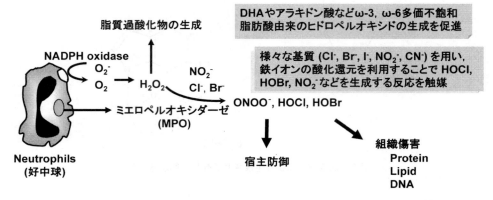

図4 ミエロペルオキシダーゼ（Myeloperoxidase：MPO）と酸化ストレス[31]

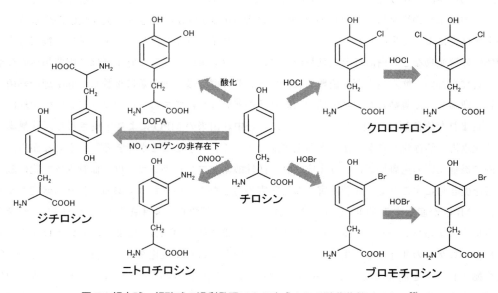

図5 好中球，好酸球の過剰発現により生成される酸化修飾チロシン[32]

第1章　血流障害の原因

文　　献

1) 奈良信雄ほか，臨床検査学講座　血液検査学　第3版，医歯薬出版（2011）
2) 武田純三，麻酔科医・集中治療医に必要な血液凝固，抗凝固，線溶系がわかる本，真興交易医書出版部（2015）
3) 久保明，アンチエイジング・未病医学検査テキスト，南江堂（2008）
4) V. J. Dzau *et al., Circulation*, **114**, 2850 (2006)
5) H. Sies, *Am. J. Med.*, **91** (3C), 31S (1991)
6) 大澤俊彦，日本抗加齢医学会雑誌，**1** (2), 29 (2005)
7) 大澤俊彦，臨床化学，**44**, 183 (2015)
8) E. R. Stadtman, *Methods Enzymol.*, **258**, 379 (1995)
9) S. L. Hazena *et al., Free Radic. Biol. Med.*, **23** (6), 909 (1997)
10) J. Himmelfarb *et al., Free Radic. Biol. Med.*, **31** (10), 1163 (2001)
11) Y. Naito *et al., Anti-Aging Med.*, **7** (5), 36 (2010)
12) L. J. Marnett *et al., J. Clin. Invest.*, **111** (5), 583 (2003)
13) 土肥靖明，*Nagoya Med. J.*, **51**, 153 (2010)
14) Y. Higashi *et al., N. Engl. J. Med.*, **346** (25), 1954 (2002)
15) X. F. Niu *et al., Circ. Res.*, **74** (6), 1133 (1994)
16) 後藤信哉，酸化ストレスナビゲーター，p.120，メディカルレビュー社（2005）
17) R. Ross, *N. Engl. J. Med.*, **340** (2), 115 (1999)
18) H. Azumi *et al., Circulation*, **100**, 1494 (1999)
19) 石橋敏幸，酸化ストレスナビゲーター，p.118，メディカルレビュー社（2005）
20) Y. Kato *et al., Free Radic. Biol. Med.*, **37**, 1864 (2004)
21) Y. Kato *et al., J. Biol. Chem.*, **274** (29), 20406 (1999)
22) Y. Kato *et al., J. Lipid Res.*, **38**, 1334 (1997)
23) S. Hisaka *et al., Free Radic. Biol. Med.*, **46**, 1463 (2009)
24) Y. Kawai *et al., J. Lipid Res.*, **47**, 1386 (2006)
25) Y. Kato & T. Osawa, *Arch. Biochem. Biophys.*, **501**, 182-187 (2010)
26) H. Kasai, *Foods Food Ingredients J.*, **194**, 10 (2001)
27) B. Halliwell & J. M. C. Gutteridge, Free Radicals in Biology and Medicine, p.236-252, Oxford University Press (1999)
28) H. Kiyosawa *et al., Free Radic. Res. Commun.*, **11**, 23 (1990)
29) T. Asahi *et al., J. Biol. Chem.*, **285** (12), 9282 (2010)
30) S. Toyokuni *et al., Lab. Invest.*, **76** (3), 365 (1997)
31) T. Osawa, *Biosci. Biotech. Biochem.*, **82** (4), 564 (2017)
32) 大澤俊彦，日薬理誌，**132**, 140 (2008)

第2章　血流障害と心血管疾患

内藤通孝*

1　血管の構造

　血管は，動脈，静脈，およびそれらの間に介在する毛細血管からなる。動脈と静脈の構造の基本は同じであり，内側から内膜・中膜・外膜の3層構造である（図1）。内膜は，内皮（単層扁平上皮）と少量の内皮下結合組織からなる。中膜は，輪走する平滑筋細胞の層と，主に弾性線維からなる。静脈では，動脈に比べて中膜の厚さは薄い。外膜は，疎らな結合組織からなり，血管周囲の組織に移行する。毛細血管では，3層構造は見られず，1層の内皮と，それを取り巻く周細胞からなる。

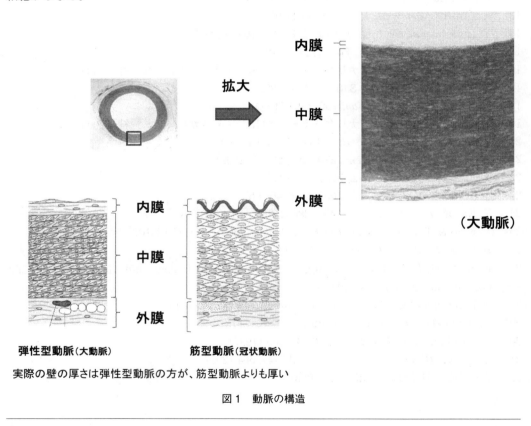

図1　動脈の構造

---

*　Michitaka Naito　椙山女学園大学　生活科学部／大学院生活科学研究科　教授；椙山女学園食育推進センター長

第2章　血流障害と心血管疾患

2　血管の機能

血管の役割は，動脈と静脈で異なるだけでなく，動脈の中でも，主にその太さによって働きが異なる。動脈の太さや血管壁の特徴は連続的に変化していくが，概ね次の3つの型に分類される[1,2]。

① 大型の動脈：弾性型動脈とも呼ばれ，中膜は弾性線維に富んでいる。大動脈から鎖骨下動脈，総頸動脈までが，これに含まれる。心臓からの血液の拍出は間歇的であるが，弾性動脈の弾力性によって，連続する血流が保持される（ウィンドケッセル(Windkessel)機能という）。ウィンドケッセルとは，空気槽（空気室）の意味で，空気槽付のポンプとの類比から来ている（図2）。高齢者の孤立性高血圧（収縮期高血圧）では，収縮期血圧のみが上昇し，拡張期血圧は逆に低下するが，これは弾性型動脈の壁硬化のために，ウィンドケッセル機能が低下したことによる。

② 中型の動脈：筋型動脈または分配型動脈と呼ばれ，中膜の平滑筋層が発達しており，収縮・弛緩の働きによって血液の分配を制御する。

③ 細動脈：交感神経（血管運動神経）によって支配され，交感神経の興奮によって収縮し，末梢血管抵抗に大きく寄与するので，抵抗血管と呼ばれる。動脈の平均血圧は心拍出量と末梢血管抵抗の積で表され，直接的に血圧の制御に関与している。

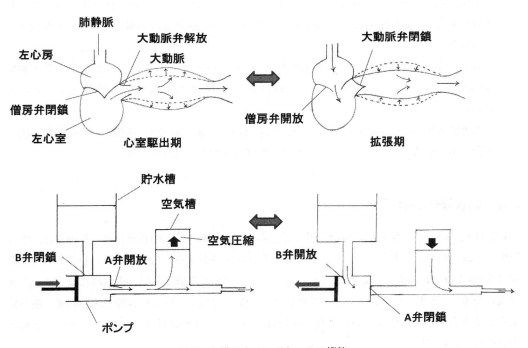

図2　心臓のウィンドケッセル機能
上：心臓の収縮期と拡張期，下：ウィンドケッセル・モデル。

静脈は動脈に比して径が大きく，壁が薄く，伸展性に富むことが特徴である。したがって，容量が大きいので，血液を貯蔵することによって，心臓に還流する血液量を調節する役割を担っており，容量血管と呼ばれる。静脈は動脈に比べて血圧がはるかに低いので，逆流を防止し，還流を促進する以下のような仕組みがある[2]。

① 静脈弁：中等大の静脈の所々には弁があり，逆流を防止している。しかし，ヒトは直立二足歩行の代償として，下半身からの静脈還流が阻害され，静脈が鬱滞しやすく，静脈瘤，深部静脈血栓症，下肢浮腫，痔などに罹りやすくなっている。（8　静脈の血流障害を参照）

② 心房内圧の低下によって，静脈からの血液を心房内に吸引し，還流を助ける。

③ 骨格筋ポンプ：歩行などによる下肢筋肉の収縮・弛緩によって静脈内の血液を押し出し，静脈還流を促進する。

④ 吸息時に胸腔内圧が低下することにより，静脈内の血液を胸腔内に吸引し，静脈還流を促進する。

3　動脈硬化の定義

動脈硬化（arteriosclerosis）という語は，動脈壁の肥厚・硬化を示す一般的な用語であり，以下の3つの型に分けられる[1]。

① 粥状硬化（atherosclerosis）：比較的太い動脈に生ずる。単に「動脈硬化」と言えば，粥状硬化を指す。虚血性心疾患，大動脈瘤，下肢閉塞性動脈硬化症の原因となり，脳血栓との関連も深い。

② Mönckeberg 型動脈硬化（focal calcific arteriosclerosis）：四肢や生殖器系の中等大動脈（筋型動脈）に生ずる中膜の石灰化で，内腔狭窄等を起こして臨床的に問題となることは稀である。

③ 細動脈硬化（arteriolosclerosis）：脳，腎臓，脾臓，膵臓，副腎等，内臓の小・細動脈の内・中膜に生ずる硝子様変性である。脳出血，腎硬化症などの原因となる。

4　粥状硬化の病理

粥状硬化というと，成人期以降の病態と考えられがちであるが，粥状硬化性変化の芽は，実は胎生期に既に始まっており，その後，長い年月をかけて進行する。胎児の血漿コレステロール濃度は5〜6か月頃に最高の約500mg/dL に達し，その後徐々に低下して，出生時には200mg/dL 程度になる[3]。母体の高コレステロール血症は，胎児の動脈における粥状硬化初期病変（脂肪線条）形成を著明に促進する。粥状硬化の病期は，通常，米国心臓協会（AHA）に基づく分類が用いられている（図3）[1]。

① 0型病変：瀰漫性または偏心性に生ずる内膜肥厚であり，プロテオグリカンに富む内腔側

第2章 血流障害と心血管疾患

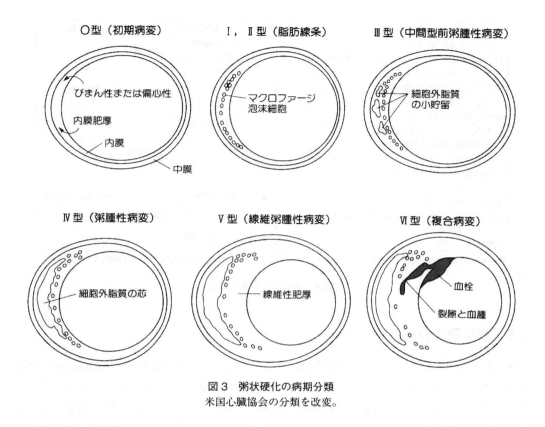

図3 粥状硬化の病期分類
米国心臓協会の分類を改変。

の層と，その下（中膜に接する層）の平滑筋細胞と弾性線維に富む筋弾性層からなる。内膜肥厚の生ずる部位は，壁ずり応力が変化する部位に一致しており，内膜肥厚は，変化した局所的なずり応力に反応して調整する適応的再構築（リモデリング）過程によると考えられる。

② Ⅰ型病変（初期病変）：脂肪滴を貯留したマクロファージ，すなわち泡沫細胞の小集団が，内膜に限局性に存在する。

③ Ⅱ型病変（脂肪線条）：マクロファージ由来の泡沫細胞の集簇を特徴とする。内膜の平滑筋細胞内にも脂肪滴が見られる。脂質は主に細胞内に貯留している。

④ Ⅲ型病変（中間型前粥腫性病変）：Ⅱ型病変とともに細胞外脂質の小貯留が見られる。

⑤ Ⅳ型病変（粥腫性病変）：Ⅱ型病変に加えて，細胞外脂質の芯（core），すなわち粥腫（atheroma）を形成する。粥腫に沈着した脂質の大部分は泡沫細胞の崩壊によるものではなく，血漿から直接浸潤したものである。

⑥ Ⅴ型病変（線維性病変）：著明な線維化を特徴とする。

⑦ Ⅵ型病変（複合病変）：Ⅴ型に，亀裂・破裂・血腫・出血・血栓が合併した病変である。

これらの病変は，概ね図の順に進行する（図4）。

病理所見	進行経路	おもな進行機序	初　発	臨　床
O型（初期病変） びまん性または偏心性内膜肥厚（平滑筋細胞）	⓪	平滑筋細胞，プロテオグリカン	胎生期	無症候性
I型（初期脂肪線条） マクロファージ/泡沫細胞散在	Ⅰ	おもに脂質集積	10歳前から	無症候性
II型（脂肪線条） おもに細胞内脂質貯留	Ⅱ	おもに脂質集積	10歳前から	無症候性
III型（中間型前粥腫性病変） II型の病変と細胞外脂質小貯留	Ⅲ	おもに脂質集積	20歳代から	無症候性
IV型（粥腫性病変） II型の病変と細胞外脂質芯	Ⅳ	おもに脂質集積	20歳代から	無症候性または症候性
V型（線維粥腫性病変） 脂質芯と線維性層 ときにおもに石灰化(Vb)またはおもに線維性(Vc)	Ⅴ	平滑筋細胞，コラーゲンの集積	30歳代から	無症候性または症候性
VI型（複合病変） 表面欠損，血腫・出血，血栓	Ⅵ	血栓，血腫	30歳代から	無症候性または症候性

（注）矢印の向きは病変の進展する方向を示す．V型とVI型の間の二重ループは動脈表面への反復する血栓形成による病変の進行を意味する．

図４　粥状硬化の進展様式

5　粥状硬化の成因論

粥状硬化の成因については，古典的な仮説としてVirchowの脂質浸潤説とRokitanskyの血栓原説があった。20世紀の後半になり，分子生物学等の新たな発展にともない，Rossの「傷害に対する反応」仮説，SteinbergのLDL酸化変性仮説，WilliamとTabasの「LDL貯留に対する反応」仮説，StockerとKeaneyの「炎症に対する酸化的反応」仮説などが提唱された。これらの仮説は互いに排他的ではなく，それぞれが粥状硬化の成因の一面を説明していると考えられる。粥状硬化の成因は単一ではなく，多要因が関与する過程であり，次の3要因が複雑に絡み合って進行する（図5）[1,4]。

① 血漿成分の動脈内皮下への浸潤・沈着・変性：従来，リポ蛋白質，とくに低密度リポ蛋白質（LDL）の浸潤・沈着，および酸化的変性が重要視されてきた。最近ではカイロミクロン，超低密度リポ蛋白質（VLDL）および，これらのレムナント，さらには小粒子高密度LDL（sdLDL）の関与が注目されている。また，フィブリノゲンの浸潤も粥状硬化の進展に関与している。

② 血栓形成と線溶・器質化：フィブリノゲン／フィブリンの沈着と，その後の線維素溶解現象および血栓の器質化。

③ 炎症反応：血漿成分の浸潤・沈着および血栓形成に対する炎症反応。酸化ストレス，サイトカインなど様々な因子が関与する。耐糖能障害・糖尿病，脂質異常症，高血圧，喫煙などの従来からの粥状硬化の危険因子は，少なくとも一部は酸化ストレスを介して粥状硬化を進展させると考えられている。

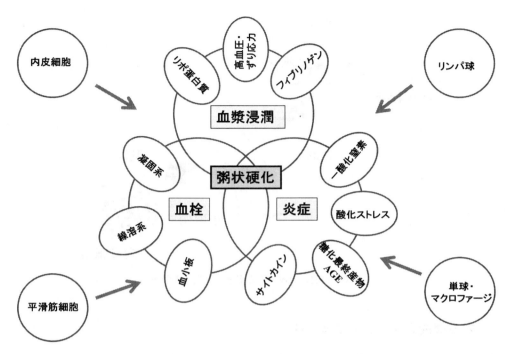

図5 粥状硬化の発生・進展機序に関する統一仮説

6 血行力学と粥状硬化の関わり

　粥状硬化病変は基本的に局所病変であり，動脈の幾何学的構造が関与する，血流の乱れる部位に形成されやすいことが知られており，粥状硬化の病因における血行力学の重要性を示唆している。血管内皮細胞は，動脈の脈動性血流によってもたらされる機械的な力に直接曝され，それによって強く影響される，力学的に変化しやすい境界面になっている。粥状硬化の最初期病変は，無作為に形成されるのではなく，動脈の分枝部や，他の血流が変化する部位に関係して形成される。低ずり応力の部位，すなわち，巡行・逆行の血流サイクルのために壁のずり応力が小さい複雑な形態の部位では，特に粥状硬化が発生しやすい。一方，高ずり応力の部位では，比較的粥状硬化が起こりにくい[5]。内皮細胞の形態は局所の血流状態を反映し，安定した層流の部位では，流れの方向に長楕円形の形態を呈し，その軸に沿って配列するが，この整然とした配列が乱流部位では乱されてしまう（図6）[5]。ずり応力ストレスは血管内皮細胞の恒常性維持にとって重要である。安定した層流はずり応力を生じ，このような部位の動脈には，粥状硬化は生じにくい。それに対し，乱流は粥状硬化惹起性の環境を作り出す。典型的な層流は高ずり応力で，カーブの大彎側に見られ，粥状硬化病変を形成しにくい。一方，小弯側では，低ずり応力であり，粥状硬化病変ができやすい[6]。

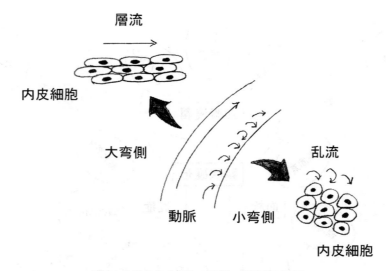

図6 血流と内皮細胞の形態・配列との関係

7 内皮機能と粥状硬化の関わり

　糖尿病患者では，内皮機能（内皮依存性血管弛緩反応）が障害されているが，その原因は不明である。健常人においても，ブドウ糖の動脈注射によって急性の高血糖を起こすと，内皮依存性血管弛緩反応が障害される。血糖コントロールは細小血管障害による合併症のみでなく，粥状硬化による大血管障害（虚血性心疾患，下肢閉塞性動脈硬化症など）とも関連している。ブドウ糖負荷に反応して，高血糖は，おそらく活性酸素・フリーラジカル産生を介して，素早く内皮依存性血管弛緩反応を抑制する[7]。食後高血糖の遷延や反復は，空腹時血糖が基準値内であっても，これらの結果をもたらす。食後トリグリセライド濃度の上昇も血流依存性血管拡張反応（FMD）を抑制する[8]。高脂肪食による食後のトリグリセライド濃度上昇は，好中球からのスーパーオキシド産生による酸化ストレスを介して内皮機能異常をきたし，内皮依存性血管弛緩反応を抑制すると考えられている。これは糖尿病患者ばかりでなく，健常者においても生ずることが示されている。すなわち，食後高血糖と食後高脂血は，健常者であっても一過性に内皮依存性血管弛緩反応を障害する。内皮機能異常は粥状硬化のごく初期の過程と考えられ，食後高血糖や食後高脂血を繰り返すことにより，粥状硬化が進行する可能性がある（図7）[9]。

8 静脈の血流障害

　静脈系の血流障害は，動脈系のそれとは全く異なる病態を引き起こす。とくに重要なのは一般にエコノミークラス症候群（旅行者血栓症）として知られる深部静脈血栓症である[2]。東日本大震災や熊本大地震のときに，震災関連死の重要な死因となった。左総腸骨静脈は，右総腸骨動脈

第2章 血流障害と心血管疾患

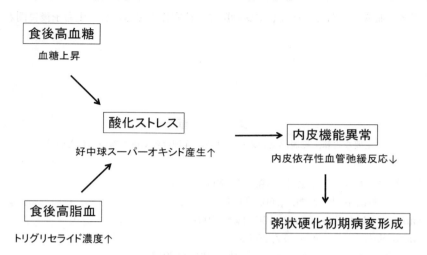

図7 食後高血糖・食後高脂血と内皮機能異常

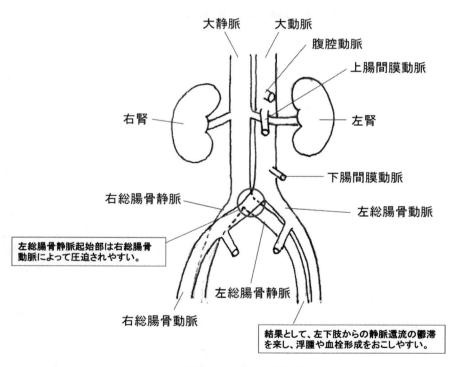

図8 総腸骨動・静脈の位置関係

によって圧迫されやすく，静脈還流が鬱帯しやすいため，深部静脈血栓症は左下肢に多い（図8）。静脈系にできた血栓は，右心系を介して肺動脈に血栓塞栓症を起こし，生命予後に関わることもある。

文　　献

（主要な書籍，総説論文のみを挙げる。詳細は各文献を参照されたい。）

1) 内藤通孝，日本食生活学会誌，**19**, 307（2009）
2) 内藤通孝，解剖生理学入門，p.60，昭和堂（2016）
3) C. Napoli *et al., J. Clin. Invest.,* **100**, 2680（1997）
4) M. Naito, *Subcell. Biochem.,* **77**, 95（2014）
5) M. A. Gimbrone *et al., Cardiovasc. Pathol.,* **22**, 9（2013）
6) K. S. Heo *et al., Mol. Cells,* **37**, 435（2014）
7) S. B. Williams *et al., Circulation,* **97**, 1695（1999）
8) J. H. Bae *et al., Atherosclerosis,* **155**, 517（2001）
9) A. Ceriello *et al., Rev. Endocr. Metab. Disord.,* **17**, 111（2016）

第3章　血流障害と脳機能

正本和人[*]

1　はじめに

　脳は，体重の2%に過ぎない重さではあるが，血流に関して豊富な臓器である。健常なヒトの脳の血流は，単位組織あたり毎分50ミリリットルと言われている。成人の心拍出量を毎分5リットルとし，脳の重さを1.4キログラムと仮定すると，脳への血流量は毎分約700ミリリットルとなる。つまり，脳の血流量は心拍出量のおよそ14%に相当する。さらに，われわれには全身の臓器に優先して脳の血流を一定に維持する機構がある。例えば，激しく運動した際には，心拍出量が安静時の約5倍に増加し，活動する筋肉に多くの血流が供給される。このとき，内臓や皮膚に供給される血流はやや減少し筋肉に再分配されるが，脳への血流はほぼ一定に維持される。全身の血圧が変化した際も，一定の範囲で脳の血流は維持される。この仕組みは，灌流圧に依存した脳動脈の拡張収縮と脳実質の微小血管床の抵抗によって調節され，脳血流の自動調節能と呼ばれる（図1）。全身循環の変化に対して自動調節能は，脳の血流を正常な範囲に維持するうえで重要な役割を果たしている。例えば，加齢に伴い脳血管が硬くなると，自動調節能の下限域が狭くなる。そのため，血圧の低下に対して脳血流を維持できなくなり，脳が虚血に陥りやすくなる。

　豊富な脳の血流は活発な脳のエネルギー需要を支える。脳は，全身で消費される酸素の5分の1を消費し，また糖に関しては全身で消費される4分の1を消費する。脳においてエネルギーの需要は，活発な神経活動のエネルギー源，神経細胞間での伝達物質の合成，また神経細胞が新た

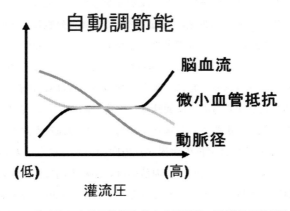

図1　脳血流の自動調節能と微小血管抵抗・動脈径の関係性

---

　*　Kazuto Masamoto　電気通信大学　脳科学ライフサポート研究センター　教授

なネットワークを形成するのに必要な炭素源等に必要とされる。脳の豊富な血流は，脳が大量の酸素や糖を取り込むのに必要であることを反映する。

2　脳の機能分化と脳血流の分配制御

脳は情報処理器官として発達した臓器である。脳における情報処理は，各機能領野に特化した並列処理と領野間での機能的なネットワークによって成り立つ。大まかに大脳皮質は前頭葉，側頭葉，頭頂葉，後頭葉の４つの領域に分けられる。前頭葉は知的な活動を，側頭葉は聴覚情報を処理し言語を司り，頭頂葉では感覚情報を処理し運動を制御する。そして後頭葉では視覚情報が処理される。これらは進化の過程で比較的新しく獲得した脳の機能分化の特性である。大脳皮質はさらに脳内部の大脳辺縁系とも密接に情報のやりとりを行う。大脳辺縁系では内分泌系や自律神経系，呼吸，血圧などの生命活動の根幹に関わる部分を司る。脳の領野に依存した機能分化の特性は，細胞構造の違いとして解剖的にも識別される。このような機能的・構造的な違いによって，脳のエネルギー需要は各領野によって異なることが他の臓器にはない特徴である。そこで，脳においては機能分化に特化した脳の血流の分配機構を理解することが重要になってくる。

脳の各領野への血流の供給は，上行大動脈から分岐した左右２本の総頸動脈と鎖骨下動脈を起始とした左右２本の内頸動脈と椎骨動脈の計４本の大動脈によって維持される。これらの大動脈は，脳の入口でお互いに連絡し，大脳動脈輪（ウイリス動脈輪）を形成する。この動脈輪は，左右の血圧が不均衡になった際に脳への血流を均等に供給する役割をもつ。そのため，血圧が均衡な正常時においては，ほとんど機能していない。動脈輪から分岐し末梢に進むと，脳組織の表面において各脳動脈は細動脈へと分岐する。このとき比較的太い血管は脳表に走行し，脳表から垂直に分岐した微小血管が脳実質に連絡する（図２）。さらに脳実質では，網の目のような毛細血管のネットワークに分岐し，個々の細胞へと血流が分配される（図３）。

脳血管の構造的な特徴として，脳組織の表面において動脈と動脈による吻合の形成がある（図２）。脳表面での動脈と動脈の吻合は，脊髄動物のなかでも，小鳥，ウサギ，ネコ，イヌ，サルとより高等になるほどその割合が増えることが知られている[1]。このことは，脳の機能分化と関連した構造的な特徴として注目される。特に，動脈と動脈の吻合は双方向からの血流の衝突を意味するため，流体力学的な観点からも非常に興味深い。吻合部位においては，脳実質に連絡する細動脈の血流が①双方の動脈から供給される場合，②吻合部位の血流が途絶し一方の動脈のみから供給される場合，③あるいは吻合部位の血流が双方向のいずれにも代わる代わる供給される場合，に分けられる。このように吻合血管では血液の流れが双方向に変化することから，接続する双方の動脈において血圧が等価であると考えられる。そこで，基幹となる動脈間の血圧が著しく不均衡となる脳の虚血時には，このような吻合血管を介した側副血行路の発達が病態の予後に大きな影響を与えることが分かっている。

第3章 血流障害と脳機能

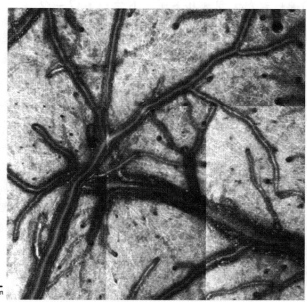

図2 ラット大脳表層の血管網：麻酔下における共焦点レーザー顕微鏡を用いた反射光による撮像

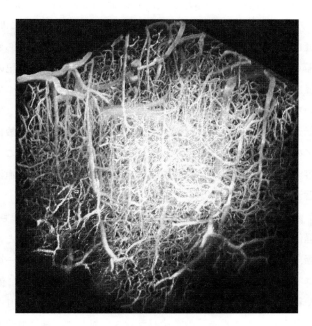

図3 マウス大脳皮質の毛細血管網：麻酔下で蛍光ローダミン色素を血管内に注入し，二光子レーザー顕微鏡を用いて撮像（撮像範囲：1mm×1mm×1mm）

3　脳血流の揺らぎとデフォルトモードネットワーク

　脳の活動は時々刻々と変化する。そのため，脳の血流も脳の活動に追従し絶えず変動する。脳の血流の変動は，心拍や脈動に由来した速い変動成分，呼吸由来の変動成分，さらに脳の神経活動を反映したゆっくりとした低周波変動成分から構成される。げっ歯類を用いた動物実験では，心拍による脳の血流の揺らぎが，細動脈において安静時の40〜50%，毛細血管および細静脈において10〜20%生じることが示されている[2]。これらの揺らぎは，脳の活動とは関係のない全身性の血液循環の揺らぎを示す。一方，神経活動に由来した低周波の変動成分は，機能的磁気共鳴法（functional magnetic resonance imaging：fMRI）や機能的近赤外線分光法（functional near-infrared spectroscopy：fNIRS）等の脳機能画像測定法によって捉えられ，脳の機能計測に広く用いられている。例えば，脳血流の揺らぎに関する相関の強さを異なる機能領野間で調べることで，領域間における神経ネットワークの結合の強さが分かる。特に安静時における神経ネットワークの強さや分布（デフォルトモードネットワーク）を解析することで，脳の高次機能や病態の理解に向けた研究が盛んに行われている。

4　脳血流と神経血管カップリング

　脳の活動に付随して生じる脳血流の増加を機能的充血（functional hyperemia）という。機能的充血は，活動部位の神経活動によって駆動され，脳血管が反応することによってもたらされる。より一般的には神経血管カップリング（neurovascular coupling）として知られる。神経血管カップリングによって脳の活動時に脳の血流が一過性に増加することは19世紀の後半には分かっていた。しかし，神経血管カップリングを説明する生理学的なメカニズムについては，未だ完全には明らかにされていない。これまでに，賦活された神経細胞のタイプによって脳血管の反応を引き起こすシグナル伝達が異なること，神経細胞が直接脳血管に作動物質を放出する経路と神経活動に連関したグリアの活動によってグリアから血管作動物質が放出されること，そしてこれらの血管作動物質を受容した脳血管において血管細胞間をシグナルが伝播し脳血流の一過性の増加が惹起されることなどが明らかになっている。

　一方，神経血管カップリングの機能的な役割についても，多くの議論がなされている。例えば，脳の活動時は，神経伝達に伴って脱分極した神経細胞の膜電位を回復するためにイオンポンプが駆動される。この際，多くのエネルギーが消費される。脳内にはエネルギーの貯蔵がほとんどないため，増大したエネルギーの需要は血液からのエネルギー物質の供給に依存すると考えられる。しかし，酸素や糖を過剰に供給あるいは制限しても，神経血管カップリングはほとんど影響を受けない。このことから，エネルギーの需給バランスに対して，神経血管カップリングが調節されているわけではないと，いえる。一方で，神経血管カップリングは，神経細胞の構造変化やネットワークの形成に必要となる栄養因子（例：インスリン様栄養因子）を血中から取り込むた

第 3 章　血流障害と脳機能

めに機能しているという仮説も提唱されている[3]。

　近年，高血圧の患者や多くの脳血管障害（脳卒中，微小脳梗塞，微小脳出血，白質病変，脳ア
ミロイド血管症など）において，神経血管カップリングが障害されることが分かってきた。また
脳血管障害だけでなく，アルツハイマー病の患者においても神経血管のカップリングが障害され
る。このことから，神経血管カップリングの障害が多くの神経疾患の病態の増悪因子となってい
る可能性が示唆されている。

5　加齢に伴う脳血流の低下と認知症

　脳の血流は加齢に伴い緩やかに低下する。健常な成人では 30 代から 70 代にかけて凡そ 20 ％
の脳血流量の低下が報告されている[4]。一方で高血圧患者を対象とした脳血流の検査では，観察
時に脳血流が低値であった患者では，その後の 3 年間の追跡調査において認知機能が顕著に低下
した[5]。このことは，脳血流の低下によって脳の機能が低下するという因果関係を示唆する。げっ
歯類を用いた動物実験では，脳の血流を長期に低下させた動物において，その後の 1 カ月間に神
経機能は正常であるにもかかわらず，神経血管カップリングが障害された[6]。これらの報告は，
神経血管のアンカップリングがその後の脳機能の低下に帰結することを強く示唆する。

　認知症の代表的な疾患であるアルツハイマー病では，神経血管のアンカップリングが病態の進
行を増悪させる可能性が示されている。アルツハイマー病の原因タンパク質の一つとして知られ
るアミロイド β を過剰に発現させたアルツハイマー病モデル動物では，脳内にアミロイド β が蓄
積すると同時に脳の毛細血管が脱落することが示された[7]。さらに，このような脳微小血管の障
害は認知機能の低下に先立つことが示された。アミロイドが脳血管に集積する脳アミロイド血管
症はアルツハイマー病患者の多くに認められる合併症の一つである。アミロイド血管症では，脳
表の細動脈周囲にアミロイドが蓄積することで，脳血管の反応性が低下し，さらに血液脳関門の
崩壊や微小出血などを引き起こす。しかし，脳血流の低下や脳血管の障害，あるいは神経血管ア
ンカップリングによる認知機能の低下と病態の因果関係や神経科学的なメカニズムについては，
未だ多くのことが良く分かっていない。

6　今後の展望：生涯健康な脳を維持するために

　脳血流が持続的に低下することで神経血管のアンカップリングが引き起こされ，やがて脳の機
能が低下する。このような一連の現象を説明するメカニズムを一つ一つ紐解くことによって，は
じめて血流障害と脳機能の低下に対する具体的な治療戦略や予防医療の確立が期待される。認知
症を例とした血流障害との因果関係を明らかにするためには，病態の進行が非常に遅いことに注
目する必要がある。脳の血流低下や神経血管のアンカップリングが顕在化してから 10 ～ 15 年の
時間経過のなかで認知症の病態が進行し，神経機能が障害される（図 4）。言い換えると，脳血流

25

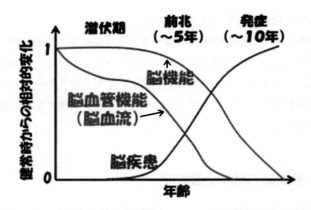

図4 加齢に伴う脳血管機能(脳血流)の低下と認知症の進行,
および脳機能の低下との時間的な関係性
(文献10より改変)

の低下をいち早く診断することで,認知症の予防や早期治療の効果が期待できる可能性がある。
　健康な脳を持ち続けることは,生涯を通して高いQOL(クオリティオブライフ；生活の質)を保つために重要である。脳血流の低下を予防する試みとして,軽い運動や皮膚への刺激が効果的であることが示されている[8,9]。歩行による脳への刺激は大脳基底部マイネルト核の神経活動を興奮させる。大脳基底部からの神経線維は大脳皮質の広範囲に投射しており,脳内のアセチルコリンや神経成長因子の濃度を増加させる。アセチルコリンは脳血管を拡張し,脳の血流を増大させる。このような日常生活における脳血流の増強法が脳血管障害や認知症の予防にどのような効果をもたらすのか,さらなる科学的な検証が必要である。

文　　献

1) G. Mchedlishvili and N. Kuridze, *J. Cereb. Blood Flow Metab.*, **4** (3), 391 (1984)
2) T. P. Santisakultarm *et al.*, *Am. J. Physiol. Heart Circ. Physiol.*, **302** (7), H1367 (2012)
3) T. Nishijima *et al.*, *Neuron*, **67** (5), 834 (2010)
4) K. Nagata *et al.*, *Ageing Res. Rev.*, **30**, 49 (2016)
5) K. Kitagawa, *J. Alzheimers Dis.*, **20** (3), 855 (2010)
6) J. Duncombe *et al.*, *Clin. Sci.* (*Lond.*), **131** (19), 2451 (2017)
7) E. P. Meyer *et al.*, *Proc. Natl. Acad. Sci. USA*, **105** (9), 3587 (2008)
8) 堀田晴美,内田さえ,*MED. REHABIL.*, **104**, 13 (2009)
9) 原 早苗ほか,自律神経, **48** (5), 382 (2011)
10) C. Iadecola, *Nat. Rev. Neurosci.*, **5**, 347 (2004)

第4章　血流障害と眼精疲労

北市伸義*

1　はじめに

　ヒトは外界情報の約80％を眼からの視覚情報に依存しており，眼は光を受容する最も重要な器官である。光の中でも波長が短く高エネルギーの紫外線は有害であり，光老化も促進することが知られている。青色光は可視光線の中で最も紫外線に近く，パソコン，タブレット端末，スマートフォンなど液晶画面のバックライトにはLED（light emitting diode）という発光ダイオードが頻用され，高エネルギーの青色光を近距離で長時間見るため近年の加速度的な情報化は眼への負担をこれまで以上に過酷にしている（図1）。本章では眼精疲労に対する，ヒトでのエビデンスレベルの高い食品因子の介入試験結果を紹介して血流障害と眼精疲労を考えたい。

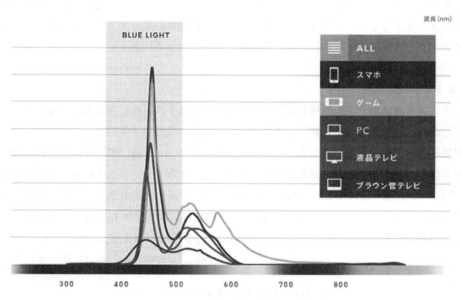

図1　デバイスによる青色光の違い
　液晶画面，青色LED光源の普及により青色光への曝露量が急増している。特にスマートフォン，タブレット端末，ゲーム機等は小さいために液晶と眼との距離が近く，かつ長時間凝視しやすいため，さらに影響が大きくなる（ブルーライト研究会）。

---

　*　Nobuyoshi Kitaichi　北海道医療大学病院　病院長

2 LED 電球や液晶画面の使用が増えるとなぜ眼精疲労が惹起されるのか？

青色光は概日リズム（サーカディアンリズム），睡眠，うつなどの精神疾患，悪性腫瘍，眼精疲労などさまざまな影響を我々に与え，ブルーライトハザードともいう。ではなぜ青色光で眼精疲労が惹起されるのか。有力な仮説としては，青色光は波長が短いため光が散乱しやすく，眩しさ（羞明），チラツキが増え，常に焦点の微調整を強いられて毛様体筋が緊張状態になるためとされる。

3 眼精疲労への介入―アスタキサンチン（サケ／イクラ）

3.1 縄文時代の画期性

縄文時代は人類が定住を始めた時代である。縄文式土器の発明は食材を煮ることを可能にした。それにより，生のままではアクが強くて食べられないドングリなどの木の実を食べられるようになり，狩猟に頼る不安定な食生活が大きく改善された。最近の考古学的研究によれば当時はカロリーの 40％以上をドングリなどの木の実で，残りはイノシシ，シカなどの狩猟，および魚類や貝類の漁撈による動物性カロリーで摂取していたらしい。彼らは川辺に集落を作ったが，これは飲料水の確保とともにサケの捕獲のためとも考えられている。アスタキサンチンはこれらサケ，イクラなど人類が古来摂取してきた食品中に広く存在する[1]（表1）。

3.2 ヒトでの臨床効果

ヒトでアスタキサンチンの眼精疲労に対する臨床的評価を試みた。被験者は日常的にパソコン業務などが多く，眼精疲労を自覚する健康成人とし，試験食品を 4 週間連日経口摂取してもらった。対照群（非アスタキサンチン群）とアスタキサンチン 6mg 経口摂取群（アスタキサンチン群）の 2 群に分け，眼精疲労と調節機能を二重盲検法で比較した。摂取開始後の準他覚的調節力を 14 日目，28 日目で比較するとアスタキサンチン群では調節力が有意に改善し，その効果は摂取日数が長くなるほど増強した[2]（図2）。眼精疲労は自覚的視覚アナログスケール法を用いて摂取前後の客観的眼精疲労度評価を行った。その結果 12 項目中「目が疲れやすい」「目がかすむ」

表1　おもな食品中のアスタキサンチン含有量

食品	含有量（mg/100 g）
ベニザケ	2.5-3.5
キンメダイ	2.0-3.0
毛ガニ	1.11
甘エビ	0.99
イクラ・筋子	0.8
クルマエビ	0.66

第 4 章　血流障害と眼精疲労

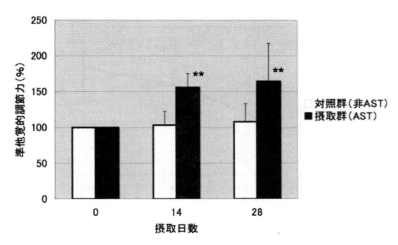

図2　健常成人におけるアスタキサンチン摂取後の調節力変化
摂取 14 日目以降，アスタキサンチン摂取群では有意に眼調節力が向上した（$**P<0.01$）。

「眼の奥が痛い」「しょぼしょぼする」「まぶしい」「肩が凝る」「腰が痛い」「イライラしやすい」の 8 項目で有意な改善がみられた[2]。

健常者を対象に，レーザースペックルフローグラフィー（LSFG）を用いて眼底の血流速度を精密に測定したところ，アスタキサンチン摂取群では眼底血流速度が有意に増加していた[3]（図3）。

3.3　アスタキサンチン摂取の実際

では実際どの程度の量をどのように摂取すれば良いのか，食品中に含まれるアスタキサンチン含有量から考えてみる[4,5]。アスタキサンチンを多く含む代表的な食品であるイクラの場合，1日量の目安とされる 12 mg を摂取するには 1,500 g 程度が必要である。店頭でよく見かける 100 g パックであれば 1 日 15 パック食べる計算になり，現実的ではない。しかし，アスタキサンチン含有量が最大の食品であるベニザケの可食部であれば 400 g 程度で良い（表1）。一般に刺身の 1 人前は 100 g 程度であるから，1日4人前を目安に食べると良いことになる。とはいえ，実際に毎日欠かさずこれらを食べ続けることは困難であるし，塩分や他の栄養バランスの問題が起こる。アスタキサンチンは 1990 年代半ば以降，ヘマトコッカス藻などからの大量抽出が工業的に可能になっており，サプリメントや化粧品として広く販売されている。

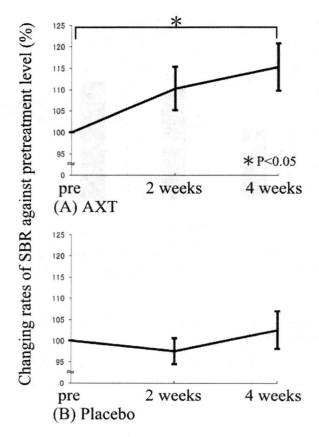

図3 アスタキサンチン摂取による健常者の眼底血流速度の変化
ヒトの眼底血流速度（SBR）は，アスタキサンチン摂取群（A）で4週間後に有意に増加した（*$P<0.05$）。一方，プラセボ群では有意な変化はなかった（B）。

4 眼調節機能と眼精疲労への介入—アントシアニン（ブルーベリー／ビルベリー）

4.1 「ブルーベリーは眼に良い」の根拠

　アントシアニンはフラボノイドに属する天然由来の青色や紫色を特徴とする化合物の総称で，果実や花，野菜を通じて経口摂取される。ヨーロッパではブルーベリーやビルベリー（ワイルドブルーベリー）は古来眼に良いと言い伝えられてきた。特に第2次世界大戦中，イギリス空軍はレーダーによる夜間防空効果の機密漏洩を遅らせるために，自軍を含めて外部にブルーベリーによる夜間視力の向上を意図的に宣伝した。戦後の視覚への影響の研究も既に約50年以上の歴史がある。しかし「ブルーベリーは眼に良い」という世間一般の認知度に比較すると大規模臨床試験は必ずしも十分ではなく，現在も重要な研究テーマである[6]。そこで我々は日本人健常ボランティアを対象として，タブレット端末を凝視して眼を疲労させる臨床試験を行った[7]。

4.2 VDT負荷試験への介入

健常被験者30名に標準ビルベリー抽出物（standard bilberry extract：SBE）を160mgまたはプラセボを28日間摂取させて二重盲検試験を行った。試験開始日と終了日にスマートフォンを用いたゲームを20分間行いVDT負荷をかけた。各種眼調節検査を行った後に10分間休息して同様の検査を行って回復の程度を検討した。自覚症状はアンケート調査（ビジュアルアナログスケール法：VAS）で，他覚的調節機能は近見反応瞳孔輻輳測定装置トライイリス®（浜松ホトニクス）を用いて瞳孔の縮瞳率で評価した[8]。その結果，28日目でVDT負荷前の「最近の眼の疲れ」とVDT負荷を終えて「休息後の眼の疲れ」が摂取群では有意に軽減していた（図4a）。一方，他覚的検査においても摂取群は縮瞳率の有意な改善が見られ，調節力の回復が顕著であった（図4b）。さらに，別の集団でも同様のVDT負荷臨床試験を行い，コンピュータで調節微動高周波成分（high frequency component：HFC）を検出して眼の毛様体緊張度を解析する手法を用いて，毛様体緊張度を解析した。この試験でも同様にHFCは摂取群でプラセボ群より有意に減少しており（図5，$P<0.05$），毛様体の緊張が軽減していることが示された[9]。

5 眼調節機能と眼精疲労への介入—緑茶

緑茶はカテキン類，カフェイン，ビタミンBおよびC，食物繊維など機能性成分を豊富に含み，その機能は抗酸化，抗腫瘍，脂質代謝改善作用，血圧上昇抑制，血糖コントロールなど多彩である。我々は特にポリフェノール含有量の多い緑茶を2種類（やぶきた，サンルージュ）選出して血流改善効果を検討することにした。前述と同様の試験デザインで行い，眼精疲労と眼調節機能，さらに血流改善効果の評価として血圧を測定した。100名以上の健康成人に緑茶を12週間1日

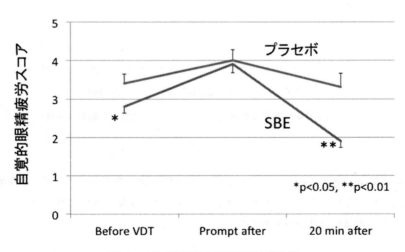

図4a　VDT作業後の眼の疲労自覚症状
標準ビルベリー抽出物（SBE）摂取群では眼精疲労の自覚症状がプラセボ群より有意に軽減した。

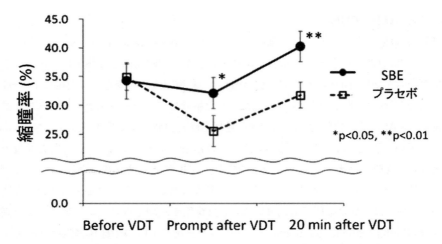

図4b　VDT作業後の他覚的調節機能（トライイリス®による縮瞳率評価）
標準ビルベリー抽出物（SBE）摂取群ではVDT作業後の調節機能がプラセボ群より有意に改善した。

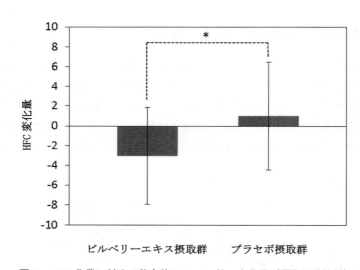

図5　VDT作業に対する休息後のHFC1値の変化量（摂取前後比較）

2回経口摂取させる，ランダム化プラセボ対照二重盲検試験である．その結果，2種類とも眼調節力も血圧もともに有意に改善し，その効果はポリフェノール量の多い品種（サンルージュ）でより顕著であり，用量依存性がみられた[10]．

第 4 章　血流障害と眼精疲労

6　おわりに

　液晶画面を用いた近見作業負荷をかけ，眼精疲労の自覚症状と他覚所見を検討した。同時に眼底血流速度や血圧を測定した。これらの食品因子介入プラセボ対照二重盲検臨床試験を通して，血流改善効果を有する食品成分と眼精疲労への有効性を，自検例を中心に紹介した。眼科領域は食品由来因子の臨床効果の検討が最も進んでいる分野の一つである。日々マスコミ等で流れる膨大な健康食品の効果をすべて否定するのでも過度に信奉するのでもなく，サイエンスとしての研究成果に基づいた客観的事実を正しく理解し，国民に適切な助言をするよう心がけたい。

文　　献

1)　北市伸義ほか，あたらしい眼科，**27**, 43（2010）
2)　白取謙治ほか，臨床医薬，**21**, 637（2005）
3)　M. Saito *et al., Graefes Arch. Clin. Exp. Ophthalmol.,* **250**, 239（2012）
4)　北市伸義ほか，からだの科学，**263**, 131（2009）
5)　北市伸義，あたらしい眼科，**29**, 1069（2012）
6)　北市伸義，あたらしい眼科，**31**, 487（2014）
7)　Y. Horie amd N. Kitaichi, Occurrences, structure, biosynthesis, and health benefits based on their evidences of medicinal phytochemicals in vegetables and fruits, Volume 5, 97, Nova Science Publishers（2016）
8)　小斉平麻里衣，北市伸義，薬理と治療，**43**, 397（2015）
9)　小斉平麻里衣ほか，薬理と治療，**43**, 1339（2015）
10)　M. Maeda-Yamamoto *et al.,* Randomized, placebo-controlled study on the safety and efficacy of daily ingestion of green tea（*Camellia sinensis* L.）cv. "Yabukita" and "Sunrouge" on eyestrain and blood pressure in healthy adults, *Nutrients,* In press（2018）

第5章　血流障害と肌トラブル

山田秀和[*]

1　はじめに

　抗加齢学医的には，見た目領域は表現形として把握される。皮膚・容貌・体型として，とらえるのがよい[1]。見た目への血流の役割は重要である。見た目のどのような状態が血流と関係するかを表1とした。この観点では実際的な症状，状態を考慮した表現となる。

　もともと，体表面は外的環境と接しており，環境因子（exposome）[2]の概念で把握されるべきものであろう。肌のトラブルといった場合は，血管との関係で考えると血管の問題，血液の問題，血管周囲（神経支配も含む）の問題となろう。さらに，ここに発達・老化の問題が絡む。

　食べたものと見た目の老化度に関係があるとの報告[3]も増え始めており，"見た目"と食品成分の検討がさらに盛り上がると思われる。

　皮膚表面の血流の問題は重要だが，生理的な研究が遅れているように思う。ごく最近になって，皮下の血管を，非侵襲に正確に描出できる技術[4]が開発されたところだ。日常生活では，冷えやほてりや，健康そうに見えるなどの肌への影響は大きいが，微細な血管の変化についての検討が今後さらに必要であろう。

表1　血流が関係すると思われる，見た目の症状

	血流の長期低下	血流低下	間接的血流変化	血流増加
皮膚	ダーマトポローシス	保湿低下 皮膚温低下 神経痛	キメの乱れ こじわ （しわ）	毛細血管拡張
容貌	骨粗鬆症	脱毛 爪変形	くすみ しみ 肝斑 おおじわ たるみ	あからがお
体型	代謝低下	セルライト	皮下脂肪 白色細胞	皮下脂肪 褐色細胞

---

[*]　Hidekazu Yamada　近畿大学　医学部奈良病院　皮膚科　教授；
　　　アンチエイジングセンター　副センター長

2 血流障害と体表面の温度

血管から老いるといわれるが，血管と老化の関係は大変重要である。肌・皮膚は，筋膜までの真皮や皮下脂肪を含む広大な臓器であるので，血流障害は大きなテーマとなる。皮膚の血流[5,6]を用いた体温調節は正常な体温の維持に重要である。

皮膚の血流は交感神経の制御によって行われ，ノルアドレナリン性血管収縮系および交感神経の活性による血管拡張系で起こる。血管を中心に考えると反射神経が支配している。交感神経系は皮膚血管拡張の80〜90％を担うという。体の加熱により，皮膚の血管拡張が起こり皮膚の血流が6〜8L/分に達することもある。皮膚の交感神経血管収縮剤および血管拡張剤系は，血圧の圧反射調節にも関与する。心拍出量が皮膚温に当然影響する。皮膚血管の局所的な熱制御も重要で，NO（一酸化窒素）の働きも重要であろう。閉経期には，生殖ホルモンレベルの変化が皮膚血流に変化を起こし，いわゆる更年期障害の一つの症状である"ほてり"を起こす（図1）。

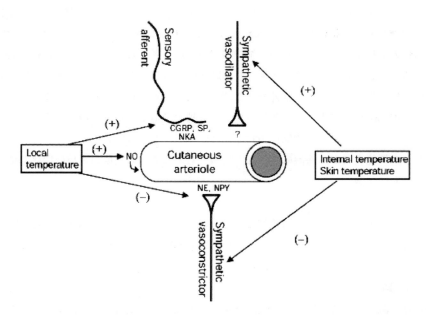

N. Charkoudian, *Mayo. Clin. Proc.*, 78(5), 603-12 (2003)

図1　皮膚血流の温度調節制御の概要

ノルエピネフリン（NE）およびニューロペプチドY（NPY）などの放出が交感神経を介して血管収縮神経を働かせ，未知の神経伝達物質を放出し血管拡張神経が血管拡張を引き起こす。局所的な温度上昇は，感覚神経（カルシトニン遺伝子関連ペプチド [CGRP]，サブスタンスP [SP]，およびニューロキニンA [NKA] を含む）からの神経ペプチドの放出を刺激し，一酸化窒素（NO）によって引き起こされる非神経性の局所の血管拡張が起こる。

ps：increases in temperature cause decreases in activity and vice versa.

酒さでは，極端な温度，香辛料などが，一時的に TRPV1（transient receptor potential vanilloid 1）および TRPA1（transient receptor potential ankyrin 1）（一次感覚ニューロン終末ならびにケラチノサイトに見られる受容体）を活性化し，血管作用性ペプチドを介して血管拡張を起こす可能性[7]がいわれている。2型真性糖尿病では皮膚血管が拡張する能力が低い。さらにレイノー現象でも末梢循環異常が血管運動神経を介して起こっている。

ここでは，皮膚，容貌，体型の3つに分けて考えてみよう。

3 皮膚のレベル

3.1 ダーマトポローシス（皮膚粗鬆症）[8]

皮膚の血流は，体温調節，酸素供給，および皮膚を維持するのに必要な栄養補助において重要な役割を果たしている。ところが，老化に伴い，表皮の菲薄化，真皮の減少，皮下組織（脂肪組織）の減少が起こる。さらに血管の老化，周囲の支持組織（コラーゲンなど）の減少で，外圧に対するクッションが少なくなり，容易に出血を起こす。老人性紫斑や，程度がひどい場合は血腫が大きく，皮膚自身の欠損が生じる場合もある。このような概念をダーマトポローシスと呼ぶ。従来は，血管の老化が言われていたが，神経細胞の老化も考えられており，認知症（MCI）などとの関連も研究されている。今後，人生100年時代になってきたので，ますますこの問題が大きくなる。皮膚は，外的環境因子（紫外線，物理的刺激，皮膚フローラなど）によっても影響を受けている。抗加齢医学の立場では，運動や食事や精神や環境で健康を維持しよう，老化に立ち向かおうという立場であるので，機能性の食品などがテーマとなっている。

表皮のバリア機能異常が，保湿に関係し，結果として体表面の温度の維持に関係している可能性がある（のちに記載）。

食品成分

コラーゲンペプチドやオメガ3脂肪酸などの一般的な食品が，良き対応物質となろう。

光老化に対しては，ビタミンE，ビタミンC，ビタミンDなどが有用の可能性がある。

3.2 血管の問題

血流が途絶，減少することによる問題。酸素分圧の低下や，皮膚温度の低下に伴うと考えられている。

糖尿病性潰瘍や，壊疽はその典型である。結果，皮膚のバリア機能を維持しないと，細菌感染などを起こす。さらに，抗菌ペプチドなどにも変化がある可能性がある。顔面では，血流が豊富なので，皮膚刺激をすることで，毛細血管の拡張が起こりやすい。光老化でも，毛細血管の拡張のために，赤ら顔となることがある。さらに，交感神経，副交感神経の支配による変化が起こることで，血流に変化が出ることがある（ややこしいことに，急性期反応と慢性ストレスに対しての反応は異なるとされている。詳細は後述）。

第 5 章　血流障害と肌トラブル

食品成分

　慢性静脈不全（chronic venous insufficiency：CVI）は，静脈の血流が滞る病態で，ヘスペリジンが有用とされている。Natural medicines comprehensive database のヘスペリジンの項目[9]によると，ヘスペリジンは植物に含まれる 4,000 以上のフラボノイドの一つで，シトラスバイオフラボノイドとして知られている。ケルセチン，ルチン，ジオスミンなどの他の柑橘系バイオフラボノイドと密接に関連しており，ヘスペリジンやシトラスバイオフラボノイドと組み合わせたものは，欧米では痔核および静脈瘤のような血管状態に最も頻繁に利用されている。静脈血圧の改善，停滞の減少，正常な毛細血管透過性の回復，およびリンパ液の改善の作用があるとされる。また，アドレナリン刺激に対する血管系反応を改善することによって静脈緊張を改善し，うっ滞を減少させる可能性がある。抗炎症効果があり，正常な毛細血管透過性を回復させるという。ホスホジエステラーゼ（PDE）を阻害する作用を持つ。炎症性プロスタグランジン E2，F2，およびトロンボキサン B2 の産生を低下させる細胞内環状アデノシン一リン酸（cAMP）を増加させる PDE4 阻害剤のような作用があると思われる。鎮痛効果は，中心的メカニズムではなく末梢性のメカニズムを介して作用するようである。フリーラジカルの生成を減少させ，腫瘍増殖を阻害する作用が報告されている。

　中性脂肪の抑制効果もあり，血流改善剤としての効果が期待される。

3.3　血液成分の問題

　冷えは体の熱エネルギーが，どのように産生され，消費されているかの問題と思われる。つまり熱産生が少ないか，温度調節に問題があるか，熱放散が多いかの 3 つに分けられるだろう。

　熱産生の低下は，基礎代謝量の低下や食事の問題から起こる。また，運動不足や自律神経の調節が温度調節障害に関連する。放熱が多い原因としては，皮下脂肪組織の代謝の減少による保温力低下や発汗増加などが関連していよう。貧血など，Hb 量が少ない場合も酸素量が少ないので，冷えを感じやすいと思われる。若い女性においては，鉄欠乏性貧血の頻度も多く，冷えを訴える場合も多い。

　若い痩せた人の場合には，エネルギー源の摂取が低い，運動不足といった側面もあろう。また，副交感神経優位で体内の血流低下が関係している場合もありそうだ。この場合，ミトコンドリアを含めた代謝のメカニズムの検討がさらに必要であろう。栄養素の中で産熱反応が最も多いのはタンパク質なので摂取が重要だろう。炭水化物は運動して筋肉でのグリコーゲンの消費が熱発生を起こすので，結果として，熱をつくるのに運動が重要であろう。

食品成分

　食品成分としては生姜や唐辛子が古くから利用されている。唐辛子カプサイシンは体温を上げるとされるが，体温が上がり汗をかいたあとは，確実に体温が下がる。このため，冷えの場合に適切ではないが，肌の潤いと言う点では，汗が出るので，有用である。

　漢方では，生姜の皮を除き乾燥処理をした「乾生姜」と，生姜を長時間蒸してさらに天日干し

した「乾姜」がある。生姜にはジンゲロールが豊富で，乾姜ではショウガオールの成分が知られ，この2つの成分には逆の作用がある。TRPA1冷受容体とTRPV1温受容体を同時に刺激する。ジンゲロールは，最初は暖かく感じるが，TRPA1冷受容体を刺激して時間とともに冷感を感じる。

カプサイシン，ピペリン，ジンゲロール，およびショウガオールは化学的に区別されるが，いずれもバニロイド受容体に作用する。カプサイシンおよびピペリンは，ホモバニリン酸（したがってバニロイド受容体）に基づくアルカロイドであり，ジンゲロールは置換アルキルフェノールである。

カプサイシンはTRPV1を活性化して，感覚神経や交感神経へ刺激を送り，副腎からのアドレナリン分泌を促進して熱産生を起こすとされる。ヒハツエキスも同様でTRPV1を活性化するが，その作用は穏やかで，発汗が伴わないとされている。

熱を加えた乾姜では，ジンゲオールがショウガオール（6-shogaol）になり，ショウガオールは胃腸の壁を直接刺激して，血流を高める[10]。また，TRPV1温熱受容体を刺激して温感を感じる。唐辛子に含まれるカプサイシン同様に体温を上げる作用があり深部の熱を作り出す働きがある。老年では，外気温に対する反応が悪くなっており，冷えを訴える人も多い。

血流の改善を謳ったカカオのサプリメントやカカオニブも食品成分としては有用である。ダークチョコの摂取[11]により末梢動脈障害の患者の歩行速度や歩行距離が伸びたとの報告がある。ダークチョコレートが，NOを増やし，血管内皮に働いていると思われ，カカオポリフェノールなどの抗酸化物質により，血流改善に影響していると思われる。

3.4　血管を支配する神経の問題

寒冷ストレス試験後の手の皮膚温度の回復率（RR）が全身乾燥皮膚状態に影響を及ぼし，安静時の血流ではなく乾いた皮膚状態と関係し，季節的な環境変化の間，皮膚の恒常性に影響するという報告[12]もあり，あらかじめ述べたメカニズムも含めて，複雑な神経反射を含めた回路が想定される。現実的には，運動や食品や精神的コントロールや室温などの環境コントロールが必要であろう。

食品成分

モノグルコシルヘスペリジンは，冷えにより低下した末梢血流を正常に整え，冷えによる皮膚表面温度の低下を軽減する。また，魚由来低分子コラーゲンペプチドは，肌の水分量を保持し，肌の潤いに役立つ。ヘスペリジンは水にほとんど溶けなかったため，利用範囲が限られていたが，水溶性のモノグルコシルヘスペリジンが作られたことで利用範囲広がった。モノグルコシルヘスペリジンにより，血管が拡張する。その結果，皮膚表面温度を上昇させると考えられている。モノグルコシルヘスペリジンは，消化管で加水分解後，ヘスペレチンとなり吸収される。①血管内皮細胞由来のNOの産生促進作用により血管が拡張し血流量を増大させる機構と，②自律神経（副交感神経＞交感神経）を介した機構，③混合型とされる。

第5章　血流障害と肌トラブル

3.5　かさつき（乾燥）
保湿と血流

　保湿と皮膚温について，この10年ほどの研究では，皮膚温は，皮膚の保湿と関連することがわかってきた[13, 14]。白色ワセリンやある種の保湿剤に，保温効果があると思われているが，保湿効果のある食品でも，同様の作用がある可能性がある。このため，保湿効果を謳っている食品成分は，皮膚表面の暖かさを感じる可能性がある。キメの乱れ，こじわの程度であれば，保湿でも改善することがわかっているので，食品などの良きターゲットとなろう。

3.6　しみ

　しみは間違いやすい言葉で，脂漏性角化症のはじまりも含めた，色素細胞の活性化のために色が付いているものを総称している。肝斑の場合は，ホルモン異常が主体と考えられる。毛細血管の拡張が見られるタイプがあり，このタイプでは，血管拡張が色素細胞を活性化していると疑われている。血流を改善することが肝斑の治療に結びつくことがある。日光黒子に関しては，抗酸化物質の多くが有用であろう。肝斑や日光黒子の一部は，血流と関与していることがわかりつつあり，今後の研究が必要とおもう。

3.7　くすみ（表2）

　さらに，皮膚がくすんで見える理由の中に血流障害も含まれるので，考慮が必要だろう。酸化や糖化[15]が関与して黄色く見えるが，血流量や酸素量などの観点での研究が必要であろう。

表2　くすみのメカニズム

1.　角層の剥離
2.　保湿
3.　脱水状態
4.　ストレス
5.　睡眠障害
6.　大気汚染
7.　喫煙者（受動喫煙）
8.　化粧
9.　貧血

皮膚の肌の色は，血流だけでなく，角層や
表皮などの酸化，糖化が絡んでいる。

4 容貌のレベル

容貌では，しわやたるみ，脱毛などが，血流と関連する。

4.1 しわ

しわはキメの乱れ，こじわ，おおじわ，たるみに分けて考えると，キメの乱れやこじわは，血流の改善によって保湿がある程度できると，改善することが考えられる。

4.2 たるみ

たるみは，顔面骨の萎縮と，筋肉の減少，脂肪ユニットの付着の緩みで起こるので，血流との関係はより本質的であり，深部の血管を考慮した配慮が必要であろう。

4.3 髪質・脱毛

老化が進んだり，体調が悪化すると，毛質の悪化がよく言われる。一般に，血流量が上がると，毛髪の再生は進むと考えられており，物理療法や光治療などが実際にされている。ミノキシジルは，高血圧の薬からの外用剤への転換であるが，メカニズムでは皮膚温を上げたために有効との報告はない。

4.4 爪の変化

爪の発達・発育が，爪の伸びや色に関係している場合がある。乾癬では，爪の血流量が少ないとの報告[16]がある。

5 体型のレベル（筋膜までとする）

5.1 皮下脂肪

皮下脂肪の代謝が低下すると，多くはセルライトなどになりやすいとされている。皮下脂肪は，白色細胞と褐色細胞があり，熱代謝では別々の働きをしており重要である。

5.2 セルライト

セルライト（cellulite）も閉経後の女性では特に問題[17]となっており，脂肪ユニットの老化と関連している血流の改善とストレスの改善が治療効果を生むとされて，サプリメントが有効な報告[18]も出てきている。

褐色脂肪組織は小児期だけでなく成人女性でも鎖骨上および頚部領域に主に位置し，褐色脂肪組織のマーカー遺伝子である脱共役タンパク質1（UCP1）は，ミトコンドリアにATPではなく熱を発生させ，それによって正常な体温を維持することを可能にしている。食品関連ではカプシ

第5章　血流障害と肌トラブル

ノイドを投与すると TRPV1-交感神経系-褐色細胞系の活性を介してエネルギー消費を起こす[19]。

食品成分

　TRPV1 活性化物質として，カプサイシン，カプシノイド，アリシン（ニンニク辛味成分），パラドール（生姜辛味成分）などが知られており，褐色細胞系の活性も分かってきている。また 30℃以下の冷刺激に応答する TRPM8 や TRPV1 は，メントール（ミント），アリルイソチオシアネート（わさび）で活性化することから，血流との関連でも注目を集めている。

6　さいごに

　このような観点から見ると，もちろん薬剤の選択が必要な場合もあろうが，日々の生活を改善するという観点では，特定保険用食品や，機能性表示食品（表3）の領域には，有用なものが多くあると思われる。

表3　機能性表示食品で使用されている肌関連への機能性成分
（2018 年 4 月末現在）

- ヒアルロン酸 Na：肌のうるおい【64 件】
- コラーゲンペプチド：肌のうるおい，体温（末梢体温）を維持する【1 件】
- グルコシルセラミド：肌のうるおい【33 件】
- グルコサミン：肌のうるおい
- カプシノイド：基礎代謝の向上
- アスタキサンチン：肌のうるおい，抗酸化作用
- N-アセチルグルコサミン：肌のうるおい【5 件】

文　　献

1)　山田秀, 医学のあゆみ, **261**, 623（2017）

2)　J. Krutmann *et al., J. Dermatol. Sci.,* **85**, 152（2017）

3)　S. Mekic *et al., J. Am. Acad. Dermatol.,* doi: 10.1016/j.jaad.2018.03.033（2018）

4)　I. Tsuge *et al., Plast. Reconstr. Surg.,* **141**, 1288（2018）

5)　N. Charkoudian, *Mayo. Clin. Proc.,* **78**, 603（2003）

6)　J. M. Johnson *et al., Compr. Physiol.,* **4**, 33（2014）

7)　A. A. Aubdool & S. D. Brain, *J. Investig. Dermatol. Symp. Proc.,* **15**, 33（2011）

8)　G. Kaya & J. Saurat, *Dermatology,* **215**, 284（2007）

9)　Natural Medicines Comprehensive Database, Hesperidine, Therapeutic Research Faculty （2018）

10)　X. Kou *et al., Food Funct.,* **9**, 1310（2018）

11)　L. Loffredo *et al., J. Am. Heart Assoc.,* **3**（4）, e001072（2014）

12) Y. Yoshida-Amano *et al.*, *Int. J. Dermatol.*, **56**, 176 (2017)
13) J. S. Petrofsky *et al.*, *Arch. Dermatol. Res.*, **301**, 581 (2009)
14) J. Petrofsky *et al.*, *Physiother. Theory Pract.*, **26**, 107 (2010)
15) E. A. H. Husein *et al.*, *Br. J. Dermatol.*, **166**, 54 (2012)
16) M. Khan *et al.*, *J. Am. Acad. Dermatol.*, **62**, 361 (2010)
17) M. Schunck *et al.*, *J. Med. Food*, **18**, 1340 (2015)
18) S. Yamagishi, *Rejuvenation Res.*, **15** (6), 564 (2012)
19) M. Saito, *Adv. Food Nutr. Res.*, **76**, 1 (2015)

第6章　血流障害と消化器疾患

内藤裕二[*]

1　はじめに

　活性酸素，活性窒素種が虚血や炎症反応を伴う種々の消化器疾患と密接に関与することが研究されてきた。消化器臓器は豊富な血液の供給を受けているものの，従来より微小循環障害が容易に生じやすい臓器として知られ，種々のストレスや薬剤，炎症性細胞によって生じた活性酸素種が微小循環障害を介した消化器臓器障害の病態に関与することが示されてきた。1981年虚血再灌流障害にスーパーオキシド不均化酵素（SOD）が有効であることが報告されたのも小腸がモデルの実験であった[1]。その後，小腸だけではなく，胃，大腸，肝臓，膵臓，胆嚢疾患に対する虚血性疾患モデル，急性・慢性炎症モデルを用いて活性酸素・窒素種の研究が精力的に実施され，抗酸化作用を有する薬剤などが臨床応用された歴史的経緯がある。本章では，血流障害から消化器疾患の病態を理解するべく解説した。

2　虚血再灌流性胃粘膜傷害

　胃粘膜傷害の二大発症要因は，グラム陰性のらせん状桿菌であるヘリコバクター・ピロリ菌（以下，ピロリ菌と略す）の感染，および低用量アスピリンを含む非ステロイド系抗炎症薬（NSAIDs）投与である。メタ解析では，潰瘍発症のリスクはピロリ菌感染単独で18.1倍，NSAIDs服用単独で19.4倍，ピロリ菌感染かつNSAIDs服用で61.1倍に増加すると報告されている。ピロリ菌感染モデル，NSAIDs投与による胃粘膜傷害モデルを用いて，微小循環障害を中心にした血流障害ならびに活性酸素・窒素種の関与が検討されている。われわれはラット虚血再灌流（ischemia-reperfusion：IR）による急性胃粘膜傷害モデルを新たに作製し[2]，種々の検討を実施してきた。ラット腹腔動脈を血管鉗子により30分間血流を遮断し，その後再開放することにより，虚血の持続に比較して著明な胃粘膜傷害が生じるだけでなく，粘膜脂質過酸化反応の指標であるthiobarbituric acid（TBA）反応物質が上昇することを報告した（図1）。このIR胃粘膜傷害は活性酸素消去酵素であるSODやカタラーゼにより抑制され，主に血管内皮細胞に局在があるキサンチン酸化酵素の阻害剤であるアロプリノールによりIR傷害が抑制されることから，キサンチン酸化酵素によるスーパーオキシドならびに脂質過酸化反応の関与が強く示唆され

---

[*]　Yuji Naito　京都府立医科大学　大学院医学研究科　消化器内科学／
　　　同附属病院　内視鏡・超音波診療部　准教授

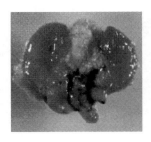
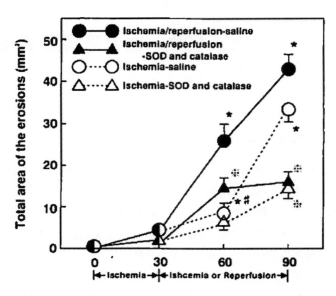

図1　虚血再灌流性胃粘膜傷害とフリーラジカル
（*Free Radic. Res.*, **7**, 285（1989）より改変引用）

るモデルであった．一酸化窒素（NO）の血流改善作用が明らかとなり，IR 胃粘膜傷害に対する NO 合成酵素阻害剤（L-NNA）の影響を検討した．結果，L-NNA は IR 胃粘膜傷害を有意に増悪させ，好中球浸潤が増加することから，活性化した好中球により産生される活性酸素の関与が示唆された[3]．

IR 胃粘膜傷害モデルが作製され，活性酸素，脂質過酸化反応の関与が明らかとなると，活性酸素の消去作用，脂質過酸化抑制作用を有する薬剤のスクリーニングが精力的に実施された．亜鉛によるサイトプロテクション作用が示唆されたため，亜鉛製剤を抗潰瘍薬として開発しようとする取り組みの中で，亜鉛と L-カルノシンとのキレート化合物ポラプレジンク（プロマック®）が候補となった．磁気共鳴スピン捕捉法によりスーパーオキシド消去活性を検討した結果，L-カルノシンや硫酸亜鉛には消去作用は認められないが，そのキレート化合物ポラプレジンクは濃度依存性にスーパーオキシド消去活性作用を示した[4]（図2）．硫酸亜鉛には，ヒドロキシルラジカル消去作用，好中球活性化抑制作用，脂質過酸化抑制作用，胃粘膜上皮インターロイキン8産生抑制作用などが認められ，それらの抗酸化作用はポラプレジンクにも同様に観察された．ポラプレジンクには，種々の実験潰瘍モデルを用いた検討において強力な潰瘍阻止効果が認められた[5,6]．この強力な抗潰瘍作用は，胃酸分泌抑制作用によるものではなく，プロスタグランジン合成酵素阻害剤の併用によっても消失しないことが確認されたため，本剤の強力な活性酸素消去作用，脂質過酸化抑制作用による可能性を指摘した．ポラプレジンクはその後，臨床応用され，現在でも胃潰瘍に対する治療薬剤として使用されている．磁気共鳴スピン捕捉法によるヒドロキシルラジカル消去活性を有する薬剤のスクリーニングからレバミピド（ムコスタ®）に強力な消

第6章　血流障害と消化器疾患

磁気共鳴スピン装置を用いたDMPOスピントラッピング法

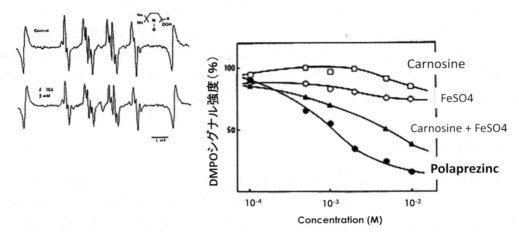

図2　Polaprezinc はスーパーオキシド消去活性がある
（*Biochim. Biophys. Acta*, **1115**, 15（1991）より改変引用）

去活性を見出し[7]，ラット IR 胃粘膜傷害モデル抑制効果を報告した[8]。レバミピドに関しても臨床応用され，胃潰瘍，慢性胃炎に対する治療薬として使用されている。

3　NSAIDs による消化管粘膜傷害

アスピリンを含むNSAIDs は臨床における頻用薬であるが，その重要な副作用が胃・小腸を中心にした粘膜傷害である。NSAID は一般的に炎症に関与するプロスタグランジン合成に必要な酵素であるシクロオキシゲナーゼ（COX）を阻害することにより，痛みや発熱を抑制することを目指した薬剤である。しかし，NSAID（いわゆる COX 非選択的 NSAID）は胃や小腸などの消化管において粘膜恒常性維持に重要な役割を果たす COX-1 も抑制することが多く，COX-1 を介したプロスタグランジン産生が抑制される結果，消化管粘膜障害を誘発すると考えられてきた。インドメタシンをラットに投与すると胃粘膜傷害，小腸粘膜傷害が容易に生じるために，同モデルを用いた微小循環障害，活性酸素の関与が数多く報告されている。われわれはラットインドメタシン傷害モデルの経時的な観察から，粘膜病変の発生に先行して，血管内皮傷害，微小循環傷害が生じていることを見出し[9]，それらの血管障害が SOD，カタラーゼ，ジメチルスルフォキシドにより抑制されること，結果，粘膜傷害が抑制され，粘膜 TBA 反応物質の上昇も抑制されることを報告した[10]。

実験的には好中球減少ラットや抗 CD11/CD18 接着分子抗体の投与などにより NSAIDs 胃粘膜病変が軽減されることが認められており，ヒトにおける検討でも NSAIDs による急性胃粘膜病変には好中球浸潤が著明であり，胃粘膜における好中球の存在は長期 NSAIDs 投与患者にお

ける潰瘍発症率を上昇させることが示されている。好中球の過剰な活性化を抑制するような薬剤も NSAIDs による消化管粘膜傷害を治療あるいは予防できる可能性も示されている。強力なヒドロキシルラジカル消去作用を示すレバミピドは，ピロリ菌による好中球活性化を抑制すること[11]，インドメタシンやアスピリンによる小腸粘膜傷害を抑制すること[12, 13]，ヒトアスピリン誘発小腸潰瘍の治癒を促進すること[14]など微小循環に対して多彩な効果を示すことにより，消化管粘膜のサイトプロテクションにとって有用な薬剤として位置づけられている[15]。

4　炎症性腸疾患

　潰瘍性大腸炎，クローン病からなる特発性炎症性腸疾患（IBD）は直線的に増加しており，本邦においては 25 万人を超える患者が登録されている。IBD における血流障害，微小循環障害についても様々な研究がある。特に，末梢血あるいは局所における白血球の活性化は病変形成における重要な要因であり，微小循環障害に伴う白血球，T 細胞の腸管局所への浸潤機能の分子機構が精力的に研究されてきた。従来から IBD の治療薬として臨床で使用されてきた 5-アミノサリチル酸製剤（5-ASA）には好中球の活性酸素産生を抑制する機構も明らかにされた。白血球と血管内皮との相互作用についての研究から，mucosal addressin cell adhesion molecule-1（MAdCAM-1）が腸管関連リンパ組織（パイエル管）の高内皮静脈（HEV）の表面で選択的に発現していることが報告され，主に T 細胞，B 細胞，単球，マクロファージの血管内皮への接着を促進し，リンパ球が腸に戻るために重要な接着分子であることが明らかとなった。抗MAdCAM-1 モノクローナル抗体は潰瘍性大腸炎に対する治療効果があることも証明され，2018年度末に臨床応用されるようである[16, 17]。

　本邦で独自に開発された顆粒球除去療法は，IBD 患者末梢血に存在する活性化した好中球を体外循環により選択的に除去する治療法であり，潰瘍性大腸炎，大腸型クローン病に有効性が証明され，臨床応用された。本治療法の IBD に対する治療の詳細な分子機構は明らかとはなっていないが，副作用は極めて少なく，微小循環障害の改善がその有効性の一部であることは間違いない。

5　肝疾患

　肝移植はすでに臨床応用されているが，典型的な虚血再灌流傷害モデルである。われわれはPOBN を利用した *in vivo* スピントラッピング法により肝組織由来の酸素ラジカルを定量し，虚血時間と酸素ラジカルの発生量との関連を検討した。60 分間の肝虚血では著明なフリーラジカルが産生されるのに対し，同じ手術時間であっても 15 分間の間欠的な虚血と再灌流を繰り返すことにより，肝内のフリーラジカル産生が抑制されることを見出し，報告した[18]。C 型ウイルス性肝炎を治癒可能な薬剤も開発され将来の C 型肝炎による肝細胞癌の減少が予測されるが，近

第6章　血流障害と消化器疾患

年，非アルコール性脂肪性肝炎（NASH）に伴う肝細胞癌が増加傾向である。NASH の病態進展においては線維化反応が重要な予後予測因子であるが，病態修飾における微小循環障害の関与を指摘する報告も多い。非アルコール性脂肪性肝炎の対策は重要な臨床的課題であり，血流改善，微小循環改善から見た新治療の登場が待たれる。ビタミン E の臨床的有用性は極めて限定的であるが，ビタミン E の非アルコール性脂肪性肝疾患に対する有効性，線維化抑制が最近報告され，注目される分野でもある。α-トコフェロールは細胞膜の脂質過酸化抑制作用が注目され，酸化ストレスの関与する非アルコール性脂肪性肝疾患に対する有効性が期待されてきた。われわれは，α-トコフェロールの有する微小循環改善作用について検討し，α-トコフェロールは直接血管内皮細胞に作用し内皮細胞の接着分子発現を抑制し，あるいは白血球にも作用し CD11b/CD18 接着分子を抑制する作用などから，微小循環調節にも積極的に関わっているようである。

　非アルコール性脂肪性肝疾患の進展には食後高血糖や食後高トリグリセライド血症がリスク因子となることが知られている。特に，増加したカイロミクロンレムナントや VLDL レムナントなどのトリグリセライドの豊富なリポ蛋白が炎症性サイトカイン産生や酸化ストレスを誘導し，血管内皮細胞障害による血流障害の肝臓への悪影響が指摘されている。高脂肪食後の急激なトリグリセライド値の上昇が酸化ストレスを増加させ，血管内皮機能障害を引き起こすと考えられている。最近，食後高脂血症を改善する薬剤への期待がある。

6　おわりに

　血流障害からみた消化器疾患の病態への関与を解説した。近年，種々の消化器疾患の増悪進展に腸内微生物叢ならびにその産生するガス状メディエータなどの代謝物の関与が数多く報告されている。今後は，これらの微生物叢への関与から新規治療標的を探索することは極めて重要であり，微小循環障害を惹起する特異的な腸内細菌叢の同定が必要である。

文　　献

1)　D. N. Granger *et al., Gastroenterology,* **81** (1), 22 (1981)

2)　T. Yoshikawa *et al., Free Radic. Res. Commun.,* **7** (3-6), 285 (1989)

3)　Y. Naito *et al., Free Radic. Biol. Med.,* **24** (3), 494 (1998)

4)　T. Yoshikawa *et al., Biochim. Biophys. Acta,* **1115** (1), 15 (1991)

5)　T. Yoshikawa *et al., J. Clin. Biochem. Nutr.,* **7**, 107 (1989)

6)　T. Yoshikawa *et al., Free Radic. Res. Commun.,* **14** (4), 289 (1991)

7)　Y. Naito *et al., Free Radic. Biol. Med.,* **18** (1), 117 (1995)

8)　Y. Naito *et al., Pathophysiology,* **1**, 161 (1994)

血流改善成分の開発と応用

9) Y. Naito, *J. Kyoto Pref. Univ. Med.*, **102**, 87 (1993)
10) T. Yoshikawa *et al.*, *Gut*, **34** (6), 732 (1993)
11) M. Suzuki *et al.*, *Gut*, **35**, 1375 (1994)
12) S. Yamada *et al.*, *J. Gastroenterol. Hepatol.*, **27** (12), 1816 (2012)
13) Y. Suyama *et al.*, *Biochem. Biophys. Res. Commun.*, **498** (1), 228 (2018)
14) T. Watanabe *et al.*, *PloS One*, **10** (4), e0122330 (2015)
15) Y. Naito and T. Yoshikawa, *Expert Rev. Gastroenterol. Hepatol.*, **4** (3), 261 (2010)
16) B. G. Feagan *et al.*, *N. Engl. J. Med.*, **369** (8), 699 (2013)
17) W. J. Sandborn *et al.*, *N. Engl. J. Med.*, **369** (8), 711 (2013)
18) M. Uchinami *et al.*, *Surgery*, **124** (1), 49 (1998)

第Ⅱ編
血流評価法

第1章　レーザドップラー法

上原謙二*

1　はじめに

　レーザ光のドップラー効果を用いた流速計は1960年代に開発，実用化され[1]，医学の分野では1972年に兎の眼底血管の血流測定が行われている[2]。レーザ光による末梢組織の血流量の測定は，1975年のSternらの皮膚血流量測定が最初であり[3]，スペックルパターンと血流との間の関係が示されている。後にレーザ血流計はBonnerらにより発展し[4]，従来の水素やXeなどを用いたクリアランス法に代わる方法として1980年代から注目され始めた。従来の血流測定法として代表的な水素ガスクリアランス法とは，生体内に水素ガスを送り込み，血液による拡散速度から血流量を求める方法であるが，電極針を用いること，時間的に連続測定が不可能なことなどの欠点が指摘されている。これに対しレーザ血流計は，無侵襲で即時に応答し，連続測定も可能である利点を有する。また各種薬物による血流変化を確認するのに最適と考えられる。

2　測定原理

　測定に用いるレーザ血流計としてアドバンス社製レーザ血流計ALF21シリーズを紹介する。流量（FLOW）のみ測定可能なALF21（写真1，プローブC型を装着）と，デュアルチャンネ

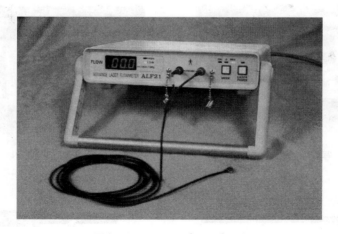

写真1　ALF21とプローブC型

---

*　Kenji Uehara　㈱アドメデック

ル機種 ALF21D（写真2）。血液量を反映した MASS や，平均流速を反映した VELOCITY などの補助的なパラメータの表示が可能な ALF21R（写真3）とデュアルチャンネル機種 ALF21RD（写真4）。そして非接触の測定も可能な ALF21N（写真5）である。MASS，VELOCITY の表示は組み合わせによってうっ血，虚血を推定する補助的役割を果たす。

　プローブは，直接測定部位に接触させるタイプ（写真6）と非接触タイプ（写真7）に大別される。

　ALF21 の基本原理は，Bonner らの理論[4]に基づく LDF（レーザドップラーフローメトリー）であり，これはレーザ光を生体組織中に照射した際に，赤血球に当たりドップラーシフトを受けた光と，受けていない光の干渉による光ビートの周波数と強度から血流量を求める方法である。光ビートの周波数は血球速度に比例し，強度は血球数に比例するので，それぞれの積の総和から

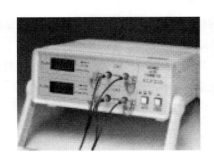

写真2　ALF21D

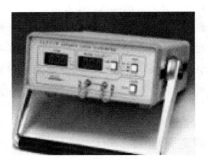

写真3　ALF21R

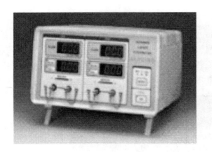

写真4　ALF21RD

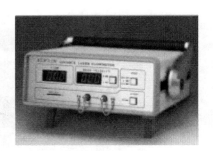

写真5　ALF21N

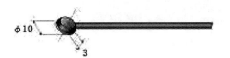

写真6　プローブC型

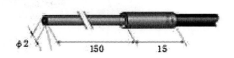

写真7　プローブNCA型

第1章　レーザドップラー法

血流量が求められる。組織に入射されたレーザ光は数百THzの周波数を保ち散乱され，一部血管中を移動している血球に衝突した光はその血球の速度に応じたドップラーシフトを受ける。血管以外の（静止した）組織から散乱された光はもとの周波数を保ち，ドップラーシフトした光との干渉によりそれらの周波数の差は光ビートとして観測される。レーザ光の波長が780nmの場合，末梢血管の流速が数十mm/sec以下であることから，光ビートの周波数は数十kHz以下に分布する。組織からの散乱光はプローブの受光ファイバを通り血流計の光検出器に入る。検出器で光電変換された信号は変調周波数に応じた分布をもち，DC信号に光ビート周波数の強度信号が重畳したように観測される。血流計のブロックダイアグラムを図1に示す。

検出器内で光電変換された信号はローパスフィルタ，バンドパスフィルタを通り，それぞれから平均光量$I(t)$および周波数変調を受けた信号$A(\omega)$が取り出される。

(1) MASS（血液量）

バンドパスフィルタを通った信号は2乗後に周波数で積分され，

$$\mathrm{MASS} = K_1 \int P(\omega)\,d\omega \,/\, I(t)^2$$

として求められる。ωは光ビート周波数，$P(\omega)$は，各帯域のパワーを周波数の関数として表したパワースペクトルを意味する。平均光量$I(t)$の2乗で規格化されることで，レーザ光の強弱に影響されず正確な値が求められる（K_1：比例定数）。

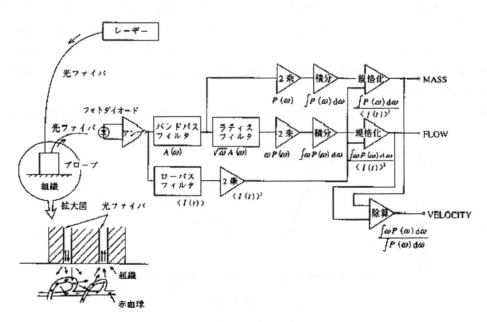

図1　ブロックダイアグラム

(2) FLOW（血流量）

また，バンドパスフィルタを通過した信号はラティスフィルタで$\sqrt{\omega}$倍された後2乗され，積分されて，

$$\mathrm{FLOW} = K_2 \int \omega P(\omega) \mathrm{d}\omega / I(t)^2$$

として求められる（K_2：比例定数）。

(3) VELOCITY（平均流速）

パワースペクトルの平均周波数は血球の速度に比例するので，VELOCITY は FLOW / MASS で算出される。

3 測定例

プローブの先端部を測定部位に両面テープ等で固定するだけで，多部位の末梢組織血流が測定できる。生体組織の微小な血流変化を無侵襲で簡単に計測できるため，自律神経評価の指標としてValsalva法[5~9]（いきみ動作で血流・心拍・血圧の反応パターンを分析し，自律神経機能[10]を推定する目的で広汎に実施されている）・暗算負荷（精神的ストレス）により交感神経の機能評価[11]の指標にする。一例として図2に，30秒間いきみを行った場合の血流変化を示す（指先にプローブを固定して測定）。いきみ開始直後から血流は低下し，終了後は徐々に元の状態に回復している様子がうかがえる。図3は動脈圧迫時[12]の血流量の変化であり，圧迫による血流量の低下と同時に，血液量を反映したMASSは，わずかであるが上昇傾向が見られ，速度を反映したVELOCITYは急激に低下している。以上から，ごくわずかな血管の拡張と急激な血液速度の変化が推定できる。そして加圧解放後は急激に血液速度が速まり血流量は上昇している（本試験では加圧時間は60秒とした）。

また寒冷負荷によっての血管運動神経機能の評価や体位変換試験すなわち起立試験負荷[13]，

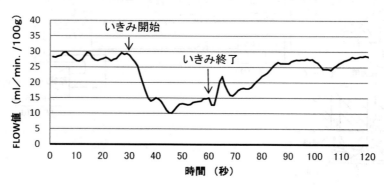

図2　いきみと血流量の変化

第1章　レーザドップラー法

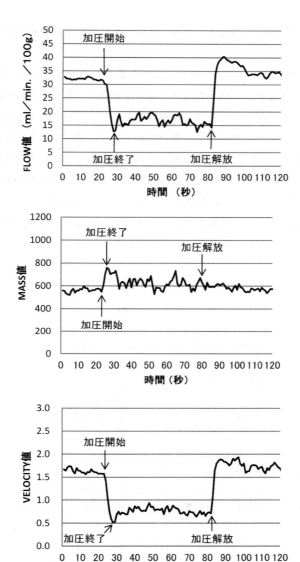

図3　動脈圧迫と血流量の変化

　ヘッドアップ・ティルト試験などの負荷試験を行い循環調節機能（立位では下肢や腹部内臓系などに血液が貯留し，心臓への静脈環流は約30%減少し，1回駆出量が減少する）のスクリーニングができる[14〜17]。

　また交感神経皮膚血流反応（Sympathetic flow response）[5〜7]，交感神経遠心路系の評価として，電気刺激，深吸気刺激，冷水刺激によって皮膚血管収縮反応を分析し，末梢障害の評価指標にもなる。また，星状神経節ブロックや腰部・胸部交感神経ブロックにおいて深吸気，冷水刺激

55

でいずれの皮膚血管収縮反応も消失するため，ブロック効果判定に利用され多汗症の手術などにも応用される。

　近年老齢人口の増加に伴い，将来への不安要因も重なり個人が健康への関心を高めてきている。医療費高騰傾向のさなかに未病への備えで適度な運動・食生活の改善・睡眠の確保を維持し規則正しい生活がもとめられ，ひとりひとりが自立をした対策を堅持する必要性を余儀なくされている。不幸にして心身の不調が発生した場合でも，それに対応すべく血流計を利用した様々な治療方法解析が行われてきている。広く知られているとおり，心身の不調は血流の滞りから発生していることが多いことは明らかである。一例を挙げればストレス改善効果[18]にレーザ血流計のFLOW 値を一つの指標にし，がん患者の温熱療法（ラジウム温泉など）[19]では赤血球 MASS 量をもパラメータとして確認する。透析患者などの末梢不全には炭酸泉水評価[20]などにも利用されている。

文　　　献

1)　Y. Yeh and H. Z. Cummins, *Appl. Phys. Lett.*, **4**, 176 (1964)
2)　C. Riva *et al.*, *Invest. Ophthalmol. Vis. Sci.*, **11**, 936 (1972)
3)　M. D. Stern, *Nature*, **254**, 56 (1975)
4)　R. Bonner and R. Nossal, *Appl. Opt.*, **20**, 2097 (1981)
5)　自律神経機能検査　第2版，日本自律神経学会編，文光堂（1995）
6)　T. Kano *et al.*, *J. Auton. Nerv. Syst.*, **45**, 191 (1993)
7)　T. Kano *et al.*, *J. Auton. Nerv. Syst.*, **44**, 61 (1993)
8)　M. J. Zema *et al.*, *Br. Heart J.*, **44**, 560 (1957)
9)　H. Mills and A. A. Kuttus, Jr., *Circulation*, **17**, 65 (1958)
10)　筒井末春，臨床検査法堤要　改訂第29版，金井正光編，p.845-846, 1102-1103, 金原出版（1983）
11)　J. G. McLeod and R. R. Tuck, *Ann. Neurol.*, **21**, 519 (1987)
12)　平田耕造，吉田美奈子，繊維製品消費科学，**36** (1), 154 (1995)
13)　斉藤之伸ほか，自律神経，**30**, 446 (1993)
14)　W. Wieling, Autonomic Failure, R. Baninister, C. J. Mathias eds., p.291-311, Oxford University Press (1992)
15)　L. A. Lipsitz, *N. Engl. J. Med.*, **321**, 952 (1989)
16)　小澤利男，老年精神医学，**3**, 209 (1986)
17)　田村直俊ほか，自律神経，**26**, 498 (1989)
18)　了徳寺健二，長生きのスイッチを見つけた―長生きの遺伝子が出現するストレスフリー療法のすべて―，PHP パブリッシング（2012）
19)　保崎康弘ほか，日本温泉気候物理医学会雑誌，**62** (4), 185 (1999)
20)　林久恵ほか，*J. Jpn. Coll. Angiol.*, **46**, 411 (2006)

第2章 MCFAN
（Micro channel array flow analyzer）

姜　勇求[*1]，中島　毅[*2]

1　開発背景

　現在，日本人の死亡原因として1位の「がん」に次いで多いのが「心筋梗塞」「脳卒中」などの循環器系疾患である（図1）。その背景には，循環器系疾患の原因となるメタボリックシンドローム人口の増加があり，メタボリックシンドロームが進行すると，動脈硬化が進み循環器系疾患を引き起こすリスクが高くなるといわれている。

　一方で，国家施策としてもメタボリックシンドローム人口の減少が注目されている。2008年度からは健診制度が大きく変更され，40～74歳において有病者940万人，予備軍患者数約1,020万人と言われているメタボリックシンドローム人口の減少をターゲットとし，医療保険者に対し，健診・保健指導の実施が義務化されている。しかしながら，生活習慣病の予防・改善には，受診者（対象者）が自ら予防や治療に主体的に取り込むことが重要であり，改善行動の習慣化に

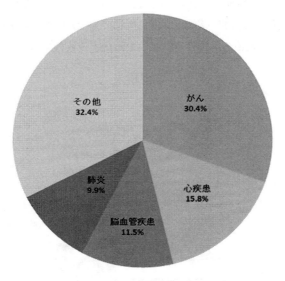

図1　死亡原因
（平成19年　人口動態統計（確定数）の概況により）

＊1　Younggu Kang　MCヘルスケア㈱　技術部
＊2　Takeshi Nakajima　MCヘルスケア㈱　技術部

は受診者にその重要性をわかり易く示し，意識と行動を変えるような動機づけを行うことが必要であった。このような背景の中，MCFAN検査はその検査結果のわかり易さから，患者への動機づけツールとして健診施設やクリニックなどでの導入が加速している。

2 特徴（システム）

① 全血をそのまま使用
- 検体処理の必要がない

② 簡易・多検体処理が可能に
- スタートボタンを押すだけで測定スタート
- ディスポーザブルチップホルダー，ピペットチップの導入

③ 血液流動性を数値化
- 映像だけでは難しい過去データ・他者との比較が可能

3 MCFAN検査とは

MCFANは半導体微細加工技術を用いて，シリコン単結晶基板に毛細血管（平均径6μm）とほぼ同じ幅（約7μm）の微細流路（Micro Channel Array）が並列している溝の中を全血の血液が通過する状態を顕微鏡で観察（約2,000倍拡大にてCCDカメラを介しモニターに投影）記録し，血液の通過状態から血液の流動性（粘度）を測定する装置である（図2）。

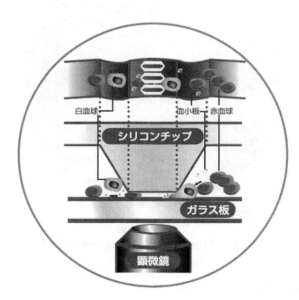

図2　MCFAN測定の原理

第2章 MCFAN（Micro channel array flow analyzer）

最近ようやく一般向けに急速に拡散され，今は誰もが検査を受けられるようになった。MCFAN検査がこれだけブームになると，一度は自分も血液の流れがどうなっているのかこの目で見てみたいと思うはずである。本検査は，一定量の血液が流れる時間といった数値的な情報だけでなく，視覚的情報として血液の流れを受診者に対し示すことで，受診者への説得力を高めることができるので生活習慣病予防・改善の動機づけツールとして役立つ。

4 MCFAN検査の測定方法

MCFAN検査では，全血（100μL）を微細流路が7,854本入っているディスポーザブルチップの中に流す。電子顕微鏡で表面を撮影した写真を図3に示す。

このチップの中に血液を入れ，一定の圧力を加えて微細流路を通過させ，一定量の血液が通りぬける時間を測定する。その時間を持って血液の流れ易さを評価する。検査後には測定結果報告書を被検者に渡すことができる（図4）。

5 MCFAN検査の意義

血液の流れを視覚的にとらえ，生活習慣の改善を喚起できるのが最大の特徴である。

「このままでは動脈硬化が進みますよ」と言葉だけで保険指導をしても，被検者に具体的に差し迫った問題として認識させるのは難しい。血液の流れを画像で見せることで，対象者に体内で起きている問題を強く意識づけることができる（図5）。

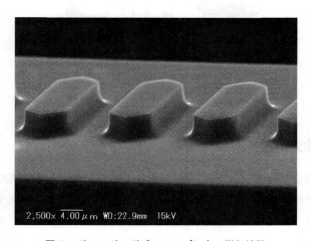

図3　ディスポーザブルチップの中の微細流路

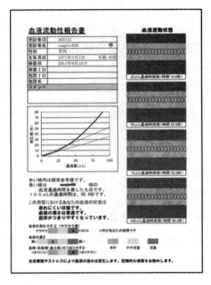 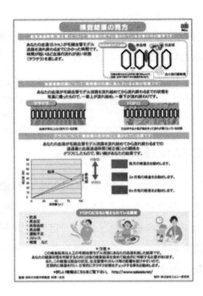

図4 血液流動性検査報告書

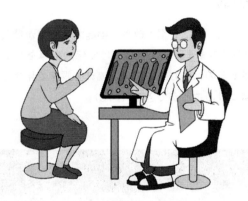

図5 生活習慣病の指導に活用

6 MCFAN検査の医学的意味

　MCFAN検査では全血の血液を測定するため，血小板の凝集能，白血球の粘着能，赤血球の変形能を総合的に観察することができる。血小板の解析においても，単に血小板の凝集状態を解析するというよりは，赤血球を中心とする全血の凝集状態を観察することができる。MCFAN検査により，血液ドロドロ状態では，多数の並列した微小流路に血小板の凝集塊や白血球の活性化によって生じた赤血球を巻き込んだ血液凝固塊が流路を塞ぎ，血流が妨げられる状況が映像として見られる（図6）。こうした画像が血管内での血液の流れとしてイメージ化され，一般的に

第2章　MCFAN（Micro channel array flow analyzer）

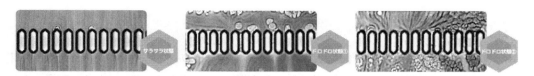

図6　「血液サラサラ」と「血液ドロドロ」

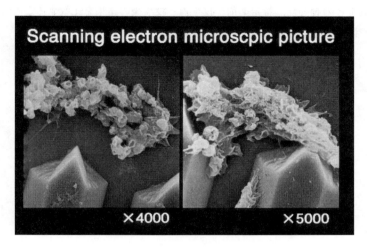

図7　血小板の凝集（電子顕微鏡で撮影）

「血液サラサラ」と「血液ドロドロ」と呼ばれているが，実際には，血液そのものの流動性を観察するというよりは，微小流路を閉塞する血液凝固塊の形成過程を定性・定量的に観察することになる。

　MCFAN検査で見られる「血液ドロドロ」は何を意味するのか。先述したように，MCFAN検査における血液流動性には，微細流路を通過する血球成分，特に存在比の多い赤血球の変形能が大きな影響を及ぼすと考えられる。しかし，一般の健常者には，赤血球の変形能の低下を招くような後天的あるいは先天的要因があるとは考えられない。したがって，血小板凝集塊や血液凝集塊によって流路が閉塞されて生じる血液流動性の低下を観察する場合は，血小板や白血球がどれだけ活性化されたかを測定しているものと考えられる（図7）。

　MCFAN検査によって観察される微細流路の閉塞と血液流動性の低下はこのような過程を *in vitro* で再現しているものと考えられる。実際に血管内で起こる血液凝固過程は非常に複雑であり，MCFANでの解析画像が血管内の病態変化そのものを忠実に再現しているとは考えられない。また，血液流動性に影響を与える因子の詳細やそのメカニズム，さらには病態との関連については不明な点が多いのが現状である。しかし，MCFAN検査で見られる「血液ドロドロ」の状態は，糖尿病や高脂血症等の生活習慣病患者にみられる血小板の活性化状態を反映している可能性が高いと考えられる。

7　臨床と応用

　MCFAN 検査は人間ドックの検査や生活習慣病の指導でその検査結果のわかり易さから活用
されている。それ以外にも，赤血球，白血球，血小板等の血液細胞の評価，食生活・喫煙・スト
レス等の生活習慣病と血液流動性との相関性，糖尿病・高血圧・高脂血症・動脈硬化などの特定
病態と血液流動性との相関性，特定薬剤を投与前と投与後の結果を比較することで薬効の検証な
ど様々な研究や臨床現場で有効的に活用されている。

第3章 血管内皮機能測定法 FMD (Flow-Mediated Dilatation)

板良敷朝将*

1 はじめに

「ヒトは血管から老いる」と言われるように，日本人の死因の約1/4は血管の疾病である動脈硬化疾患によるものであり，血管は非常に大切な役割を担っている。動脈は，内膜・中膜・外膜の三層構造となっており，これらを合わせて血管壁と言われている（図1）。血管内皮細胞は血管の最も内側にある細胞であり，血管機能に非常に重要な役割を担っている。1980年にFurchgottらによって内皮依存性血管弛緩因子として内皮由来の一酸化窒素（NO），プロスタサイクリン，ヒスタミン，血管収縮因子として，エンドセリン，活性酸素，アンジオテンシンⅡ，プロスタグランジンH_2，といった様々な生理活性物質が分泌されている[1~4]（図2）。血管内皮細胞はそれら血管弛緩因子や血管収縮因子がせめぎ合う動脈硬化に大変重要な場所である[5]。特に血管内皮由来のNOは血管弛緩因子として重要であり，正常な状態であればNOが多く分泌され，血管の拡張作用をもたらすが，血管内皮機能が低下すると内皮障害がおき，動脈硬化が始まる。よって，血管内皮機能を測定することが重要である。

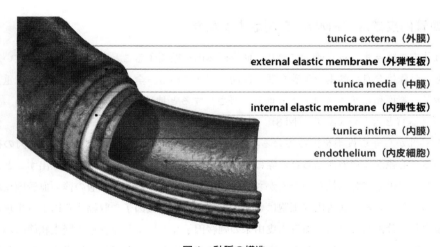

図1 動脈の構造

---

* Tomomasa Itarashiki　サラヤ㈱　商品開発本部　商品開発部　第2商品企画部　部長代理

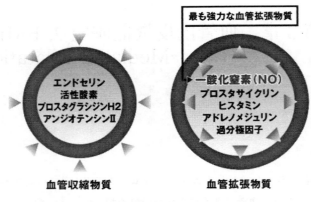

図2 血管内皮細胞から産生される生理活性物質

　以前は，血管内皮機能の評価手法として，プレチスモグラフィーが用いられていたが，カテーテルを前腕動脈に挿入することによって患者への負担や測定時間が長時間であることなどから，現在は超音波を用いた，血流依存性血管拡張反応（FMD：Flow-Mediated Dilatation）が用いられている。

　FMD測定は非侵襲的でかつ短時間で測定が行える一方，測定技量や使用する装置によってのバラつきが課題であるため，本稿ではFMD測定における測定方法，課題点，最新の自動測定システムについて概説する。

2　血管内皮機能（FMD）を測定する意義

　血管は体内の隅々まで行き渡っており，血液が体内を循環することで生命を維持している。その中でも，動脈は全身に酸素や栄養を運ぶ役割を担っている。全身の血管内皮細胞は総重量で肝臓に匹敵し，総面積はテニスコート6面分，長さにすると地球2.5周分に相当するため，ヒト最大の内分泌器官と言われている[6]（図3）。動脈は，内膜・中膜・外膜の三層構造であり，外膜は血管壁を外部から守る役割を担っている。中膜は血管平滑筋とも呼ばれ，血管の筋肉の役割を担っている。心臓から血液が送られる際にかかる圧力に耐え，血液を円滑に送り出すことができるのは，血管平滑筋に弾力性としなやかさがあるためである。内膜は一層の薄い血管内皮細胞によっておおわれている。血管内皮細胞は血管を拡張させる弛緩因子や収縮する因子（生理活性物質）を産生し，分泌している。血管内皮由来の弛緩因子などにより血管壁の緊張状態のバランスが保たれ，血管の状態が決定される。血管内皮機能が障害されると炎症と抗炎症，酸化と抗酸化のバランスが崩れ，血管トーヌスや血管構造，血管機能のバランスが崩れ，動脈硬化へ進展する[7]（図4）。動脈硬化は血管の弾力性が失われた状態であり，進行していくと心筋梗塞，脳卒中といった疾病を引き起こす。コレステロール値や血圧値といった数値は血液検査で知ることができる

第3章　血管内皮機能測定法 FMD（Flow-Mediated Dilatation）

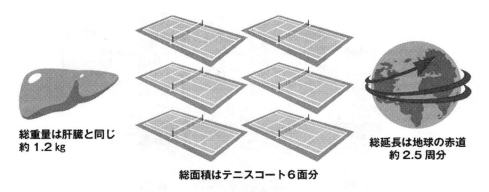

図3　血管内皮細胞の大きさ

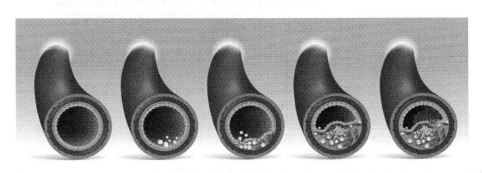

図4　動脈硬化へのプロセス

が，血管の状態を知ることは容易ではない。特に，初期の動脈硬化の進行度合いとその予防について情報を得ることは困難であるが，その状態を知ることが重要である。

動脈硬化のプロセスとして，高血圧[8]，脂質異常症[9]，糖尿病[10, 11]などの疾病や肥満，加齢，喫煙[12]，運動不足[13]，閉経[14]，ストレス[15, 16]などによって血管内皮機能が障害される。障害が進展すると，破綻する[17]。破綻すると心筋梗塞や脳卒中などを発症する。

動脈硬化の第一段階である血管内皮障害は薬物療法，補充療法，運動療法，食事療法などで改善することができる[18]。粥腫破綻を迎える前の，なるべく早い時期から血管の傾向を把握することができれば，血管の状態を改善することができ，心筋梗塞，脳卒中などを回避することができる。

現在，血管の状態を確認するためにFMD測定，プレチスモグラフィー，AI，ABI，PWV，CAVI，Stiffness β，IMT測定などのさまざまな測定方法が用いられている。血管内皮機能を測定する方法としてFMD測定やプレチスモグラフィーといった測定方法があるが，プレチスモグラフィーは侵襲的な方法であり，時間も必要とすることから，血管内皮機能の測定には非侵襲的

血流改善成分の開発と応用

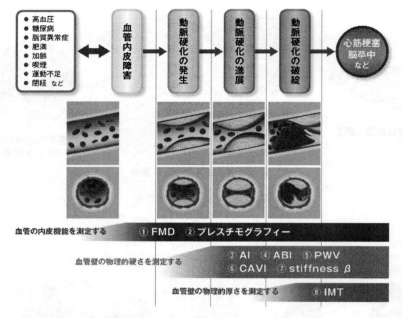

図5 血管内皮機能異常から動脈硬化発症，心血管合併症の発症と動脈硬化をみるためのさまざまな測定方法

な測定法でかつ比較的短時間で測定が可能なFMD測定が用いられる。AI，ABI，PWV，CAVI，Stiffness β などは血管壁の物理的硬さを測定し，IMT測定は血管壁の物理的厚さを測定する方法である（図5）。

3　血管内皮機能（FMD）測定

FMD測定（Flow-Mediated Dilatation）は血管内皮より産出される一酸化窒素（NO）によって変化する血管径を超音波診断装置で測定する。FMD測定に必要な機材は以下の通りである（図6）。

FMD測定の準備：
　① 超音波診断装置（ECG機能，ドップラー，7.5 MHz以上のリニア型プローブ）
　② 駆血できるもの
　③ 被験者の腕とリニア型プローブを固定できるもの

駆血前後の上腕動脈の血管径を比較し，その拡張率を%FMDとして数値化する。

従来のFMD測定法[19]に代わり，2002年，2005年に欧米でFMD測定に関するガイドラインが発表された[20,21]。2007年に日本版ガイドライン[22]が発表され，FMD測定に関する方法が細か

第3章 血管内皮機能測定法 FMD（Flow-Mediated Dilatation）

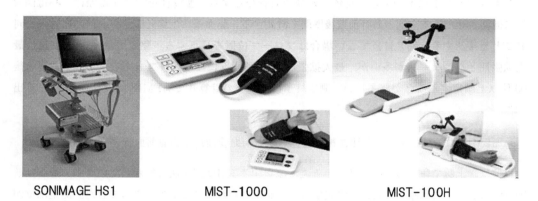

図6 血管径計測可能な超音波診断装置と駆血対応可能な装置 MIST-1000（サラヤ社），腕とリニア型プローブが固定できる MIST-100H（サラヤ社）

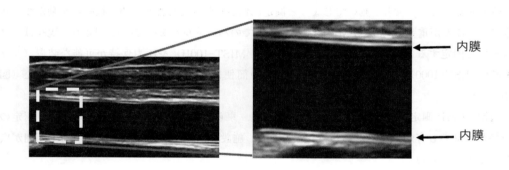

図7 上腕動脈の撮像（内膜が確認できることが望ましい）

く定められた。FMD 測定は食事などにより，測定値が変化するため，朝の空腹時，たばこ・カフェイン飲料は6時間以上休止するなどの条件が必要とされる。また閉経前の女性においてはホルモンの影響を考慮し，月経周期を考慮する[23]とされている。使用機材として，7〜12 MHz のリニア型プローブを装着した超音波診断装置が必要であるが，近年の装置では 18 MHz などより高周波のプローブも使用されており，血管部位の浅い被験者においても高精度で測定が行いやすくなった。上腕動脈の長軸像は肘と脇の中心部が綺麗に撮像しやすく，上腕動脈はカラードプラなどで確認し，内膜が撮像する位置でプローブを固定する（図7）。内膜をクリアに撮像することは，高精度かつ安定的に測定できることに繋がるため，測定位置や超音波診断装置の設定などの最適化が非常に重要である。

血流改善成分の開発と応用

　FMD 測定の手順と血管径および血流量の変化については図8に示す。駆血前の血管径は少なくとも3ポイント以上測定し平均値を安静時血管径とする。血管径を計測する際に，心電図R波に同期させた拡張末期の血管前壁後壁間を計測する。駆血後，上腕動脈が駆血前の血管像と同じことを確認する。同じ位置でない場合はプローブ位置を補正する。駆血解除後60秒前後に最大拡張期となるケースが多いが，最大拡張期が90秒程度になるケースもあるため，駆血解除後90秒以上測定することが望ましい。測定終了後，以下の計算式で％FMD（血管拡張率）を算出する。

　　　％FMD（血管拡張率）＝｜（駆血後血管径−駆血前血管径）／駆血前血管径｜×100

　以前は，上腕で駆血し，駆血部位の下流で測定する FMD 測定法も行われていたが，近年は前腕を駆血し，上腕動脈の血管径を測定する方法が用いられることが多くなってきた。測定部位が駆血部位前後によって値が異なるため，統一化がなされてきたことと，測定のしやすさ（プローブ位置の変化）などが理由と考えられる。

　上腕動脈の血管径は 2.5〜5mm 程度であり，FMD 測定中はプローブを固定することが非常に困難である。また被験者が動いてしまうと測定部位が変わってしまうため，被験者が動かない状態にすることが重要であり，FMD 測定を行う上でのハードルとなっていた（図9）。現在は，プローブを固定することが可能な器具（サラヤ㈱　MIST-100H）や圧力保持が可能な装置（サラヤ㈱　MIST-1000）が開発され，安定的にかつ簡便に FMD 測定が行えるようになった（図10）。

　通常，FMD 測定は仰臥位で行われるが，曽我，東ら（広島大学医学部）から，FMD 測定の姿勢が座位でも有効であるとの報告がなされ[24]，施設のスペースなどに合わせ，利用範囲が広がってきた（図11）。

第3章　血管内皮機能測定法 FMD（Flow-Mediated Dilatation）

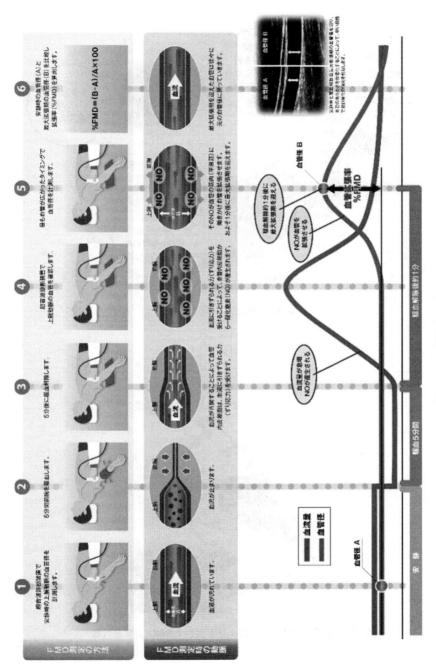

図8　FMD測定中のプロセス

血流改善成分の開発と応用

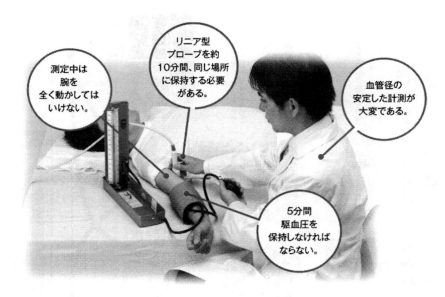

図9　手動によるFMD測定

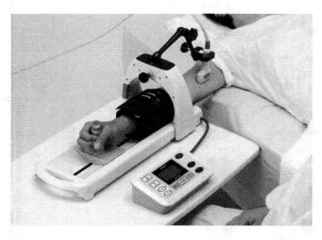

図10　固定具を使うことにより安定してFMD測定が可能

第3章 血管内皮機能測定法 FMD(Flow-Mediated Dilatation)

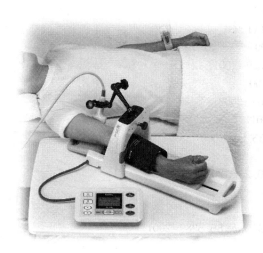 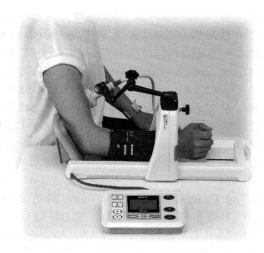

図11 仰臥位および座位による FMD 測定

4 おわりに

近年,固定具や血管径自動計測システムが開発され,FMD 測定が10分程度で行えるようになり,これまで以上に利便性・精度・簡便性が向上し,臨床現場で用いられることが多くなってきた。診療報酬の算定(200点)が認められたことも大きな要因と考えられるが,動脈硬化の初期段階である血管内皮障害を簡便にみることができるようになり,治療方針の明確化に繋がっていることが最大の理由であると考えられる。

文　　献

1) 東幸仁ほか,心エコー,**8** (7), 634 (2007)
2) Lüscher, *Am. J. Hypertens.*, **3** (4), 317 (1990)
3) R. F. Furchgott et al., *Nature*, **288**, 373 (1980)
4) L. J. Ignarro et al., *Proc. Natl. Acad. Sci. USA*, **84**, 9265 (1987)
5) P. M. Vanhoutte, *Hypertension*, **13**, 658 (1989)
6) 東幸仁ほか,血管内皮機能検査〈II〉, p.179, 血管不全フロンティア (2004)
7) 東幸仁ほか,*Mebio*, **24**, 65 (2008)
8) J. A. Panza et al., *New Eng. J. Med.*, **323** (1), 22 (1990)
9) H. O. Steinberg et al., *Circulation*, **96**, 3287 (1997)
10) E. J. Benjamin et al., *Circulation*, **109**, 613 (2004)

11) W. A. Hsueh *et al., Diabetes Rev.*, **5**, 343 (1997)

12) D. S. Celermajer *et al., Circulation*, **88**, 2149 (1993)

13) Y. Higashi *et al., Circulation*, **100**, 1194 (1999)

14) M. Sanada *et al., J. Am. Coll. Cardiol.*, **37**, 1529 (2001)

15) L. Ghiadoni *et al., Circulation*, **102**, 2473 (2000)

16) Y. Higashi *et al., New Engl. J. Med.*, **346**, 1954 (2002)

17) F. Perticone *et al., Circulation*, **104**, 191 (2001)

18) T. J. Anderson *et al., J. Am. Coll. Cardiol.*, **35**, 60 (2000)

19) K. E. Sorensen *et al., Heart*, **74**, 245 (1995)

20) M. C. Corretti *et al., J. Am. Coll. Cardiol.*, **39**, 257 (2002)

21) J. Deanfield *et al., J. Hypertens.*, **23**, 7 (2005)

22) 松岡秀洋ほか, 臨床薬理, **38**, 305 (2007)

23) M. R. I. Williams *et al., J. Clin. Endocrinol. Metab.*, **86**, 5389 (2001)

24) J. Soga *et al., Circ. J.*, **71**, 736 (2007)

第4章　酸化ストレス・炎症マーカー測定

永井　雅[*1]，石川大仁[*2]，夏目みどり[*3]

1　はじめに

　酸化ストレスとは生体内の酸化還元のバランスが崩れて[1]，活性酸素種（ROS）により生体の機能が障害された状態を言う。このROSによる血流障害に関しては多くの研究が存在し，血栓形成[2]，高血圧[3]，動脈硬化[4]に対するROSの増悪作用が報告されている。ROSは生体内の多くの組織に対して酸化損傷を与えるが，核酸，タンパク質，脂質など様々な生体物質に対する酸化ストレスマーカーが開発されている[5]。従来，これらの酸化ストレスマーカーは液体クロマトグラフィーや液体クロマトグラフィー質量分析計等で分析を行ってきたが，近年はこれらの酸化ストレスマーカーに対する特異的なモノクローナル抗体が開発され，より簡便に測定が行えるようになってきた[6]。

2　抗体チップ測定法の開発

　我々のグループは生体由来の検体を迅速に低コストで分析するための測定システムの開発を行った。

　アゾポリマーとはアゾ色素をその構造中に含有する高分子化合物である[7]。アゾポリマーはトランスとシスの2つの異性化状態を取り得る。光照射により異性化反応が起こり，それに伴って変形反応が誘起される。アゾポリマーの表面にタンパク質のような生体分子を置いた状態で光照射を行うと，光照射によってポリマー表面が変形し，生体分子を包み込むような状態で固定される。本方法は生体物質であるDNA，タンパク質から数nm程度まで幅広い大きさの物質をポリマー表面に固定できる技術である。また，固定対象となる物質の疎水性や荷電状態に関係なくアゾポリマー表面に光固定が可能なことから，生体物質の性質に依存することなく固定できる汎用性の高い手法である。

　このアゾポリマーをスライドグラスに塗布し，その表面に抗体（あるいは抗原）を光固定した物が抗体チップである（図1-A）。スライドグラスへの抗体のスポッティングには微量試薬スポッティングロボットを用いる。これは，インクジェットプリンターの要領で，極微量の液体を

＊1　Masashi Nagai　㈱ヘルスケアシステムズ　研究開発部　課長
＊2　Hirohito Ishikawa　㈱ヘルスケアシステムズ　研究開発部　課長
＊3　Midori Natsume　㈱明治　技術研究所　健康科学研究部　機能評価2G長

血流改善成分の開発と応用

噴射するマシンで，数十 nL の抗体溶液を 1 枚のスライドグラスに 160 個スポットが可能である（図 2）。測定手順は基本的に ELISA と同じであり，マイクロプレートをスライドグラスに置き換えた物と思えばよい。シグナルの検出には化学発光を用いるが，ホースラディッシュペルオキシダーゼ（HRP）とその基質や，アルカリフォスファターゼ（AP）とその基質が使用できる（図1-B）。

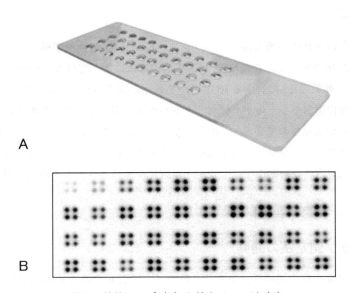

図1 抗体チップ（A）と検出イメージ（B）

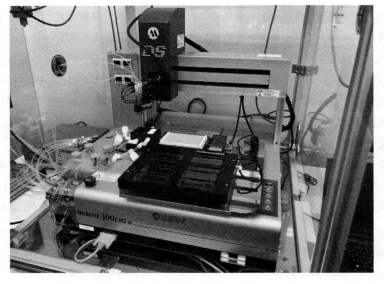

図2 抗体チップの作製に使用する微量試薬スポッティングロボット

第4章　酸化ストレス・炎症マーカー測定

ELISA 等の従来の測定方法と比較して，抗体チップには数多くの利点がある。通常の ELISA では 100 μL 程度の検体が必要となるが，抗体チップでは全ての反応が直径 1 mm 以下のスポット上で行われるため，わずか数 μL の微量検体での測定が可能である。これにより，涙液や汗，歯肉溝滲出液等，ごく微量しか採取できないため，従来はほとんど利用されてこなかった検体も活用できるようになった。また，高価な抗体の使用量を抑えることも可能となった。

さらに，スポッティングロボットの設定を変更することにより，1 枚のスライドグラス上へのスポット数，スポット液量，スポット抗体の種類を自由に変更することが可能である。1 枚のスライドグラスに複数種類の抗体をスポットできるため，「N^{ε}-hexanoyl-lisine ＋ N^{ε}-propanoyl-lisine」といったように多項目同時検出が実現できる。これまでに抗体チップに搭載可能となったバイオマーカーを表 1 に示す。

表1　抗体チップに搭載可能なモノクローナル抗体

脂質過酸化物の初期反応生成物修飾リジンに特異的なモノクローナル抗体	HEL（N^{ε}-hexanoyl-lisine）
	PRL（N^{ε}-propanoyl-lisine）
フリーラジカル修飾 DNA に特異的なモノクローナル抗体	8-OHdG（8-hydroxydeoxyguanosine）
神経栄養因子	BDNF（brain derived-neurotrophic factor）

3　生活習慣病改善効果に関する臨床試験

我々が開発した抗体チップ測定法を検査方法の一つとして用いた臨床試験の一例を紹介する[8]。

3.1　背景

生活習慣病は深刻な症状が出る前の未病段階で予防するのが望ましい。これには，普段の運動習慣や食生活の見直しが重要である。特に普段から摂取する食品成分を利用して生活習慣病を予防することは，消費者にとって簡便であり費用面での負担も少ない。

動脈硬化や血管内皮機能の改善に有効な成分の一群としてポリフェノールがある。Knekt らの研究では，フラボノイド摂取量が少ない人々は冠状動脈性心疾患のリスクが高かったことが示された[9]。また，Sato らの研究は，赤ワイン抽出物に含まれるレスベラトロールが心筋保護作用を示すことを明らかにした[10]。

チョコレートやココアに含まれるカカオポリフェノールは，生活習慣病に有効であるとの多くの報告がある。抗酸化作用[11]，コレステロール値の改善[12,13]，血圧低下および血管内皮機能の改善[14]，心疾患リスクの低減[15]，インスリン抵抗性の改善[16]といった多岐にわたる臨床試験結果が得られているが，日本人でのデータは限定的であった。

本試験では，ポリフェノール高含有のビターチョコレートが生活習慣病，特に血流改善に及ぼす効果を検証した。

3.2　試験デザイン

摂取前後で比較する単群前後比較試験を実施した。被験者は45歳以上70歳未満の成人男女で，スクリーニング時に介護等の支援を受けずに日常生活を送っている者とした。

酸化ストレス関連の検査項目として，尿中8-Hydroxydeoxyguanosine（8-OHdG），血清High-sensitivity C-reactive protein（Hs-CRP），血清Endothelin-1（ET-1）の測定を行った。8-OHdGはDNAのグアニンが酸化ストレスにより傷害を受けて生成される物質であり[17]，腎血管性高血圧症患者では尿中8-OHdGが高値を示す[18]。Hs-CRPは慢性炎症の指標であり，高血圧症，高脂血症，糖尿病，肥満などの生活習慣病やメタボリックシンドロームにおいて高値を示す[19]。ET-1は血管内皮細胞が産生する強力な血管収縮ペプチドであり[20]，本態性高血圧や血管攣縮の発症との関連が注目されている。8-OHdGの測定には抗体チップを用い，Hs-CRPの測定にはラテックス凝集比濁法を用い，ET-1の測定にはELISAを用いた。

酸化ストレス関連の検査項目以外に，問診，理学的検査，血液検査，尿検査に加え，自覚アンケート調査，生活習慣アンケート，生活日誌の記載を行った。

本試験に用いた試験食品は，配合原料のうちカカオ原料が72％を占めるビターチョコレートである。この試験食品を1日25g（カカオポリフェノール130mg），4週間毎日摂取した。摂取時間は自由としたが，1日に2〜3回に分けて摂取することを推奨した。

3.3　結果

試験参加者385名から，試験食品の摂取率の未達やプロトコル違反による離脱者を除いた347名を有効性解析対象とした。

血圧の測定結果を図3に示した。血圧は収縮期血圧，拡張期血圧ともに4週間後に有意に低下した。また，高血圧群（収縮期血圧140mmHg以上または拡張期血圧90mmHg以上）と正常血圧群（収縮期血圧140mmHg未満かつ拡張期血圧90mmHg未満）の収縮期血圧を比較した場合，高血圧群でより大きな血圧低下を示すことが認められた（図4）。それぞれの変化量は，高血圧群が5.86mmHg，正常血圧群が1.62mmHgであった。

これまでの知見より，チョコレートに含まれるカカオポリフェノールは，一酸化窒素（NO）の産生を促し血管内皮機能を向上させることが報告されていることから[21,22]，今回の試験食品の継続的な摂取が血管内皮の状態を改善し血圧低下へとつながったと考えられた。

8-OHdG，Hs-CRP，ET-1の摂取前の値が第3四分位数以上の被験者を初期値が高い被験者として定義し，それぞれ解析を行った。8-OHdG，Hs-CRP，ET-1ともに，摂取後で有意に減少が見られた（図5）。これらの結果から，今回測定した3つのバイオマーカーはチョコレートの摂取による血流改善効果の評価に有用であることが示された。

第4章 酸化ストレス・炎症マーカー測定

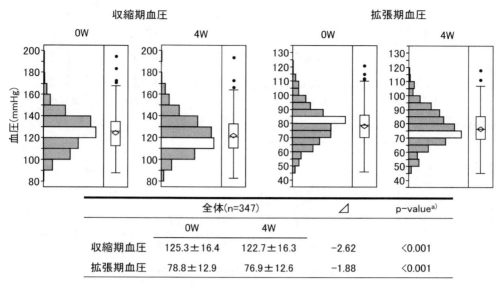

図3 チョコレートを摂取した被験者の血圧の変化

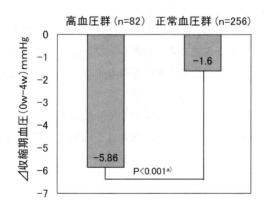

高血圧:収縮期血圧≧140 or 拡張期血圧≧90
正常血圧:収縮期血圧<140 & 拡張期血圧<90
a) Bonferroni補正t検定

図4 高血圧被験者と正常血圧被験者の収縮期血圧の変化量

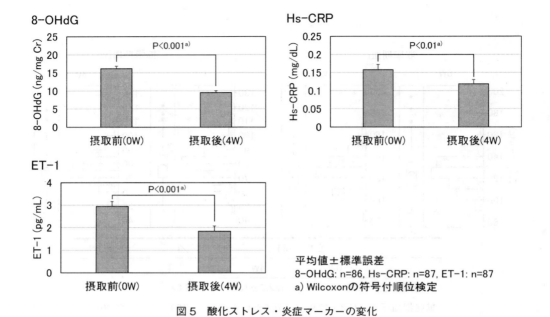

図5 酸化ストレス・炎症マーカーの変化

4 おわりに

　本章では，血流に及ぼす酸化ストレスの影響を評価する新たな測定手法である抗体チップの開発と，これを応用した臨床試験について概説した。

　酸化ストレスの評価とは，病気の診断基準としてだけではなく，健康から病的な状態まで連続的に変化する生体内のバランスを見極める"物差し"であるべきである。未病段階において自身のコンディションをチェックし，食生活や運動等のライフスタイルを適正化することにより，深刻な身体の状態に陥るのを未然に防ぐことが肝要である。

　今後も，酸化ストレスマーカーの探索と開発を進め，抗体チップやその他の測定系に応用していく予定である。我々の開発した測定手法が，血流改善成分の評価の一助となれば幸いである。

文　　献

1) H. Sies, *Am. J. Med.*, **91** (3C), 31S (1991)
2) X. F. Niu et al., *Circ. Res.*, **74** (6), 1133 (1994)
3) F. Lacy et al., *J. Hypertens.*, **16**, 291 (1998)
4) 國友勝，薬学雑誌，**127** (12), 1997 (2007)

第4章　酸化ストレス・炎症マーカー測定

5) Y. Naito *et al.*, *Anti-Aging Med.*, **7** (5), 36 (2010)

6) 大澤俊彦, 日本抗加齢医学会雑誌, **1** (2), 29 (2005)

7) T. Ikawa *et al.*, *Langmuir*, **22**, 2747 (2006)

8) みんなの健康チョコライフ, チョコレート摂取による健康効果に関する実証研究, ㈱明治 HP, https://www.meiji.co.jp/chocohealthlife/news/research_final.html

9) P. Knekt *et al.*, *Br. Med. J.*, **312**, 478 (1996)

10) M. Sato *et al.*, *J. Cardiovasc. Pharmacol.*, **35** (2), 263 (2000)

11) C. Sanbongi *et al.*, *J. Agric. Food Chem.*, **46** (2), 454 (1998)

12) S. Baba *et al.*, *J. Nutr.*, **137** (6), 1436 (2007)

13) S. Baba *et al.*, *Am. J. Clin. Nutr.*, **85** (3), 709 (2007)

14) L. Hooper *et al.*, *Am. J. Clin. Nutr.*, **95** (3), 740 (2012)

15) A. Buitrago-Lopez *et al.*, *BMJ*, **343**, d4488 (2011)

16) D. Grassi *et al.*, *J. Nutr.*, **138** (9), 1671 (2008)

17) H. Kasai *et al.*, *Nucleic Acids Res.*, **12** (4), 2137 (1984)

18) Y. Higashi *et al.*, *N. Engl. J. Med.*, **346** (25), 1954 (2002)

19) 吉金秀樹ほか, *J. Cardiol.*, **50** (3), 175 (2007)

20) 眞崎知生, 日内分泌会誌, **65**, 1340 (1989)

21) Y. Shiina *et al.*, *Int. J. Cardiol.*, **131** (3), 424 (2009)

22) D. Taubert *et al.*, *JAMA*, **298** (1), 49 (2007)

第5章　光センシングによる抗酸化・抗炎症評価法の開発

數村公子[*]

はじめに

　活性酸素は万病の元と言われているだけでなく，糖尿病合併症等の増悪化に関与する血流障害にも影響が大きいことが知られている。筆者らは，光センシング技術を使って生細胞等の試料中に発生する活性酸素とそれに関連するイベントを同時に，リアルタイムにモニタする技術を開発した[1~3]。励起光によるエネルギー供給を必要とする'蛍光'と，化学反応によって励起エネルギーを得る'化学発光'の2種類の光信号の特徴を活かして，励起光（LED）を高速パルス的に照射しLED点灯時の蛍光と化学発光の重畳信号からLED消灯時の化学発光信号を減算して蛍光信号を得る方法（図1）により，1つの光検出器で経時的に蛍光・発光同時計測を可能とした技術[1~3]である。光検出器に光電子増倍管を用いて高感度測定を実現したこの蛍光・発光同時計測装置（写真1）は，浮遊系細胞に適したキュベットタイプCFL-C2000，接着系細胞や微量測定に適したプレパラートタイプCFL-P2200（2試料同時型），血液試料に適した薄型角セルタ

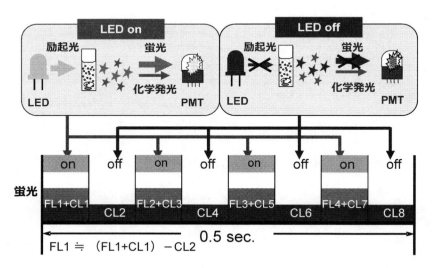

図1　蛍光・発光同時計測原理
文献6）より引用。

---

[*]　Kimiko Kazumura　浜松ホトニクス㈱　中央研究所　第8研究室　専任部員

第5章 光センシングによる抗酸化・抗炎症評価法の開発

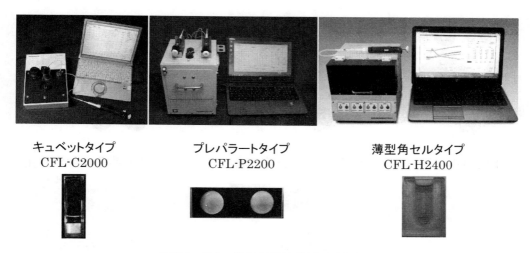

写真1 蛍光・発光同時計測装置と試料容器
一部文献6, 9)より引用。

イプCFL-H2200(2試料同時型),CFL-H2400(4試料同時型)をそろえている。温度調節,刺激剤自動添加,攪拌機能が装備されており,オーバーナイト等長時間にわたる経時的連続測定も可能である。これらを適用した評価例をいくつか紹介する。

1 好中球の自然免疫反応を利用した「抗酸化・抗炎症・自然免疫賦活同時評価細胞試験」と作用機序解析法

自然免疫の最大の担い手である好中球は,細菌等の外敵の侵入に対して活性酸素を産生して第一線で対抗する。CFL-C2000を適用して,この自然免疫反応を光情報に変換してモニタする技術を確立[1~9]した。すなわち,好中球を走化性因子であるfMLP (formil-methionyl-leucyl-phenylalanine)で刺激した際に起こるPIレスポンスによる細胞質内カルシウムイオン(Ca^{2+})濃度の上昇と,それによって惹起されるスーパーオキシドアニオンラジカル($O_2^{-\cdot}$)産生を,Ca^{2+}濃度測定用蛍光指示薬(Fluo-3等)の蛍光ならびに$O_2^{-\cdot}$検出用化学発光試薬(CLA等)の化学発光で同時にモニタする技術[1~9]である。

本評価系では,末梢血から単離した好中球や,HL-60細胞(急性前骨髄球性白血病細胞)をDMSOにて分化誘導して得られる好中球様細胞等を用いた。評価したい食品や食品成分等の被験物質の存在下で起こる蛍光と化学発光の発光量の変化から,被験物質の持つ機能性について①抗酸化(活性酸素消去作用)だけでなく,②抗炎症(細胞内へのCa^{2+}の取込みを阻害して活性酸素産生を抑え過剰な炎症反応を抑制する作用)あるいは③自然免疫賦活作用のいずれかを見分ける(図2)ことが可能となる。図3に本測定で得られるプロファイルの一例を示した。刺激剤のfMLP添加とともに細胞内Ca^{2+}濃度上昇を表す蛍光信号が増加し,やや遅れて$O_2^{-\cdot}$産生を

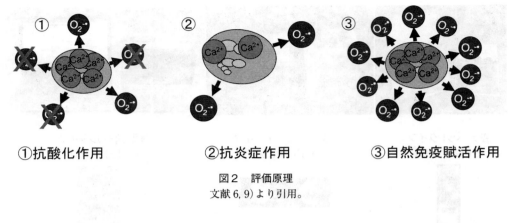

①抗酸化作用　　②抗炎症作用　　③自然免疫賦活作用

図2　評価原理
文献6, 9)より引用。

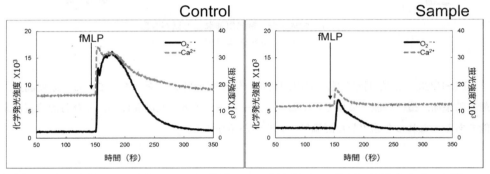

図3　測定結果
(左) 試験試料無添加, (右) 試験試料共存下。
文献6)の掲載図を改変。

表す化学発光信号が増加してピークを形成する。被験物質を共存させた場合の右側グラフでは，蛍光・化学発光ともにピークが小さくなっている。専用解析ソフトで，蛍光と化学発光それぞれのピーク面積値と，そのコントロールピーク面積比を求め，被験物質濃度とコントロールピーク面積比の関係より生理作用を判別する。また，被験物質濃度を数点振ることにより，各々のIC$_{50}$値の算出も可能である[4〜6, 8, 9]。

既知の抗炎症性物質であるイブプロフェンと亜鉛イオン (Zn^{2+})[5, 6]，抗酸化物質のアスコルビン酸とSOD[4〜6]，自然免疫賦活物質としてラクトフェリン[4, 6]を用いて本評価系の確認を行い，それぞれの機能性を表す結果が得られている。図4に血流改善効果が知られている玉ねぎの有効成分であるケルセチンと，コプリーノというキノコに多く含まれるアミノ酸の一種であるエルゴチオネインを本手法で評価した結果を示す。左側のケルセチンでは，10 μM以上でケルセチン濃度依存的に細胞内Ca^{2+}濃度を示す蛍光と$O_2^{-\cdot}$産生を示す化学発光ともに減少しており，ケルセチンが細胞内へのCa^{2+}の取込みを抑えることによって$O_2^{-\cdot}$産生を抑制していると考えられ，抗炎症作用と判別される結果が得られた。エルゴチオネインでは，濃度依存的に化学発光のみが減

第5章 光センシングによる抗酸化・抗炎症評価法の開発

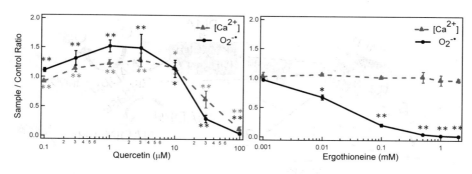

図4 評価結果
(左) ケルセチン, (右) エルゴチオネイン。

少し，蛍光はコントロールと同等であったことから，エルゴチオネインは好中球の免疫反応における細胞内へのCa^{2+}の動員とそれに伴う$O_2^{-•}$産生には関与せず，産生された$O_2^{-•}$を消去していると考えられ，抗酸化作用と判別される結果となった。ただしこの場合，好中球の細胞内信号伝達のCa^{2+}動員より下流部分，例えばプロテインキナーゼCやNADPHオキシダーゼなどに作用して，$O_2^{-•}$産生を抑制する抗炎症作用であることも考えられるため，ヒポキサンチン–キサンチンオキシダーゼ系による活性酸素消去能評価を併せて行い抗酸化物質であることを確認した。これまでに，ヒスチジン関連物質，フラボノイド[10]，アスタキサンチン，茶類，魚醤の他，薬剤[11]や輸血用血液[12]などを評価した結果が報告されている。

また，好中球における$O_2^{-•}$産生を誘導するシグナルトランスダクションがほぼ判明しているため，Ca^{2+}キレート剤や，IP_3受容体阻害剤の添加，または，刺激剤としてPMA (phorbol myristate acetate) や，カルシウムイオノフォアなどを使用した場合の発光量や発光パターンの詳細な評価を行うことで，その作用機序までも推定できる[6~9]。一例として武蔵野大学薬学部の大室弘美教授と共同で開発した，細胞質内へのCa^{2+}流入経路について詳細な解析を可能とした方法を紹介する。fMLPで刺激した場合，Ca^{2+}の取込みは主に3つの経路 (チャネル)，受容体介在型Ca^{2+}チャネルに由来するreceptor-operated Ca^{2+} entry (ROCE)，小胞体から細胞質へのCa^{2+}の流出であるIP_3-induced Ca^{2+} release (IICR) と小胞体のCa^{2+}が枯渇した後細胞膜に新たに形成されるストア作動性Ca^{2+}チャネルに由来するstore-operated Ca^{2+} entry (SOCE) があることが知られており (図5)，それぞれに特異的な阻害剤等を利用して，2経路を同時に阻害することで単独のCa^{2+}取込み経路に及ぼす被験物質の影響が評価可能となる[8,9]。Ca^{2+}キレート剤EGTAを細胞外液に共存させてfMLPで刺激した場合，細胞外液からのCa^{2+}の取込み経路であるROCEとSOCEは機能せず，IICRのみが機能して小胞体からのCa^{2+}の流出に対する被験物質の影響を評価することができる[8,9]。また，細胞外液をCa^{2+}フリーにし，筋小胞体／小胞体Ca^{2+} ATPase阻害剤であるThapsigarginを共存させて小胞体を枯渇させてから外液にCa^{2+}を添加することによって，SOCEのみを機能させることができ，SOCEに対する被験物質の影響が評価可能となる[8,9]。この方法を使って，前述の「抗酸化・抗炎症・自然免疫賦活作用同時評

血流改善成分の開発と応用

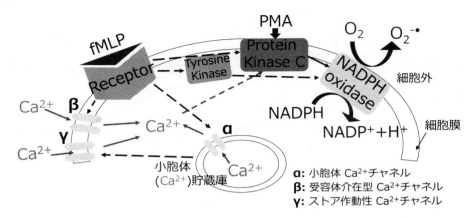

図5　好中球の活性化経路
文献 9) の掲載図を引用。

価細胞試験」にて強い抗炎症作用を示し，細胞内 Ca^{2+} の濃度上昇と $O_2^{-•}$ 産生を濃度依存的に，かつ同調して両者を抑制した生薬の有効成分シコニンの評価結果が報告[8,9]されている。

2　神経細胞保護活性評価法

　老化，パーキンソン病，アルツハイマー病等でみられる脳神経細胞の脱落は，認知能力や運動感覚機能の低下をもたらし，進行すると，最終的には社会生活が困難になるため，この神経細胞死を防ぎ疾患の発症を防止または遅延する神経細胞保護療法の開発が求められている[13]。細胞死の過程は，酸化ストレス，神経栄養因子の欠乏，または神経毒等のアポトーシスシグナルによりミトコンドリアが有する細胞死機構が活性化することにより始まる[13]。ミトコンドリア膜にチャネル（mitochondrial permeability transition pore：mPTP）が形成され開口すると，アポトーシスを誘導するタンパク質が細胞質に流出することで，細胞死が惹起される（図6)[13]。

　直井信医師らとの共同研究により，ヒト神経芽細胞腫由来 SH-SY5Y 細胞と CFL-C2000 を用いて，神経毒である PK11195 で刺激した際の細胞質内の Ca^{2+} 濃度変化と $O_2^{-•}$ 産生を同時にモニタすることによって，神経細胞のアポトーシス誘導の過程においてミトコンドリア膜の透過性亢進により細胞質内での Ca^{2+} 濃度上昇および $O_2^{-•}$ 産生の増加が見られること，ならびに Ca^{2+} 濃度上昇および $O_2^{-•}$ 産生量増加がアポトーシス誘導の初発のシグナルであることを見出した[13,14]。

　これは，細胞死の最初の段階，ミトコンドリア膜透過性亢進を評価できる方法であると同時に，ミトコンドリア膜透過性の亢進を抑制して細胞死を防ぐことができる物質，神経細胞保護作用物質のスクリーニング法に利用できると考えている。これまでに，セサミン等のファイトケミカルズについて評価した結果が報告[15]されている。

第5章 光センシングによる抗酸化・抗炎症評価法の開発

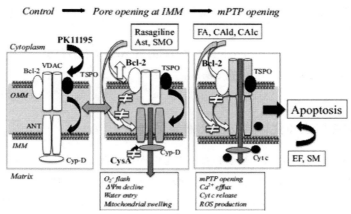

VDAC: Voltage-dependent anion channel
ANT: Adenine nucleotide translocator
IMM: Inner mitochondrial membrane
OMM: Outer mitochondrial membrane
Cyp-D: Cyclophilin-D
CysA: Cyclosporine A
TSPO: The outer membrane translocator protein 18 kDa
Cytc: cytochrome c

Ast: Astaxanthin
SMO: Sesamolin
FA: Ferulic acid
CAld: Coniferyl aldehyde
CAlc: Coniferyl alcohol
EF: Ethyl ferulate
SM : Sesamin

図6 mPTPの模式図
文献15)より引用。

3 血管機能保護活性評価法

動脈硬化を始めとした血管関連疾患は，血管の最も内側に位置している血管内皮の機能が低下してしまうことで起こる。血管内皮細胞は，血管の収縮・弛緩の調節や血栓形成の防御等に大きく関わっている一酸化窒素（NO）を放出しており，血管に直接働きかけることで血管を保護している。

加治屋勝子准教授（鹿児島大学農学部）との共同研究により，ヒトあるいはブタ冠状動脈由来血管内皮培養細胞とCFL-C2000を用いて，天然または合成化合物の血管内皮機能改善効果を敏速，簡便に測定する方法を確立した[16]。血管内皮細胞は，NOとともに微量ではあるが$O_2^{-\cdot}$も産生し，NOがその$O_2^{-\cdot}$を捕捉してペルオキシナイトライトというより強力な酸化力や毒性を持つラジカルが生成される。農産物抽出物等の被験物質で血管内皮細胞を刺激した際のNOの濃度変化をNO検出用蛍光試薬（DAF-2DA等）を用いて蛍光で，$O_2^{-\cdot}$産生を化学発光で同時にモニタすることでNO産生のみを亢進する物質の選別が可能となる。また，血管内皮細胞は，Ca^{2+}チャネルの開口による細胞内へのCa^{2+}流入や，Ca^{2+}ストアからのCa^{2+}の放出により，細胞内Ca^{2+}濃度が上昇し，それがトリガーとなってNO合成酵素NOS（nitric oxide synthase）が活性化し，L-arginineからNOが産生されるというメカニズムにより血管内にNOが発生する。細胞内Ca^{2+}濃度も同様にモニタすることで，被験物質がどこに作用してNO産生を亢進してい

るのかを推定することも可能である。本評価により，桜島大根に高い血管保護活性があることが判明している[16]。

本評価は上述したようにキュベットタイプの CFL-C2000 で行ったが，今後プレパラートタイプの CFL-P2200 に適用していく予定である。

4 微量血液による生体内抗酸化機能評価法

ここまでに紹介した手法は，被験物質そのものが持つ機能性を，関連する細胞を使って in vitro で評価するものである。現在，内閣府 戦略的イノベーション創造プログラム（SIP）の委託を受けて，「食」を摂取し消化・吸収を経た後の生体内での酸化ストレスに対する効果が簡便に評価できる新しい手法の開発に取り組んでいる。ランセットにより自己採血可能な数 μL の血液を複雑な好中球分離等の前処理なく希釈するだけで，その血液中に含まれる白血球により産生される $O_2^{-\cdot}$ と，ミエロペルオキシダーゼ（MPO）によって生成される $O_2^{-\cdot}$ 由来のより強力な活性酸素種である次亜塩素酸イオン（OCl^-）を OCl^- 検出用蛍光試薬（APF）を用いて同時に検出する手法[17,18]である。図7のように，プロテインキナーゼC活性化剤であるホルボールエステル（PMA）添加によって，$O_2^{-\cdot}$ 産生を表す化学発光が増加後ゆっくり下がり始めた辺りから OCl^- 産生に由来する蛍光信号の上昇が始まっており，OCl^- が $O_2^{-\cdot}$ より産生される二次生成物であることを裏付けるプロファイルとなっている。またこれらの信号は $O_2^{-\cdot}$ 消去剤である SOD や，MPO 阻害剤である ABAH で濃度依存的に抑制されたことより，各信号が $O_2^{-\cdot}$ 産生と OCl^- 産生を反映していることが確認されている[17,18]。

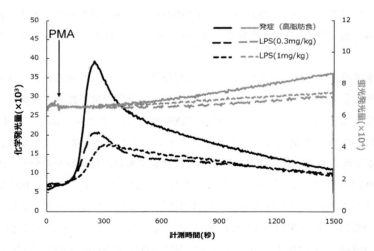

図7　動脈硬化モデルマウス（ApoE 欠損）に対する機能性成分（糖脂質 LPS）の経口投与の効果検証試験
CFL-P2200 による $O_2^{-\cdot}$ 産生および MPO 活性（OCl^- 産生）。

第5章　光センシングによる抗酸化・抗炎症評価法の開発

　ここでは，香川大学の小林優多郎博士研究員がプレパラートタイプ CFL-P2200 を用いて実施した，動脈硬化モデルマウス（ApoE 欠損）に対する機能性成分（糖脂質 LPS）の経口投与の効果検証試験[19]について紹介する。ただし，マウスの場合はヒトと比較して赤血球が多く白血球が極端に少ないため，希釈のみの全血での測定は難しく末梢血 30 μL を溶血して測定に供した。高脂肪食により動脈硬化発症を促進させ，LPS は 0, 0.3, 1.0 mg/kg をそれぞれ 18 週間投与した。既存の評価系である大動脈血管の病変染色法（血管内壁に蓄積した脂肪の染色）により動脈硬化の発症が確認され，それは LPS 投与群において有意に低下していたのに対し，CFL-P2200 による O_2^- 産生および MPO 活性（OCl^- 産生）も同様に LPS 投与群で有意な低下がみられた（図7）[19]。血液生化学パラメーター（インスリン，HbA1c，空腹時血糖値，耐糖能，総コレステロール，LDL コレステロール，トリグリセリド，遊離脂肪酸）も同様の結果が得られた[19]。本結果より，本手法は微量のマウス血液で機能性成分による動脈硬化発症の改善効果を評価できることが示唆された。同様に，認知症モデルマウスに対する機能性成分による発症抑制効果の検証[20]や高血圧モデルラットの発症モニタ[21]等にも，CFL-P2200 および本手法が利用された報告がなされている。

　新たに開発した血液試料に適した薄型角セルタイプ CFL-H2200（2 試料同時型），CFL-H2400（4 試料同時型）は，専用に開発したディスポーザブル樹脂製角セル計測容器に対応している。本容器は，赤血球や夾雑物による光吸収の影響を低減するため光路長 2 mm の薄型セルとし，容器内には血液凝集抑制や刺激剤の混合のためのディスポタイプの回転子も備えている。プレパラートタイプ CFL-P2200 と比較して，同じヒト血液 3 μL で 3 倍以上の高感度化が実現し，連続計測の誤差率も数％以内と安定性，再現性に優れたシステムが完成している。

　ヒトやマウス等実験動物の全血による簡便な機能性評価試験としてだけでなく，痛みが少なく自己採血でき，希釈だけで計測可能な本手法は，酸化ストレス度の指標として日々の個人レベルの体調管理ツールとしての利用も可能であると考えており，安価な普及型や計測キットの開発も予定している。

おわりに

　以上，血流改善の一つの機序となりえる酸化ストレス指標に関する光センシングによる評価手法を紹介した。今後，*in vitro* 系では，生活習慣病に関連する細胞等への適用をさらに進めて，臨床試験のプレスクリーニングとしてだけでなく，臨床試験で効果が見られた被験物質について，細胞試験ならではの阻害剤等を用いた詳細な作用機序解明ツールとして広く利用できるよう有用な手法の開発を進めていく予定である。

　個人の体質や体調にあった最適な食，いわゆる「テーラーメイド食品」による予防医療の発展，そして健やかに生活して老いることができる「健康長寿社会」の実現への貢献を目指して，今後も努力していきたい。

文　　献

1) 數村公子ほか，第 63 回分析化学討論会「展望とトピックス」，p.15（2009）
2) K. Ishibashi *et al., Biochem. Biophys. Res. Commun.*, **344**, 571（2006）
3) H. Satozono *et al., Luminescence*, **21**, 69（2006）
4) 瀧本陽介，數村公子，*FOOD Style 21*, **16**, 55（2012）
5) K. Kazumura *et al., J. Pharm. Biomed. Anal.*, **84**, 90（2013）
6) 數村公子，生物工学会誌，**93**（6），356（2015）
7) 原田和樹，數村公子，日本調理科学会誌，**46**（6），395（2013）
8) K. Kazumura *et al., J. Clin. Biochem. Nutr.*, **59**, 1（2016）
9) 數村公子，細胞，**49**（13），625（2017）
10) Y. Miyake *et al., Food Sci. Technol. Res.*, **22**, 713（2016）
11) Y. Yang *et al., Life Sci.*, **79**（7），629（2006）
12) 西郷勝康，臨床病理，**56**（11），967（2008）
13) Y. Wu *et al., J. Neural. Transm.*, **122**, 1399（2015）
14) Y. Wu *et al., J. Neural. Transm.*, **123**, 491（2016）
15) Y. Wu *et al., J. Neural. Transm.*, **124**, 89（2017）
16) R. Kuroda *et al., J. Agric. Food Chem.*, under review
17) 數村公子，生物工学会誌，**95**（6），324（2017）
18) K. Kazumaru *et al., PLoS One*, in press
19) Y. Kobayashi *et al., PLos One*, **13**（3），e0195008（2018）
20) Y. Kobayashi *et al., PLos One*, **13**（6），e0198494（2018）
21) R. Zhang *et al., Anticancer Res*, **38**（3），4289（2018）

第Ⅲ編
血流改善素材・成分

第1章　水抽出型（膜濃縮）
カシスポリフェノール（AC10）

倉重（岩崎）恵子*

はじめに

慢性の末梢血流不良は種々の生活の質（quality of life：QOL）低下の原因となっている[1]。病態とまでは至らないが，筋緊張持続による骨格筋の血流障害が肩こりや頸の痛みなどに代表される頸肩腕障害の一因となっているとの報告[2]や，末梢体温の冷えの発症機序の一つとして局所的な血流循環の異常をあげている報告[3]や，顔の血流の停滞が目のクマ[4]，肌の"くすみ"[5]の原因となるという報告もある。さらに，脳の末梢血流不良と脳機能不全（一過性脳虚血発作：TIA や，脳卒中：Stroke など）との関係性についても注目されている[6]。

本稿では，水抽出型（膜濃縮）カシスポリフェノール特有の優れた末梢血流サポート（安静時の末梢血流サポート[7]，肩こり緩和[7]，末梢体温の冷え緩和[8]，目のクマ緩和[9,10]，脳の末梢血流サポート[11,12]）について紹介する。

1　カシスとは

カシス（Cassis，英名は Blackcurrant，和名は黒房すぐり）はユキノシタ科，フサスグリ亜種に分類される落葉低木性の植物で，6～8月に液果をつける。カシスは，ポリフェノール（特に色素成分であるアントシアニン）を豊富に含んでいる。カシスのアントシアニンには4種類があり，アグリコンとしてデルフィニジンをベリー類の中では最高の60％以上含み，配糖体としてカシス特有のルチノシド類が80％以上という特徴を持つ（図1, 2, 3）。アントシアニン以外にも，フェノール酸，フラボノール，フラバン-3-オール（カテキン），タンニンなど様々なポリフェノール類を含む[13]が，それらの構成は抽出方法により異なることが予測される。

2　水抽出型（膜濃縮）カシスポリフェノール（AC10）とは

水抽出型（膜濃縮）カシスポリフェノール（AC10）は，フランス産カシスから，水だけを用いて（膜濃縮技術により）アントシアニン含量を10％以上に濃縮した，抗酸化能の高い[14~16]機能性食品素材（紫色粉末）である。カシスアントシアニンを含有する「食品組成物とその製造法

＊　Keiko Iwasaki-Kurashige　㈱明治フードマテリア　機能性素材事業部　研究開発グループ

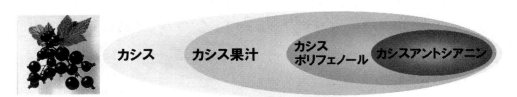

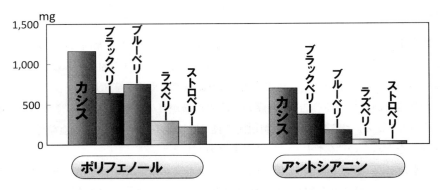

図1 ポリフェノールおよびアントシアニン量（新鮮な果実100g中）
(New Zealand Food Composition database)

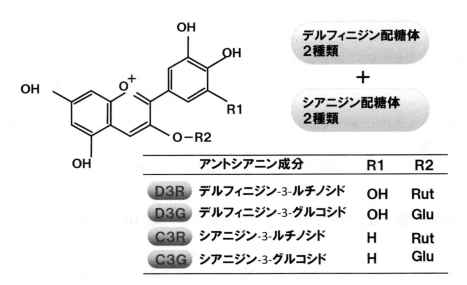

図2 カシスに含まれるアントシアニンの構造式

第1章 水抽出型（膜濃縮）カシスポリフェノール（AC10）

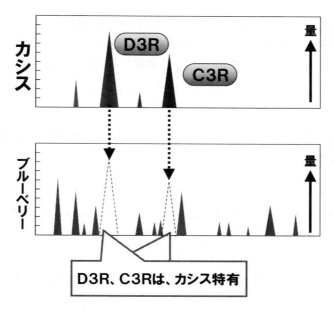

図3 カシスとブルーベリーのアントシアニン構成の違い

表1 栄養成分構成比較

	AC10（水抽出品）	アルコール抽出品
ビタミンC （mg/kg）	1,330	35
クエン酸 （g/kg）	78	0.9
Na （mg/kg）	64	4,490
Cl （mg/kg）	360	13,500
K （mg/kg）	6,410	1,370
Ca （mg/kg）	2,550	105

およびそれを配合した飲食品」の特許が成立している[17]。

さらに，カシスアントシアニン4成分を結晶化，精製することに成功し[18]，この結晶を標準物質としてアントシアニンの定量や各種機能性評価が可能となった。経口摂取したアントシアニンは速やかに血中に移行し（配糖体の形で存在），尿中に排泄される[19]ことが報告されている。

3　水抽出型（膜濃縮）カシスポリフェノール（AC10）の特長

AC10は，エタノールなどのアルコールをはじめとした有機溶剤を使用せず，水のみを用いて，カシス果実の栄養成分組成に影響を与えることなく膜濃縮されているため，味も美味しく，ドリンクやキャンディーにそのまま使用できるのも大きな特長である。水抽出品であるAC10は，アルコール抽出品と比較してナトリウム含有量が少なくカリウム含有量が多いなど栄養成分組成が異なり（表1）[20]，また，アルコール抽出品とはポリフェノール組成が異なることが予想される

ため，水抽出品特有の優れた末梢血流サポート（安静時の末梢血流サポート[7]，肩こり緩和[7]，末梢体温の冷え緩和[8]，目のクマ緩和[9, 10]，脳の末梢血流サポート[11, 12]）機能を有していると想定される。さらに，AC10 は，アイケア（ピント調節サポート[21]，暗所での光感度調節サポート[21]）機能も有する。

4 水抽出型（膜濃縮）カシスポリフェノール（AC10）による末梢血流サポート機能

4.1 安静時の末梢血流サポート機能

近赤外線分光法（NIRS）[22]を用いて末梢循環を測定し，安静時のカシス摂取による血流量への影響を検討した[7]。AC10 の単回摂取により，プラセボ（等熱量のショ糖）と比較して有意に末梢血流量が増加し，安静時の末梢血流改善効果が確認された。なお，血圧や心拍数には変化がみられなかった[7]ことから，本作用は中心循環系には関与しないことが示唆された。

4.2 タイピング負荷時の末梢血流サポート機能（疲労様症状；肩の違和感，こり緩和）

タイピング作業負荷により頸肩腕障害と循環不全を誘発させる実験モデル[21]に準じて，日常から肩こりなどの軽度の頸肩腕障害の自覚症状を持つ成人健常者を被験者として，プラセボと比較したダブルブラインド・クロスオーバー法により，AC10 摂取が，作業負荷による血流低下を軽減し，筋放電量増加を抑制し，筋硬度の増加を抑制することが確認された（表2）[7]。

AC10 摂取が末梢循環を改善し作業負荷によって誘発される局所の血流低下を軽減することで，肩こりなどの軽度の疲労様症状も含めた頸肩腕障害を抑制することが期待された。

4.3 冷水負荷時の末梢血流サポート機能（末梢体温維持，冷え緩和）

日常から冷えの自覚症状を訴える若年健常女性を対象として，手掌部において1分間10℃の冷水負荷後の皮膚表面温度および皮膚血流量の推移を測定し，AC10 単回摂取による末梢体温の維持および冷え緩和機能をプラセボと比較したダブルブラインド・クロスオーバー法による群間

表2 タイピング負荷時の AC10 による肩の違和感緩和

測定項目	結果
1. 僧帽筋の末梢血流量	低下抑制
2. 骨格筋酸素消費量	減少抑制
3. 筋収縮量	低下
4. 筋硬度	筋肉のこわばり、コリ軽減
5. 疲労度自覚症状（VAS）	各部位の疲労軽減

第1章 水抽出型（膜濃縮）カシスポリフェノール（AC10）

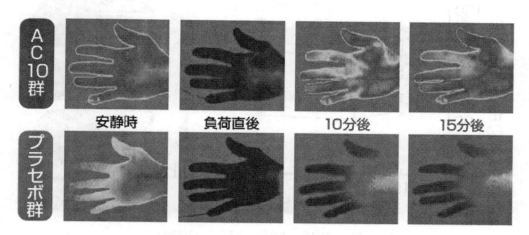

図4　冷水負荷時のAC10による皮膚表面温度回復サポート

比較で検討した[8]。AC10摂取群はプラセボ群と比較して冷水負荷後の指尖部皮膚表面温度の回復が顕著であることが観察された（図4）。また，冷えの客観的指標として用いられる安静時レベルの90％までの回復時間はAC10摂取時で有意に速かったことからも，AC10による末梢体温の冷えの緩和が期待されている。

4.4　顔面の末梢血流サポート機能（疲労様症状；目のクマ緩和）

目のクマの発生には，メラニン量，血流動態に反映される皮膚の生理状態や顔面の形態が主に関与していると考えられている[24,25]。

クマのある目の眼下部では，皮膚ヘモグロビン量の増加およびヘモグロビン酸素飽和度の減少が見られ，血流速度の低下による皮膚毛細血管内の還元ヘモグロビンの増加がクマの一因であると示唆されている[24]。

本試験では，健常な男女6名を対象とし，プラセボ摂取群とのクロスオーバー法により，顔面頬部の血流量測定を行った[9]。AC10の単回摂取で，摂取15分後から有意に皮膚表面血流量が増加した（図5）。

さらに，目にクマがあると自覚があり，それ以外は健常な女性33名に対する顔面頬部血流量改善効果を，ダブルブラインド・クロスオーバー法による群間比較で評価した[10]。カシス群では摂取15分後から試験終了まで血流量の有意な増加が見られた[10]。このような即効性作用は，アントシアニンが主に胃から吸収されるため[26]と考えられる。

同時に，内眼角下部のメラニンインデックスは，カシス群で有意に減少した[10]。カシス摂取により，クマの発生しやすい内眼角下部で，クマの色に相当する皮膚色の黒みがうすくなることが示唆された。

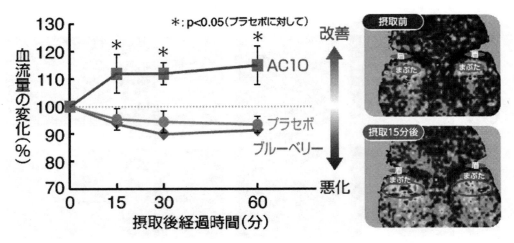

図5　AC10による顔面血流改善（安静時）

　さらに，L*a*b*表色系による明度L*測定を行った結果，下眼瞼中央部のL*値は，カシス群では摂取前と比較して摂取30分後より有意に上昇した[10]。

　一方，クマのもうひとつの重要な要因として，角化細胞におけるメラニンの生成が挙げられる。In vitro 試験において，AC10のチロシナーゼ阻害作用[27]とメラニン産生抑制作用[28]が示されたことからも，クマ・クスミなどの美容分野においてAC10摂取による緩和作用が期待できた。

4.5　脳の末梢血流サポート機能

　近年，神経変性疾患作用の遅延および改善に，カシス抽出液が有効であることが確認された[29]。

　最近Siegelらは，血流改善の有効性を評価する流量測定モデル[30]を用いて，ヒト脳の意識領域の大脳動脈各領域における血流量依存性の等尺性張力を測定した[11,12]。Control（Krebs溶液）では血流量依存的な血管拡張がみられた。0.01％AC10では張力が低下し，血流量依存性血管拡張が増大し，血液灌流量が増加し，血流が改善された（図6）。一方，アルコール抽出したカシスポリフェノールでは逆に張力が増大し，血流量依存性血管拡張が低下し，血液灌流量が減少し，血流が悪化した[12]。AC10の血管拡張増大作用は，cGMPとcAMPの有意な増加を伴った[11]。陽性対照であるフルバスタチン（図7）やイチョウ葉エキスにおいてもAC10と同等の血管拡張増大作用を有し，cGMPとcAMPを有意に増加させた（表3）[11]。

　さらに，in vitro モデルにおいてAC10のアミロイド斑形成抑制作用[11]が確認されたことからも，AC10のブレインフーズとしての可能性が大いに期待された。

第1章　水抽出型（膜濃縮）カシスポリフェノール（AC10）

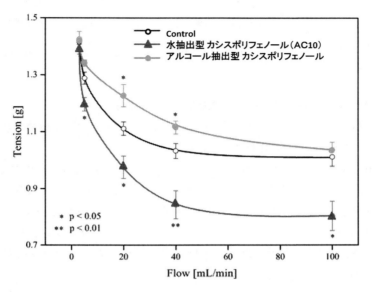

図6　AC10による脳血流改善（ヒト大脳動脈における流量依存性の等尺性張力）

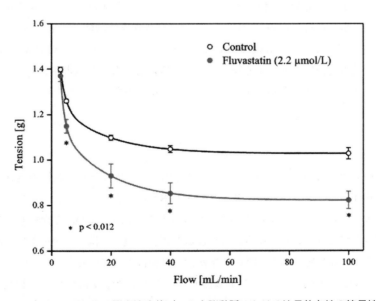

図7　フルバスタチンによる脳血流改善（ヒト大脳動脈における流量依存性の等尺性張力）

血流改善成分の開発と応用

表3　AC10 による cAMP および cGMP 量の産生促進（ヒト大脳動脈）

	Control	AC10	Significance
cAMP concentration [nmol/kg]	164.4 ± 13.9（20）	331.3 ± 46.2（20）	$p<0.0013$
cGMP concentration [nmol/kg]	51.3 ± 4.4（20）	144.0 ± 22.2（20）	$p<0.0002$

4.6　末梢血流サポート機能（末梢血管拡張機能）の作用機序

　AC10 による脳末梢血管拡張作用機序については，NO およびヘパラン硫酸プロテオグリカン（HS-PG）ドメインが関与すると示唆されている[11]。

　また，AC10 によるラット後肢における末梢血管拡張作用においては，血管内皮依存性の NO および過分極因子（EDHF）産生／遊離の増加を介して惹起されることが示唆されている[31]。

　AC10 から精製したデルフィニジンおよびその開環体による末梢血管拡張作用が確認されている[31]一方，アルコール抽出したカシスポリフェノール（アントシアニンを含む）では効果がなかった[12]ことから，アントシアニン以外の水抽出型カシスポリフェノール類が末梢血管抵抗低下作用に関与する可能性が高いと考えられた。

5　水抽出型（膜濃縮）カシスポリフェノール（AC10）の安全性

　AC10 については，急性毒性試験（結果：最大無作用量＞2,000 mg/kg），28 日間反復経口投与毒性試験（結果：無毒性量＞1000 mg/kg/day）および変異原性試験（結果：陰性）が実施され，安全性が確認されている（第三者機関にて実施；社内データ）。また，AC10 は，末梢血流を改善する一方，心拍数や血圧などの中心循環系への影響は有さないと報告されている[7]。2001 年の発売以来，先に述べた各種ヒト臨床試験を含め，副作用等の報告は一切ない。

おわりに

　水抽出型（膜濃縮）カシスポリフェノール（AC10）は，特にその吸収性の良さ[19]から，優れた即効性や体感性が高く評価されており，リピート率も高い素材である。

　末梢血流（末梢循環）サポートにより様々な角度から現代人の QOL を改善できる健康食品素材として注目されており，最近では脳の末梢血流サポート機能に関するデータ[11,12]から，ブレインフードという新たな分野への AC10 の活用が大いに期待されている。

　また，今回は触れていないが，ピント調節サポート[21]や光感度調節サポート[21]，眼精疲労緩和[21]などのアイケア機能においても高く評価され，様々な食品に使用されているので，ご機会があれば是非お試しいただきたい。

第1章　水抽出型（膜濃縮）カシスポリフェノール（AC10）

文　　献

1)　松尾汎, *Pharm. Med.*, **20** (10), 65 (2002)
2)　坂井友実ほか, 日本温泉気候物理医学会誌, **65**, 137 (2002)
3)　磯部秀之, カレントセラピー, **9** (8), 23 (1991)
4)　松本雅之ほか, *J. Soc. Cosmet. Chem.*, **34**, 152 (2000)
5)　金田泰雄, *Fragrance J.*, **2**, 9 (1996)
6)　G. Siegel *et al.*, *Adv. Colloid Interface Sci.*, **232**, 25 (2016)
7)　H. Matsumoto *et al.*, *Eur. J. Appl. Physiol.*, **94**, 36 (2005)
8)　竹並恵里ほか, *Biomed. Therm.* (Tokyo), **23**, 194 (2004)
9)　松本均, 食品と開発, **38** (11), 51 (2003)
10)　松本均ほか, 皮膚の科学, **4** (5), 492 (2005)
11)　G. Siegel *et al.*, *Circulation*, **125**, AP356 (2012)
12)　G. Siegel *et al.*, *Circ. Cardiovasc. Qual. Outcomes*, **9**, A135 (2016)
13)　J. J. Macheix *et al.*, Fruit Phenolics, 1-148, CRC Press (1990)
14)　H. Matsumoto *et al.*, *J. Agric. Food Chem.*, **50**, 5034 (2002)
15)　Y. Yoshiki *et al.*, *Luminescence*, **16**, 327 (2001)
16)　J. I. Nakajima *et al.*, *J. Biomed. Biotechnol.*, **5**, 241 (2004)
17)　松本均ほか, 特許 3455528 号
18)　H. Matsumoto *et al.*, *J. Agric. Food Chem.*, **49**, 1541 (2001)
19)　H. Matsumoto *et al.*, *J. Agric. Food Chem.*, **49**, 1546 (2001)
20)　倉重(岩崎)恵子ほか, *Food Style 21*, **17** (9), 30 (2013)
21)　H. Nakaishi *et al.*, *Altern. Med. Rev.*, **5**, 553 (2000)
22)　S. Homma *et al.*, *J. Appl. Phys.*, **80** (4), 1279 (1996)
23)　勝村俊仁ほか, 平成 12 年度厚生労働省災害科学に関する委託研究 (2001)
24)　松本雅之ほか, *J. Soc. Cosmet. Chem.*, **34**, 152 (2000)
25)　金田泰雄, *Fragrance J.*, **2**, 9 (1996)
26)　S. Passamonti *et al.*, *FEBS Lett.*, **544** (1-3), 210 (2003)
27)　松本均, ジャパンフードサイエンス, **44** (9), 78 (2005)
28)　倉重(岩崎)恵子, 美肌科学の最前線, 227, シーエムシー出版 (2014)
29)　R. O. Karjalainen *et al.*, 25th International Conference on Polyphenols, Montpellier, France, 23-27 August (2010)
30)　G. Siegel *et al.*, *Biosens. Bioelectron.*, **11**, 281 (1996)
31)　K. Iwasaki-Kurashige *et al.*, *Vascul. Pharmacol.*, **44** (4), 215 (2006)

第2章 黒大豆ポリフェノール

山下陽子[*1], 芦田 均[*2]

1 はじめに

近年の食習慣の変化などにより，メタボリックシンドローム，各種の生活習慣病などの健康課題が深刻である。また，診断名は付かないが，生活習慣病予備軍や不定愁訴を持つ未病状態の人が急増している。これらの人々には血流障害や低体温が多く見られ，新陳代謝の低下，免疫の低下をはじめ，蔓延化すればさまざまな生体機能を悪化させる原因と考えられている。2008年の調査データで，平熱の平均は36.14℃，子供36.39℃となっており，これは1957年の36.89℃と比較して0.75℃低下しており，若年層においてその傾向が高いことが危惧されている。また，働く女性の悩みについてのアンケート調査でも，1. 肩こり，2. 冷え性，3. むくみ[1)]と，上位3は血流障害が原因と考える症状である。多様化した生活スタイルの中でさまざまな要因が関わっていると言えるが，食の乱れも未病者の増加に大きく関わっている。病気の早期発見，治療はもちろんのこと，未病段階から健全な食生活により，健康寿命の延伸を目指すことが重要であり，日々の食事で血流を改善し，血管機能を向上させる機能を持つ食品の探索とその作用機構解明が求められている。本章では，黒大豆の血管機能に及ぼす効果とその作用機構について紹介する。

2 黒大豆ポリフェノール

大豆は古くから親しまれた食材のひとつであり，縄文時代の後・晩期から九州で栽培されていたことが判っている。この時代の大豆は有色であったとも考えられている。日本の黒大豆の起源は定かではないが，倭名類聚抄（935年）に記載があることから平安時代には栽培されていた可能性が高い。世界的にはその歴史はさらに古く数千年前より「黒豆衣（こくずい）」と呼ばれる漢方薬として利用されてきたといわれている。血管機能改善効果については，神農本草経などに記載が見られる。現在では，黒大豆はお節料理には欠かせない食材として親しまれてきている。黒大豆は良質のタンパク質，脂質やミネラルなどの栄養を豊富に含むとともに，イソフラボンやイノシトールなどの機能性成分も含まれている。特に，種皮には黄大豆に含まれない様々な機能性を発揮する黒大豆特有のポリフェノールが多く含まれており，flavan-3-ol類の単量体である（＋）-catechinや（－）-epicatechin，それらのオリゴマーである二量体procyanidin B2，三量体

---

*1 Yoko Yamashita 神戸大学大学院 農学研究科 特命助教
*2 Hitoshi Ashida 神戸大学大学院 農学研究科 教授

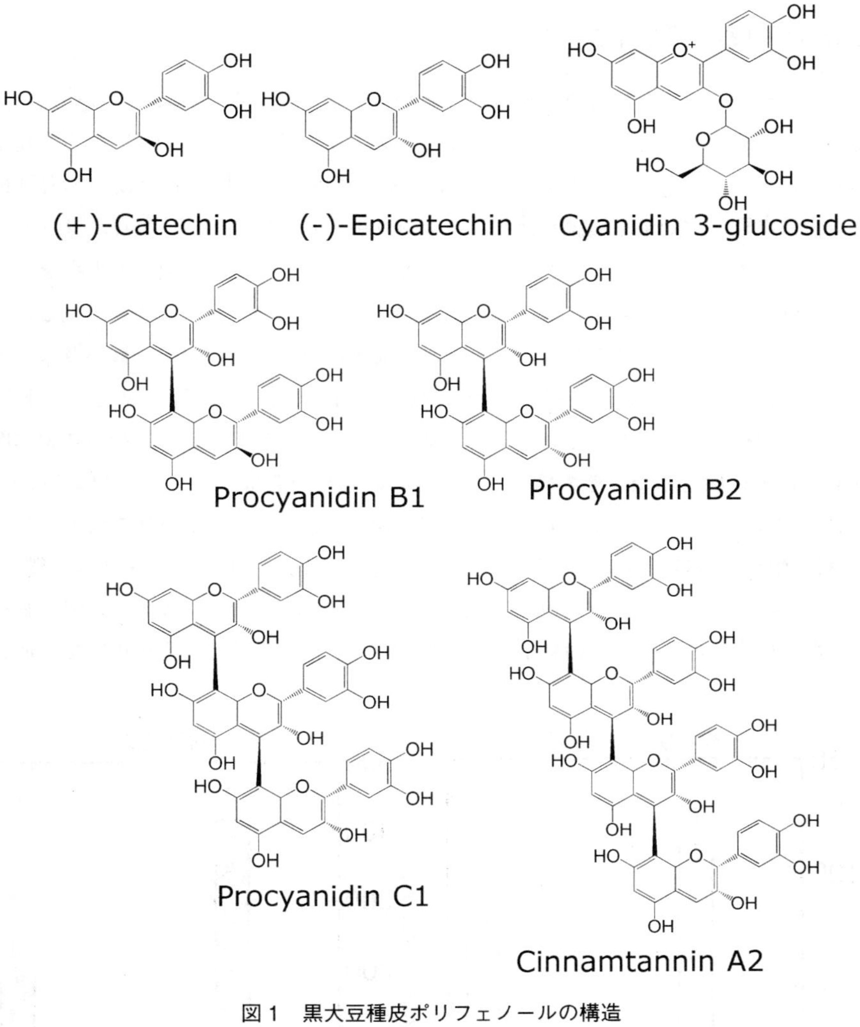

第 2 章　黒大豆ポリフェノール

(+)-Catechin　　　(-)-Epicatechin　　　Cyanidin 3-glucoside

Procyanidin B1　　Procyanidin B2

Procyanidin C1

Cinnamtannin A2

図 1　黒大豆種皮ポリフェノールの構造

procyanidin C1，四量体 cinnamtannin A2 やそれ以上の重合体，またアントシアンである cyanidin-3-O-glucoside（C3G）が主要な成分である（図1）。これまでに，黒大豆ポリフェノールは，ヒト介入試験において体温上昇効果やむくみ改善，血管機能の向上などの効果を有する可能性が見出されている[2]。また，動物実験ではあるが，肥満・高血糖予防効果や薬剤に対する毒性抑制効果，変異原性抑制効果，肝繊維化抑制効果など，さまざまな効果が見出されている[3~5]。さらに，オフィスワーカーを対象に，黒大豆を 1 日 3，15 あるいは 30 g で 24 週間摂取したヒト介入試験においても，頸部痛が解消し，QOL の向上効果を発揮することが報告されている[6]。これらのことから，黒大豆は血流を改善し，血管機能を向上させることが期待される。

101

3 ヒト介入試験デザイン

　大豆類はプロテアーゼインヒビターを含むことから，生で食することはできないため，加熱を施す必要がある。その時点で，黒大豆種皮ポリフェノール含量は，原穀の状態から変化することが考えられる。そこで，私たちは黒大豆をさまざまな調理方法で加熱した後の黒大豆種皮ポリフェノール含量に及ぼす効果を検証したところ，煎り黒大豆で比較的多く種皮ポリフェノールが残存しており，抗酸化能も高いことを明らかにした（図2)[7]。そこで，煎り黒大豆を日常的に摂取した際，血管機能に及ぼす効果について，働く女性を対象にヒト介入試験を実施した。

　試験デザインは，健常な女性を対象に，オープン前後比較とした。なお，被験者は，本試験参加に際し，事前に当該試験の説明を受け，その内容を理解し，趣旨に賛同した上で，被験者本人による文書同意が得られる者とした。ただし，重篤な疾患に罹患している者や責任担当医師が不適当と判断した者は除外した。その結果，本試験に同意した者は，47名（平均年齢33.5歳）であった。試験食には，煎り黒大豆30g/日を自由に摂取して頂いた。試験食の栄養成分を表1に示す。試験開始前，4週目，8週目に検査を行い，体組成はBC-610-PB（㈱タニタ製），加速度脈波はTAS 9 VIEW（㈱YKC製），血圧はHEM-1010（オムロンヘルスケア㈱製）を用いて測定した。また，検査日の第一尿と絶食下での採血も行い，尿ならびに血清を用いて，血管の拡張

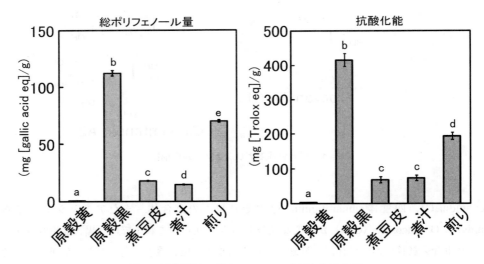

図2　黒大豆種皮ポリフェノール含量と抗酸化能

表1　煎り黒豆30gあたりの栄養成分

エネルギー	132 kcal	ナトリウム	1.8 mg
タンパク質	10.6 g	食塩相当量	0.0 g
脂質	6.5 g	カルシウム	50.7 mg
糖質	5.0 g	食物繊維	5.6 g

第2章　黒大豆ポリフェノール

に関わる一酸化窒素（NO）量，酸化ストレスマーカーである8-ヒドロキシ-デオキシグアノシン（8-OHdG），ミエロペルオキシダーゼ（MPO），ならびにヘキサノイルリジン（HEL）を市販キットを用いて測定した。さらに，血中と尿中のポリフェノール含量については HPLC を用いて測定した。血液は一般生化学検査にも供した。

4　血管機能改善効果

　最終的に職務上参加が困難になった等の理由により，3名が脱落し，終了まで試験に参画した被験者は44名であった。煎り黒大豆の摂取による有害事象は認められなかった。また，血液生学的データでの変化，および体組成の変化は認められなかった。加速度脈波の測定結果から，煎り黒大豆の摂取により，拍出強度，動脈血管弾性度，血管波形，波形点数，血管年齢，動脈年齢，血管健康度，残血量が摂取前と比較して有意に改善した（表2）。血圧については，煎り黒大豆の摂取により低下する傾向が認められた。さらに，血管拡張に関わる NO を代謝産物である NO_2 と NO_3 の総和として測定したところ，煎り黒大豆の摂取により摂取前と比較し尿中 NO 代謝産物の有意な増加が認められた（表2）。しかし，血中 NO 代謝産物には有意な変化は認められなかった。これは，採血前に被験者が絶食していたため，血中 NO 代謝産物の変化が捉えられなかったためと考えられる。尿中 NO 代謝産物が増加していたことから，煎り黒大豆の摂取により血中 NO 代謝産物も絶食前には増加しており，それが尿に蓄積したと推測される。これらの結果は，摂取4週目ですでに認められ，8週目では4週目と同様の結果となったことから，より短期間の摂取で効果が現れる可能性がある。実際に，黒大豆種皮ポリフェノール高含有組成物60 mg/day を男女20名に摂取させて，摂取前後の NO 代謝産物を測定したところ，有意な増加が報告されている[2]。さらに，われわれの予備試験の結果ではあるが，黒大豆種皮ポリフェノールをラットに経口投与したところ，血中 NO 代謝産物の増加と，血管での一酸化窒素合成酵素

表2　黒大豆摂取による血管機能に及ぼす効果

	4週目	8週目
微分上昇指数	–	○
拍出強度	○	○
残血量	○	○
動脈血管弾性度	○	○
血管波形	○	○
波形点数	○	○
平均脈拍	–	–
動脈年齢	○	○
末梢血管健康度	○	○
血中 NO	–	–
尿中 NO	○	○

○：有意差有り，－：変化無し

eNOS のリン酸化の上昇が認められた。黒大豆種皮と同様の flavan-3-ol 類を多く含むカカオ抽出物では，ラットに経口投与すると，血中 NO の増加と血管での eNOS のリン酸化を上昇させることにより，血流を一過的に促進することが報告されている[8]。黒大豆に含まれるポリフェノールの NO 産生能に関しては，procyanidin C1 がラット大動脈内皮細胞において，Ca^{2+} 依存的な large conductance $Ca2^{2+}$-activated K^+（BKCa）channel と Ca^{2+} 非依存的 PI3K/Akt 経路の両方を介した eNOS のリン酸化上昇を誘導することにより NO 合成を上昇させることが報告されている[9]。（-）-Epicatechin や C3G もヒト血管内皮細胞（HUVEC）において，PI3K/Akt/eNOS を活性化させ，NO の分泌を促進する作用が見出されている[10,11]。主に子葉部分に含まれるポリフェノールであるイソフラボン類に関しても，genistein, daizein 代謝物の equol が HUVEC で同じく eNOS を活性化させて NO 合成を促進することも報告されている[12~15]。いずれの報告も，まだ細胞レベルでの実験にとどまっているが，これら黒大豆の種皮と子葉に含まれるポリフェノール類は，NO の上昇を促進させる作用が多数報告されていることから，ヒト試験で得られた効果に関しても，同様のメカニズムが関与したと推察される。以上の結果から，煎り黒大豆の摂取は，血管内皮細胞での eNOS の活性化を介して NO の産生を促し，血管拡張をもたらすことで血流改善効果を発揮したことが推察された。

5 酸化ストレス抑制効果

　黒大豆には，高い抗酸化能を持つポリフェノールが豊富に含まれていることから，本試験において血中と尿中の酸化ストレスマーカーを測定した。

　その結果，酸化ストレスマーカーの 8-OHdG ならびに HEL は黒大豆摂取により血中で有意に減少した（表3）。MPO も減少傾向を示した。尿中においても，いずれの酸化ストレスマーカーも，減少傾向を示した。以上の結果から，黒大豆の摂取は NO の増加だけでなく，酸化ストレスの軽減ももたらすことが判った。高血糖などで，酸化ストレスが増加すると，血管内皮細胞に障害がもたらされて NO 産生能が低下し，血管収縮，炎症，血栓形成などが起きやすくなる可能性が想定される。今回の被験者は，健常人であるが，酸化ストレスマーカーの有意な減少は，NO 産生能の向上に繋がった可能性が高い。すなわち，酸化ストレスの軽減も血管機能を向上させた

表3　黒大豆摂取による酸化ストレスに及ぼす効果

		4週目	8週目
8-ヒドロキシデオキシグアノシン（8-OHdG）	血中	－	○
	尿中	－	－
ヘキサノイルリジン（HEL）	血中	○	○
	尿中	－	－
ミエロペルオキシダーゼ（MPO）	血中	－	－
	尿中	－	－

○：有意差有り，－：変化無し

第 2 章　黒大豆ポリフェノール

要因になったと考えられた。酸化ストレス軽減効果は，黒大豆種皮ポリフェノール高含有組成物を用いた実験でも検証されている。われわれは，黒大豆種皮ポリフェノール高含有組成物やそれに含まれるポリフェノールが，HepG2 細胞に対してラジカル誘発剤である AAPH を作用させた時に生じる活性酸素の蓄積や酸化的 DNA 損傷のマーカーである 8-OHdG の蓄積に対して，有意な抑制効果を示すことを報告している[5]。また，難波は黒大豆種皮ポリフェノール高含有組成物を高脂肪食に 200 mg/kg BW/day となるように混餌で 2 週間投与したラットで，対照群ラットと比べて血清，肝臓，ならびに大脳で過酸化脂質含量が有意に低下すること，ならびに黒大豆種皮ポリフェノール高含有組成物 100 mg/day を単回投与したヒト血漿の抗酸化能が高まることを報告している[2]。これらの結果から，黒大豆に含まれるポリフェノールは抗酸化能が高く，これが血管機能改善にも関与することが強く示唆された。

6　血中ならびに尿中ポリフェノール含量の変化

　上述のように煎り黒大豆の摂取により，血管機能の改善効果と酸化ストレス抑制効果が認められた。そこで，これらの効果に黒大豆ポリフェノールが関与しているか否かを知るため，血中ならびに尿中ポリフェノール含量を測定した。表 4 に煎り黒大豆の摂取により，摂取前から有意に増加したポリフェノールを示す。被験者全体でみると，尿中 C3G が増加していただけであった。ところが，血管機能改善効果が認められた被験者だけで層別解析したところ，尿中 C3G の増加に加えて，多くのポリフェノール含量の増加が認められた。特に，procyanidin については，4週目の尿中 procyanidin B2 を除いて，二量体から四量体までのいずれのプロシアニジン化合物も有意な増加が認められた。イソフラボンについても殆どの化合物で増加が認められたが，特に Daidzin とそのアグリコンである Daidzein は 4 週目と 8 週目のいずれにおいても，血中ならび

表 4　煎り黒豆の摂取により有意に増加したポリフェノール

化合物	全体		4 週目改善		8 週目改善	
	血中	尿中	血中	尿中	血中	尿中
C3G	N.D.	＋	N.D.	＋	N.D.	＋
(－)-Epicatechin	－	－	－	＋	－	－
Procyanidin B2	－	－	＋	－	＋	＋
Procyanidin C1	－	－	＋	＋	＋	＋
Cinnamtannin A2	－	－	＋	＋	＋	＋
Daidzin	－	－	＋	＋	＋	＋
Glycitin	－	－	＋	－	＋	－
Genistin	－	－	＋	＋	－	＋
Daidzein	－	－	＋	＋	＋	＋
Glyitein	－	－	＋	－	－	＋
Genistein	－	－	－	＋	－	＋
Equol	－	－	－	－	－	－

＋：有意に増加，－：変化無し，N.D.：検出されず

に尿中で増加が認められた。しかし，興味深いことに Daidzein 代謝物である Equol の増加は認められなかった。また，絶食下での採血でありながら，多くのポリフェノールの増加が認められたことも興味深いことである。これらの結果から，摂取した黒大豆ポリフェノールが血管機能改善効果に寄与したことが強く示唆された。

7　まとめ

　煎り黒大豆 30 g/日を 44 名の健常な女性（平均年齢 33.5 歳）に摂取させたオープン前後比較試験において，有意な血管機能改善効果が認められた。血管機能の改善には，血管拡張に関わる NO の増加と酸化ストレスの抑制が関与することが示唆された。また，有意な血管機能改善効果が認められた被験者において，黒大豆ポリフェノールであるプロシアニジンとイソフラボンの増加が認められ，これらポリフェノールが効果に寄与していることも示唆された。

文　　献

1) Tarzan 特別編集 丸の内 OL1000 人調査でわかった女性のお悩み解消 BOOK，マガジンハウス（2015）
2) 難波文男，日本醸造協会雑誌，**108**, 413（2013）
3) Y. Kanamoto *et al.*, *J. Agric. Food Chem.*, **59**, 8985（2011）
4) T. Zhang *et al.*, *Mutat. Res.*, **752**, 34（2014）
5) Y. Yoshioka *et al.*, *J. Clin. Biochem. Nutr.*, **60**, 108（2016）
6) X. Li *et al.*, *Food Funct.*, **6**, 3500（2015）
7) 仲村明日賀ほか，日本ポリフェノール学会誌，**7**, 32（2018）
8) K. Ingawa *et al.*, *PLoS One*, **9**, e94853（2014）
9) E. B. Byun *et al.*, *Eur. J. Pharmacol.*, **692**, 52（2012）
10) T. Brossette *et al.*, *Eur. J. Nutr.*, **50**, 595（2011）
11) D. Fratantonio *et al.*, *Biochim. Biophys. Acta*, **1862**, 351（2017）
12) D. Liu *et al.*, *Endocrinology*, **145**, 5532（2004）
13) H. Si & D. Liu, *J. Nutr.*, **138**, 297（2008）
14) H. Si *et al.*, *Endocrinology*, **153**, 3190（2012）
15) S. Joy *et al.*, *J. Biol. Chem.*, **281**, 27335（2006）

第3章　アスタキサンチン

小椋康裕[*1]，高萩英邦[*2]

　アスタキサンチンは天然のカロテノイドの一種で，ヒトが古くから食生活の中で摂取してきた微量栄養素である。自然界においては鮭が急流を遡上する際に必要な持久力を可能にするため，食物連鎖を通じアスタキサンチンを摂取し自らの筋肉に蓄えていることが知られている。アスタキサンチンはこれまでも，その優れた抗酸化・抗炎症作用を通じ持久力など運動に関わる身体機能の向上や抗疲労効果など，筋肉や神経機能の改善で注目を集めてきた。

　アスタキサンチンはキサントフィル類に属するカロテノイドで，カロテノイドの中では最も多い13の共役二重結合と両末端環にケト基と水酸基を持っている（図1）。この独特の分子構造が赤血球や筋肉，ミトコンドリアなどの細胞膜を貫通する形で取り込まれ，ユニークな抗酸化・抗炎症機能を発揮すると考えられている。近年の研究によれば，その抗酸化・抗炎症機能は血流改善効果を期待できることが明らかにされている。実際に，複数の臨床研究において眼や肩などにおける血流改善が報告されている。

　齋藤らは眼底血流の改善を報告している。慢性疾患や眼性疾患を持たない20名の成人健常男女（38.2 ± 11.7歳）を対象に，アスタキサンチンの摂取効果を二重盲検無作為化比較試験にて検証した。被験者は無作為に2群に分けられ，片方にはヘマトコッカス藻由来のアスタキサンチン12mgを含むカプセルを，もう片方のグループにはプラセボ・カプセルを4週間摂取させ，摂取前・摂取2週間後・4週間後のそれぞれの時点で黄斑部における血流速度を測定した。血流速度はレーザー・スペックル・フローグラフィー（LSFG）を使って測定された。LSFGとはレーザー散乱を利用して眼底血流のマップを画像化する方法である。この方法で撮影した画像のコントラスト比を使用し，相対的血流速度の量的指標であるSquared Blur Rate（SBR）値を用いて血流速度を計算した。アスタキサンチンを摂取した群では，2週間時点でSBR値が10.3%改善，

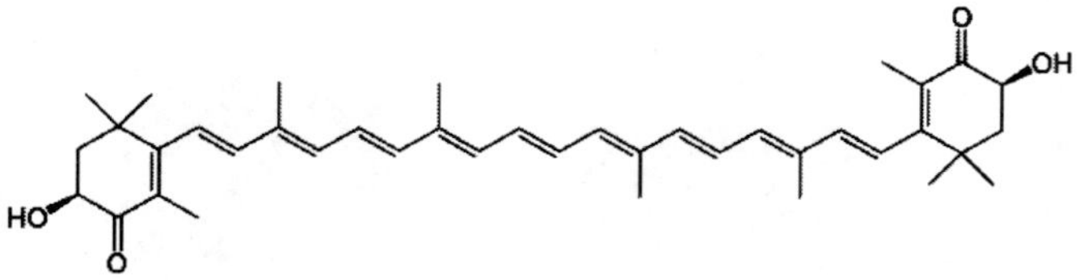

図1　アスタキサンチンの構造

＊1　Yasuhiro Ogura　アスタリール㈱

＊2　Hidekuni Takahagi　アスタリール㈱

4週間時点で15.3%有意に改善した（$p=0.016$）。一方，プラセボを摂取した群では2週間時点・4週間時点ともほぼSBR値に変化はなかった[1]。このことからアスタキサンチンの摂取は黄斑部の眼底血流の改善を通じ，加齢性黄斑変性などの予防に資することが示唆される。

さらに網膜毛細血管における血流量の改善も，長木らによって報告されている。慢性疾患や眼性疾患を持たない38名の成人健常男女（40.6±11.0歳）を対象に，アスタキサンチンの摂取効果を二重盲検無作為化比較試験にて検証した。被験者は2群に分けられ，片方にはヘマトコッカス藻由来のアスタキサンチン6mgを含むカプセルを，もう片方のグループにはプラセボ・カプセルを4週間摂取させ，摂取前・摂取4週間後のそれぞれの時点で網膜血流量を測定し，眼圧を測定・検査した。血流量はレーザー・ドップラー網膜血流計（Heidelberg Retina Flowmeter）を用い，視神経乳頭付近の網膜上にある毛細血管の血流量を測定した。アスタキサンチンを摂取した群では4週間後に血流量が右眼で9.0%，左眼10.7%それぞれ有意に増加した（$p<0.01$）。一方，プラセボを摂取した群では2.6〜2.8%の改善傾向はみられたものの有意差はなかった。さらにアスタキサンチン群の増加率はプラセボ摂取群と比較しても有意なものであった。眼圧については，アスタキサンチン群・プラセボ摂取群とも摂取前後での変化は観察されなかった。網膜の毛細血管，特に視神経乳頭付近の血流は緑内障と深く関係することを考えると，アスタキサンチンの摂取は視神経乳頭付近の血流増加を通じ，緑内障予防にも資することが示唆される[2]。

ヒトにおけるアスタキサンチン摂取の血流改善効果は，肩血流量についても報告されている（図2）。ディスプレイを使用したデスクワーク（Visual Display Terminal：VDT）に従事し，日常的に肩凝りを自覚する13名の成人健常男女（35.5±7.0歳）を対象に，アスタキサンチンの摂取効果をオープンラベル法で検証した。被験者にはヘマトコッカス藻由来のアスタキサンチン6mgとアマニリグナン50mgを含むカプセルを4週間摂取させ，摂取前と摂取4週間後のそれぞれの時点で肩の血流量を測定し，自覚症状に関するアンケートを実施した。血流量はレーザー・ドップラー血流計を用い，うつ伏せになった被験者の右肩の第7頸椎から肩の先端付近の

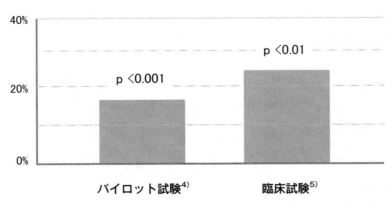

図2　アスタキサンチン摂取前後の肩血流量の変化
（いずれもアスタキサンチン6mg/日を4週間摂取したオープンラベル試験）

第3章　アスタキサンチン

血流量を測定した。血流量は摂取前（0.597 ± 0.075 V）に比べ摂取後は 0.703 ± 0.055 V と 17.8％有意に改善した。その内 4 名については，20％以上の大幅な改善がみられた。さらに摂取前の血流量が平均値より低い 8 名に限ってみると 21.7％有意に改善し，自覚症状においても「肩の凝り」において有意な改善がみられた。さらに，「身体の疲れ」「手足の冷え」など他症状についても有意な改善がみられた。これらのことからアスタキサンチンの摂取は，VDT 作業などにより日常的に肩凝りを自覚する被験者において，肩の血流量改善を通じ肩凝りを改善することが示唆された[3]。

　塚原らはさらに別の試験でも肩血流および肩凝りの改善を報告している。上記試験と同様日常的に VDT 作業に従事し肩凝りを自覚する 16 名の成人健常男女（38.2 ± 7.6 歳）を対象にアスタキサンチンの摂取効果をオープンラベル法で探索的に検証した。被験者にはヘマトコッカス藻由来のアスタキサンチン 6mg を含むカプセルを 4 週間摂取させ，摂取前と摂取 4 週間後のそれぞれの時点で肩の血流量を測定し，自覚症状に関するアンケートを実施した。血流量は，上記試験と同様レーザー・ドップラー血流計を用いて測定された。血流量は摂取前（0.563 ± 0.091 V）に比べ摂取後 0.697 ± 0.132 V と 23.8％有意に改善した。その内 8 名については，20％以上の大幅な改善がみられた。さらに摂取前の血流量が平均値より低い 8 名に限ってみると 37％有意に血流量が改善した。また自覚症状においては「肩の凝り」など 3 項目で有意な改善がみられた。これらのことから，この研究でもアスタキサンチン摂取が肩の血流改善を通じ肩凝りを改善することが示唆された[4]。

　アスタキサンチンは，その両末端環のケト基と水酸基がリン脂質で構成される細胞膜表面の二重構造の両側の極性部分との親和性から，細胞膜を貫通する形で存在すると考えられている[5]（図3）。さらに 13 にもおよぶ共役二重結合が，活性酸素種（Reactive Oxygen Species：ROS）や活性窒素種（Reactive Nitrogen Species：RNS）による酸化ストレスや酸化ダメージによる脂質過酸化などを予防する[6]。さらに，ミトコンドリアの膜にも存在し，膜の機能を維持することが知られている[7]。別言すれば，細胞およびミトコンドリアの膜を酸化ストレスや酸化ダメージから保護し，細胞膜の重要な役割であるレドックスシグナル伝達の恒常性を維持することこそが，アスタキサンチンの注目すべき基本機能であろう。アスタキサンチンの血流改善における作用機序は必ずしも明らかになっていないが，以下のような機序が報告されている。レニン・アンギオテンシン・アルドステロン（RAA）系が活性化されると，その下流の細胞膜上に位置する NADH/NADPH オキシダーゼが活性化し ROS/RNS が産出される。アスタキサンチンが細胞膜上でこの ROS/RNS による酸化ストレス・酸化ダメージを抑制することで，不活性化した一酸化窒素（NO）や低下した NO に対する感受性を改善し，血管内皮依存的・非依存的に血管を弛緩し末梢血管抵抗を低減する。さらに ROS/RNS による酸化ストレス・酸化ダメージは血管内皮細胞増殖因子（VEGF）の発現も抑制する。アスタキサンチンがこれを改善することで，毛細血管障害を改善する[8]。

　Hussein らは高血圧モデルにおいてその関連メカニズムを検証している。7 週齢の自然発症高

109

血圧モデルラット（Spontaneously Hypertensive Rats：SHR）を 3 群に分け，2 群にオリーブ油に混ぜたアスタキサンチン 5mg/kg もしくは 50mg/kg を，残りの群にオリーブ油のみを 7 週間投与し血圧を測定，さらに血液および血管を分析した。アスタキサンチンを投与した群は両方とも，オリーブ油のみのコントロール群と比較し，有意に血圧を低下させた。この時，アセチルコリンを介した血管内皮の働きとは独立した形での血管緊張の緩和が確認された。これはアスタキサンチンにより，RAA 系の最終活性物質であるアンギオテンシン II を介して誘起された ROS/RNS により不活性化された NO の代謝の恒常性が改善したことによるものであることが示唆される[9, 10]。さらに血液の流動性が向上し，動脈の厚さや弾力が改善していることも観察されている[10, 11]。

　大塚らは網膜での虚血・再灌流モデルにおいてその関連メカニズムをマウスおよび細胞試験によって検証している。8〜10 週齢の ddY マウスにあらかじめアスタキサンチン 100mg/kg を投与，その 1 時間後に翼口蓋動脈と総頸動脈を 5 時間結紮し圧迫性虚血を誘引，その 6 時間後に結紮を解くことで再灌流を促す方法を 1 日 2 回 4 日間繰り返し，5 日目に網膜電図と組織像を測定した。アスタキサンチン群は，虚血・再灌流により低下した網膜電図上の α 波と β 波の両方を有意に改善することが確認された。その組織像解析においても，アスタキサンチン群で網膜神経節細胞・内網状層・内核上層それぞれの低下を抑制したことが観察された。また，網膜神経節細胞株（RGC-5）を用いた実験では，アスタキサンチンもしくはフリーラジカル消去剤であるエダラボンをあらかじめ添加した後，酸素およびグルコース欠損（Oxygen-Glucose Deprivation：OGD）ストレスにより発生する ROS/RNS と細胞死への影響を評価した。アスタキサンチンは，ROS/RNS（活性酸素検出蛍光試薬 CM-H2DCFDA を用いて測定）と細胞死に対し，陽性対照であるエダラボンと同等の程度の抑制効果を発揮した[12]。

　金指らは廃用性筋萎縮においてその関連メカニズムを検証している。24 週齢の雄ラットの尻尾を吊り上げて後肢が床に触れるのを防いで（後肢無負荷）飼育し，その間アスタキサンチン 50mg/kg および対照群としてオリーブオイルのみを 7 日間投与した後，ヒラメ筋を摘出した。アスタキサンチン投与群では，後肢無負荷による筋萎縮はみられたが，毛細血管の退行は有意に軽減された。共焦点レーザー顕微鏡を用いた三次元構造解析により，毛細血管変化の指標であるその直径や体積の低減が抑制されたことが確認された。この際，内因性の細胞内活性酸素分解酵素であるスーパーオキシドディスムターゼ 1（SOD1）の過剰発現が抑制され，VEGF は亢進していることも観察されている[13]。さらに金指らは上記とは別に，荷重運動とアスタキサンチン併用時の関連メカニズムも検証している。アスタキサンチン 100mg/kg を 2 週間投与された群は廃用により減少した NO 産出量，過剰発現した SOD1，および減少した毛細血管容積を有意に改善した。また VEGF 発現も亢進した。アスタキサンチン 100mg/kg に 1 日 1 時間の荷重運動を 2 週間併用することで NO 産出量をさらに増加させ，毛細血管数も有意に改善させた[14]。

　さらにいくつかの研究は，アスタキサンチンによる血流改善効果や関連メカニズムが脳内でも発揮され，アルツハイマー病との関連で知られるアミロイド β の蓄積や，くも膜下出血による初

第3章 アスタキサンチン

期脳障害の改善に資することを指摘している。ヒト由来の赤血球とマウスのそれぞれにアミロイドβを添加・静注した研究では，アミロイドβが赤血球のリン脂質の脂質過酸化を介し赤血球自体は凝集させ溶血をもたらすことが確認された。この時，アスタキサンチンの予防的投与はアミロイドβの赤血球との結合およびリン脂質の脂質過酸化を用量依存的に抑制し，赤血球量を増加させた。これはアスタキサンチンがアミロイドβによる赤血球に対する酸化障害の軽減を通じアルツハイマー病を予防する可能性を示唆している[15]。また，くも膜下出血についてラットとウサギを用いた研究（大脳前交叉槽に針を投入する方法でくも膜下出血を誘導）も報告されている。ラットに対しくも膜下出血30分後にアスタキサンチンを脳室内注射した群では，くも膜下出血発作後の初期障害の指標であるEBI（脳浮腫，血液脳関門障害，神経細胞のアポトーシス，脳機能）が有意に改善した。ラットおよびウサギに対しくも膜下出血3時間後にアスタキサンチンを経口投与した群では，神経保護作用を示した。さらにいずれのアスタキサンチン投与群でも，神経細胞のアポトーシス誘導活性（カスパーゼ-3/GAPDH）および酸化ストレスマーカー（MDA，GSHおよびSOD）を用量依存的に改善した。くも膜下出血の初期障害においてはROS/RNSストレスにより血管周囲の血腫に含まれるヘモグロビンが変質し，NOを分解し脳血管攣縮が発生することがある。アスタキサンチンがくも膜下出血後のROS/RNSストレス軽減を通じ血管攣縮などの合併症を防ぐことを示唆している[16]。

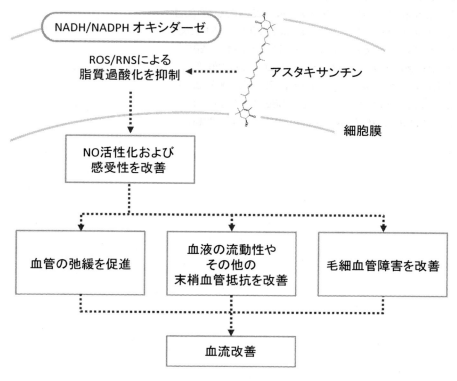

図3 アスタキサンチンによる血流改善の作用機序

血流改善成分の開発と応用

　以上を総括すると，アスタキサンチンは細胞膜上で酸化ストレス・酸化ダメージを抑制することで NO シグナル伝達の恒常性を保持する。これが血管を弛緩し末梢血管抵抗を低減，毛細血管障害を改善することで血流を改善する（図3）。つまり機能性食品や栄養補助食品としてアスタキサンチンを摂取することで，血流改善効果を期待できることを示している。

文　　　献

1)　M. Saito *et al., Graefes Arch. Clin. Exp. Ophthalmol.,* **250**, 239（2012）
2)　長木康典ほか，臨床医薬，**21**（5），537（2005）
3)　塚原寛樹ほか，日本補完代替医療学会誌，**5**（1），49（2008）
4)　塚原寛樹ほか，診療と新薬，**46**（4），427（2009）
5)　S. Goto *et al., Biochim. Biophys. Acta,* **1512**（2），251（2001）
6)　C. M. Mano *et al., Mar. Drugs,* **16**（4），126（2018）
7)　A. M. Wolf *et al., J. Nutr. Biochem.,* **21**（5），381（2010）
8)　G. Hussein *et al., J. Nat. Prod.,* **69**（3），443（2006）
9)　G. Hussein *et al., Biol. Pharm. Bull.,* **28**（1），47（2005）
10)　G. Hussein *et al., Biol. Pharm. Bull.,* **28**（6），967（2005）
11)　G. Hussein *et al., Biol. Pharm. Bull.,* **29**（4），684（2006）
12)　T. Otsuka *et al., Curr. Eye Res.,* **41**（11），1465（2016）
13)　M. Kanazashi *et al., Acta Physiol.,* **207**，405（2013）
14)　M. Kanazashi *et al., Exp. Physiol.,* **99**（8），1065（2014）
15)　K. Nakagawa *et al., FEBS Lett.,* **585**（8），1249（2011）
16)　X. S. Zhang *et al., J. Neurosurg.,* **121**（1），42（2014）

第4章　β-クリプトキサンチン

高柳勝彦[*1]，向井克之[*2]

はじめに

うんしゅうみかん（*Citrus unshiu* Marc.）は，「こたつでみかん」と言われるようにわが国においては冬期の代表的な果物で，和歌山県，愛媛県や静岡県のような温暖な地域で栽培されている。近年のうんしゅうみかんの生産量は，最盛期（昭和40年代）と比べて3分の1以下に減少しており，400年以上にわたり日本人がうんしゅうみかんから得ていた健康増進作用を享受できていない可能性がある。うんしゅうみかんには，図1に示すβ-クリプトキサンチンと呼ばれる黄色い色素が特異的に多く含まれている[1]。β-クリプトキサンチンは，カロテノイドの1種で，ヒトの血清中で主に検出できる6種類のカロテノイドの1つである。「七訂日本食品標準成分表」によると，うんしゅうみかん中のβ-クリプトキサンチン含有量は1.7〜1.9mg/100gであり，あまのりやいわのりなど海藻の乾燥物の中には，β-クリプトキサンチン含有量の高いものもあるが，うんしゅうみかん以外の食品の生産量は少なく，それらすべての生産量を勘案しても，うんしゅうみかんがβ-クリプトキサンチンの唯一の供給源であると言っても過言ではない。そのことを反映して冬期の日本人の血清β-クリプトキサンチン濃度は欧米人などに比較して非常に高いことが知られている[2]。日本人が冬期にうんしゅうみかんを食べるからである。β-クリプトキサンチンは，様々な健康機能性が報告されており，ヒト介入試験によりその機能性が証明されているものだけでも，骨代謝改善作用[3]，美白・美容作用[4]，糖尿病予防[5]，運動時抗疲労作用[6]，体脂肪低減作用[7]，尿酸値低減作用[8]などがあげられる。

1987年，血管内皮由来血管弛緩因子（EDRF）の本体が一酸化窒素（NO）であることが報告され[9]，その後NOはL-アルギニンからNO合成酵素（NOS）により合成されること[10]，その

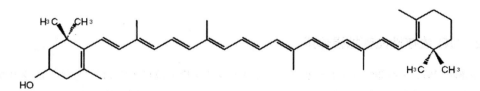

図1　β-クリプトキサンチンの構造式

---

*1　Katsuhiko Takayanagi　㈱ダイセル　研究開発本部　主任研究員
*2　Katsuyuki Mukai　㈱ダイセル　研究開発本部　上席技師

NOS は 3 種類のアイソフォーム（神経型：nNOS，内皮型：eNOS，誘導型：iNOS）が存在することが明らかとなっている[11]。NO はガス状ラジカル物質であり，容易に細胞間を移動することができ多くの生理的活性を示す。NO の受容体は，可溶性のヘム酵素であるグアニル酸シクラーゼであり，そのヘム鉄に NO が結合するとサイクリック GMP が著しく産生される。その結果，血管平滑筋弛緩や血小板凝集阻害作用を示すことが知られている。また，NO はスーパーオキサイド（O_2^-）などと反応してペルオキシナイトライト（$ONOO^-$）やヒドロキシラジカル（OH·）などの活性酸素種を生成して細胞毒性を示すことも知られており，NO は生体にとって有用な作用と有害な作用の 2 面性をもっている。

　本稿では，うんしゅうみかんに特異的に多く含まれる β-クリプトキサンチンが NO を介した血管拡張を亢進し，冷え性などを予防できる可能性について紹介する。

1　動脈硬化リスク低減

　NO は，最近では臨床分野，特に生活習慣病関連分野において注目を集めている。糖尿病，高脂血症，高血圧，喫煙，肥満，加齢・閉経，炎症，感染症，運動不足などによる血管内皮細胞機能障害を伴う病態においては，eNOS の産生低下が引き起こされており，それに伴い血管収縮，血小板凝集，平滑筋細胞の遊走などが起こり，その結果として動脈硬化が進行し，虚血性心疾患や脳卒中の原因となると考えられている[12〜14]。一方，β-クリプトキサンチンは，ヒト血清中で検出される主要 6 カロテノイドの 1 つであることから，血中濃度を容易に分析することが可能である。そこで，Nakamura ら[15]は，うんしゅうみかんに関する疫学調査の一環として，非侵襲的に測定できる動脈硬化リスクの指標である上腕－足首間脈波伝達速度（baPWV）と血清 β-クリプトキサンチンレベルとの関係を調査している。30 歳から 70 歳の 297 名の男性と 579 名の女性を対象にして，動脈硬化の有無の境界の判定基準とされている脈波速度（1,680 cm/s）を境界として解析を行った。その結果，血清 β-クリプトキサンチンレベルの高いグループほど baPWV が低く，β-クリプトキサンチンレベルの高い人の動脈硬化リスクは，β-クリプトキサンチンレベルの低い人のリスクの半分程度であることが分かっている。

2　NO 依存性血管拡張作用

　4 週齢の Wister 系雌性ラットを β-クリプトキサンチン投与の有無で 2 群に分け，β-クリプトキサンチン投与群へは毎日 0.12 mg の β-クリプトキサンチンを含む酵素処理うんしゅうみかん 50 mg を経口投与した。β-クリプトキサンチンを 12 週間経口投与した後，ラットにハロセン吸入麻酔をかけ，ネンブタール（50 mg/kg）を腹腔内に投与し深麻酔した。左頸動脈ならびに左外頸静脈に動脈血圧記録用ならびに静脈内薬物投与用カテーテルを挿入した。右大腿動脈を通して左右腸骨動脈の分岐部まで挿入したカテーテルを用いて，薬物を動脈内に投与した。左大腿動

第4章 β-クリプトキサンチン

脈に超音波ドップラー血流プローブを装着し大腿動脈血流量を計測し，血管コンダクタンスを血流量と動脈血圧の比として計算した．また，実験中はヒーティングパッドにより直腸温を37～38℃に維持した．

まず，4種類の血管拡張薬を動脈内に投与し大腿動脈血流量および血管コンダクタンスの応答を記録した．さらに，NOSの阻害剤であるN^G-Nitro-L-arginine methyl ester（L-NAME，2～3mg/kg）を動脈内投与し，NOSによるNO合成メカニズムを抑制した条件下において血管拡張薬を再び投与し，それぞれの血管拡張応答に対するNOの関与度を調べた．血管拡張薬としては，アセチルコリン（NO依存性およびNO非依存性を合わせもつ血管拡張剤），ニトロプルシド（NOドナー），イソプロテレノール（βアドレナリン作動性血管拡張剤），塩酸パパベリン（平滑筋へ直接作用する血管拡張剤）を用いた．その結果，アセチルコリンによる血管拡張反応に関して，β-クリプトキサンチンを投与した群は非投与群よりも強い血管拡張応答を示した（図2）．さらに，β-クリプトキサンチン投与群の拡張応答がNO合成阻害剤であるL-NAMEにより強く抑制されたのに対して，非投与群のL-NAMEによる血管応答はほとんど変化がなかった．一方，イソプロテレノールをはじめとした他の血管拡張薬においては，β-クリプトキサンチン投与は大きな影響を与えなかった．これらの結果は，NOSを介したNO依存性血管拡張メカニズムがβ-クリプトキサンチン摂取により亢進することを示唆するものである．

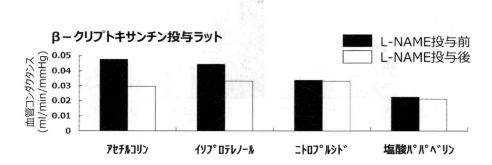

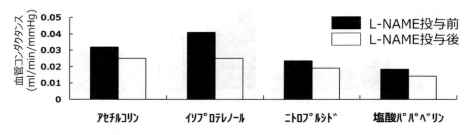

図2 各種血管拡張薬による血管コンダクタンス変化とβ-クリプトキサンチン投与効果

3 血管内皮障害保護作用

Kamataら[16]は1型糖尿病モデルラットにおける血管拡張応答について検証している。8週齢のWister系雄性ラットを8群に分け、うんしゅうみかんジュースを凍結乾燥させた粉末を市販飼料に 0, 1, 3, 10% 混合して自由摂取させた。半数の4群には糖尿病態にするため、ストレプトゾトシン（75 mg/kg）を尾静脈に投与した。10週間後、ラットから胸部大動脈切片を摘出し、結合組織や付着脂肪を除去した後、ノルエピネフリンを投与し大動脈を収縮させた。血管収縮が平衡に達した後、アセチルコリン（$10^{-9} \sim 10^{-5}$ M）またはニトロプルシド（$10^{-10} \sim 10^{-5}$ M）を投与し、血管を弛緩させた。ノルエピネフリンで収縮させた血管を50%弛緩させるのに必要なアセチルコリンまたはニトロプルシド濃度を求めた結果を図3に示す。アセチルコリンによる血管拡張は、糖尿病態ラットにうんしゅうみかんジュース粉末を摂取させた場合では、低濃度のア

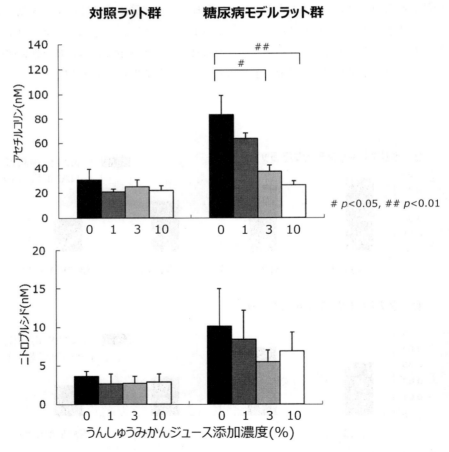

図3 収縮させた大動脈を50%弛緩させるのに必要なアセチルコリンまたはニトロプルシド濃度
（文献16の表から図を作成）

第4章　β-クリプトキサンチン

セチルコリンにおいて血管拡張が起こっていることが分かる。それに対して，NO ドナーである
ニトロプルシドでは有意な変化は観察されなかった。また，アセチルコリンによる血管拡張は
10^{-4} M L-NAME の投与によりその拡張作用が阻害されることも確認されている。ストレプトゾ
トシンを投与したラットは，投与しないラットに比べて有意に血糖値および血清中コレステロー
ル，中性脂肪が上昇し，糖尿病態であることが確認されており，血管内皮障害が起こっているも
のと推察される。糖尿病態のラットに対して，うんしゅうみかんジュース粉末を継続摂取させて
おくことで，NO を介した血管拡張能の低下防止，つまり血管内皮障害を防止できる可能性が示
された。

4　血流改善作用

　古くからうんしゅうみかんの摂取は風邪や冷えを予防すると言われてきた。これに対する科学
的な検証は十分にはなされていないが，さまざまな傍証が存在する。例えば，うんしゅうみかん
の皮は乾燥させることで陳皮とよばれる漢方薬となることはよく知られている。陳皮の効果に
は，「血流を改善し体を温める」「むくみを予防・改善する」などが知られており，冷え性や冷え
から来る頭痛を緩和する漢方薬（人参養栄湯，半夏白朮天麻湯）に配合される他，冷え性を緩和
するための入浴剤としても用いられている。

　青木らは，冷え性と食事との間に関連があるかどうかをアンケートにより調べた結果を報告し
ている[13]。その中で，冷え性の有症期間が最も長い群においては，うんしゅうみかんをはじめと
する複数の食品の摂取回数が少ない傾向を見出している。また，McCall らは野菜や果物の摂取
量が増加すると，血管内皮機能依存性の血流改善が起こることを報告している[14]。表1に示すよ
うに，野菜や果物の摂取量を増加させても，ビタミン C やゼアキサンチン，α-カロテン，β-
カロテン，リコペン濃度などについては有意な変化が観察されなかったが，血中のルテインと β-
クリプトキサンチン濃度は摂取量の増加により有意に増加傾向を示した。また，これと同時に，
アセチルコリンに依存した血流改善，すなわち血管内皮機能に依存した最大血流量の有意な増加
傾向が認められた。

5　冷え性改善

　β-クリプトキサンチンには，血流改善作用があることが動物試験，疫学調査などから明らか
であり，その作用を確認するため，女性を被験者とした冷水負荷後の末梢体温回復試験により冷
え性予防について検証した。

　被験女性はプラセボ飲料（市販オレンジジュース：β-クリプトキサンチン含有量 0 mg/
100 mL）または試験飲料（β-クリプトキサンチンを強化したオレンジジュース：同 4 mg/100 mL）
を 100 mL 摂取し，摂取1時間後と6時間後に冷水負荷試験を行った。被験者は半そでブラウス

117

血流改善成分の開発と応用

表1 果実／野菜の摂取量による血中微量成分と前腕部血流反応性の傾向分析

果実／野菜摂取量	1ポーション／日		3ポーション／日		6ポーション／日		P値[1]
	摂取前	摂取後	摂取前	摂取後	摂取前	摂取後	
ビタミンC	23.7	25.8	25.7	38.9	27.9	42.3	0.06
（μmol/L)	(15.5-34.3)	(18.7-37.6)	(20.9-36.7)	(29.5-53.8)	(19.2-45.0)	(32.7-60.8)	
ルテイン	0.13	0.14	0.15	0.17	0.16	0.20	0.002*
（μmol/L)	(1.10-0.17)	(0.11-0.18)	(0.11-0.19)	(0.13-0.24)	(0.13-0.21)	(0.15-0.27)	
ゼアキサンチン	0.03	0.03	0.03	0.04	0.04	0.04	0.089
（μmol/L)	(0.02-0.05)	(0.02-0.06)	(0.02-0.05)	(0.03-0.04)	(0.02-0.06)	(0.03-0.07)	
β-クリプトキサンチン	0.05	0.05	0.06	0.07	0.07	0.11	<0.001*
（μmol/L)	(0.03-0.08)	(0.04-0.08)	(0.04-0.09)	(0.04-0.13)	(0.04-0.11)	(0.07-0.17)	
α-カロテン	0.11	0.12	0.14	0.14	0.18	0.20	0.82
（μmol/L)	(0.08-0.18)	(0.09-0.18)	(0.10-0.22)	(0.10-0.22)	(0.12-0.24)	(0.13-0.30)	
β-カロテン	0.22	0.24	0.28	0.28	0.36	0.39	0.98
（μmol/L)	(0.14-0.33)	(0.17-0.34)	(0.16-0.52)	(0.16-0.44)	(0.20-0.51)	(0.23-0.75)	
リコペン	0.5	0.66	0.59	0.52	0.67	0.60	0.091
（μmol/L)	(0.29-0.81)	(0.36-1.02)	(0.33-0.94)	(0.20-0.88)	(0.35-0.92)	(0.27-0.94)	
アセチルコリン	285	274	389	409	348	436	0.02*
最大反応量（%)	(181-398)	(189-397)	(268-663)	(301-599)	(227-497)	(330-766)	
ニトロプルシド	219	256	231	236	223	236	0.51
最大反応量（%)	(153-316)	(183-375)	(166-347)	(174-318)	(139-345)	(177-367)	

[1] 線形傾向性解析　　　　　　　　　　　　　　　　　　　　　　　　　　（文献14の表を抜粋・改変）

を着用して測定の30分前に試験室（温度22℃，湿度50%）に入室し，環境馴化後に左手甲を1分間サーモグラフィー（FSV-1200，アピステ製）で撮影して冷水負荷前の温度を測定した。次に左手にディスポーザブル手袋を着用して15℃の冷水に2分間，手首まで浸した後，直ちに手袋を外して試験前と同様に左手甲をサーモグラフィーにて10分間撮影し，体温変化をモニターした。

　その結果，2つの興味深いパターンが観察された。パターン1のサーモグラフ画像を図4に示す。試験飲料摂取時は，摂取1時間後の冷水負荷直後と10分後の温度がプラセボ飲料摂取時に比べて高いことが示された。この画像から指先の温度情報を読み出して1分毎の平均末梢温度を算出し，血流の改善による体温の回復を平均末梢温度回復率としてグラフ化した（図5）。その結果，試験飲料を摂取した場合は末梢温度の回復はプラセボ飲料の場合よりも顕著であり，10分後の回復率は，プラセボの12%に対し，試験飲料摂取時は20%を超えていた。一方，摂取6時間後の測定では冷水負荷前と直後の温度は高いものの，回復率はコントロールと同等であったことから，この被験者においては，β-クリプトキサンチンの摂取による末梢血流量の増大について即効性はあったが持続性は低かったことが推察された。

　パターン2のサーモグラフ画像を図6に示す。こちらは試験飲料摂取1時間後では冷水負荷10分後の体温回復がプラセボ飲料摂取時に比べて高い点ではパターン1と同じだが，6時間後の体温回復はさらに顕著であり，10分後の体温回復率は図7に示すように80%を超えていた。このことから，この被験者においては，β-クリプトキサンチンの摂取による末梢血流量の増大は

第4章　β-クリプトキサンチン

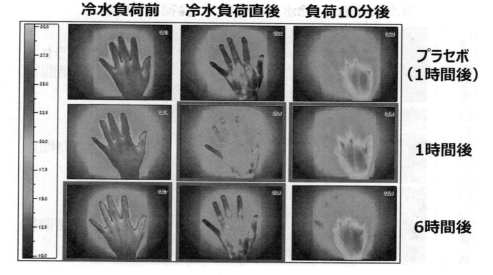

図4　冷水負荷後の血流改善：パターン1

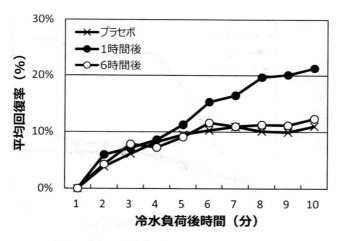

図5　冷水負荷後の平均体温回復率：パターン1

パターン1の被験者に比べ即効性はやや劣るものの，持続的に効果が増強していることが示された。

　同じ量のβ-クリプトキサンチンを摂取しながら異なったパターンの結果が得られた理由として2つの可能性が考えられる。第一に冷え性は症状や程度に個人差が大きいこと，第二に，β-クリプトキサンチンは摂取後の血清移行性に個人差が大きいことである。今回は単回摂取後の試験結果であり，継続摂取により血清β-クリプトキサンチン値が一定レベルを維持した状態であれば，さらに精度の高い情報が得られることが期待される。いずれの場合でも血流と末梢体温の

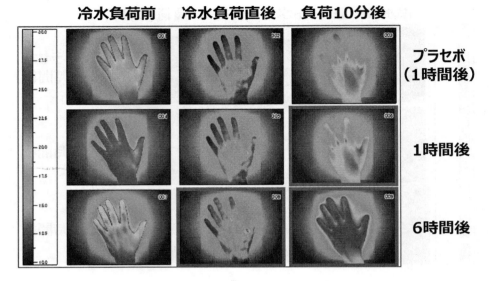

図6 冷水負荷後の血流改善：パターン2

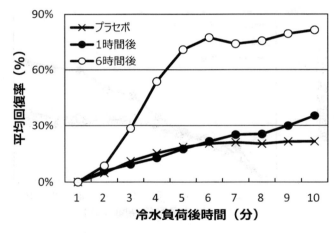

図7 冷水負荷後の平均体温回復率：パターン2

回復が促進されたことに間違いはなく，β-クリプトキサンチンには血流改善作用が確認され，冷え性の改善が期待できる．

おわりに

かつては「冷え性」と言えば冬の女性を悩ますものであったが，昨今では夏の「クーラー冷え」に代表されるように，一年中「冷え」の症状に悩む女性が増えている．また女性だけでなく，男

第4章　β-クリプトキサンチン

性の冷え性も増加傾向にあると言われている。うんしゅうみかんは，わが国においては冬期の代表的な果物であり，かつてはほとんどの国民が食していたと言っても良いくらいである。しかしながら，近年ではその消費量が減少していることと，冷え性の人が増加していることが関係している可能性がある。昔は，うんしゅうみかんを食べることによって，冬の冷え性を未然に防いでいたが，最近はうんしゅうみかんを食べなくなったせいで，冷え性が増加しているのかもしれない。積極的にβ-クリプトキサンチンを摂取すれば，血流を改善して冷え性を防止できる可能性がある。

　β-クリプトキサンチンは，レチノイン酸受容体（RAR）を直接活性化する作用を有するため，様々な健康機能性を持つことが報告されている[17, 18]。本報告において，動脈硬化リスクの低減，血管内皮保護作用，血管拡張・血流改善作用などについて紹介した。β-クリプトキサンチンは，その摂取量と血清β-クリプトキサンチン濃度に強い正の相関があり，β-クリプトキサンチンを摂取することにより，容易に血中β-クリプトキサンチン濃度を上昇させることが可能である。今回報告した血管保護・血流改善作用などの機能性を享受するためにも，血中β-クリプトキサンチン濃度を上げておくことをオススメしたい。

文　　献

1) 矢野昌充ほか，果樹研報，**4**, 13 (2005)
2) M. Sugiura *et al., J. Health Sci.*, **48**, 350 (2002)
3) 土田隆ほか，薬理と治療，**34**, 1343 (2006)
4) K. Takayanagi *et al., Carotenoid Sci.*, **17**, 8 (2012)
5) 向井克之ほか，*FOOD Style21*, **12** (2), 26 (2008)
6) 向井克之ほか，*FOOD Style21*, **11** (10), 27 (2007)
7) 土田隆ほか，薬理と治療，**36**, 247 (2008)
8) 高柳勝彦ほか，*FOOD Style21*, **16** (12), 23 (2012)
9) 後藤文男ほか，臨床生理，**1**, 317 (1991)
10) A. M. Zeiher *et al., J. Clin. Invest.*, **92**, 652 (1993)
11) K. Egashira *et al., J. Clin. Invest.*, **91**, 29 (1993)
12) D. S. Celermajer *et al., N. Engl. J. Med.*, **334**, 150 (1996)
13) 青木貴子ほか，岐阜市立女子短期大学研究紀要，**61**, 53 (2012)
14) D. O. MaCall *et al., Circulation*, **119**, 2153 (2009)
15) M. Nakamura *et al., Atherosclerosis*, **184**, 363 (2006)
16) K. Kamata *et al., Biol. Pharm. Bull.*, **28**, 267 (2005)
17) A. Matsumoto *et al., Biochem. Pharmacol.*, **74**, 256 (2007)
18) Y. Shirakura *et al., J. Nutr. Sci. Vitaminol.*, **57**, 426 (2011)

第5章　ケルセチン

折越英介[*]

1　はじめに

　ケルセチンはフラボノイドの一種であり，図1に示すように2-フェニルクロマン骨格のA環，B環に水酸基を2つずつ持った構造の化合物である。天然においては主に配糖体の形で存在し，レタス，ホウレンソウ，ブロッコリーなど多くの野菜に含まれるが，特にタマネギに多く含まれることが知られており，タマネギの可食部100g当たりに28～50mg程度のケルセチンが含まれている[1]。厚生労働省による平成27年国民健康・栄養調査（第5表の1）[2]によれば，1歳以上の日本人1人あたりのタマネギ平均摂取量は平均33.4gである。よってタマネギからはケルセチンを1日あたり9～17mg摂取していることになる。また，2015年に北海道において20～93歳の570名（男性210名，女性360名。平均年齢65歳）を対象として実施された調査では，ケルセチンの1日平均摂取量は16.2mgであったと報告されている[3]。

　ケルセチンは黄色を呈し（図2），古くは染料として用いられ，現在では健康食品に多く利用されている他，食品添加物として酸化防止剤や着色料としても利用されている例もある。

　本章では，このケルセチンの特性や，近年注目されている血流改善効果を中心として，種々の機能性について述べる。

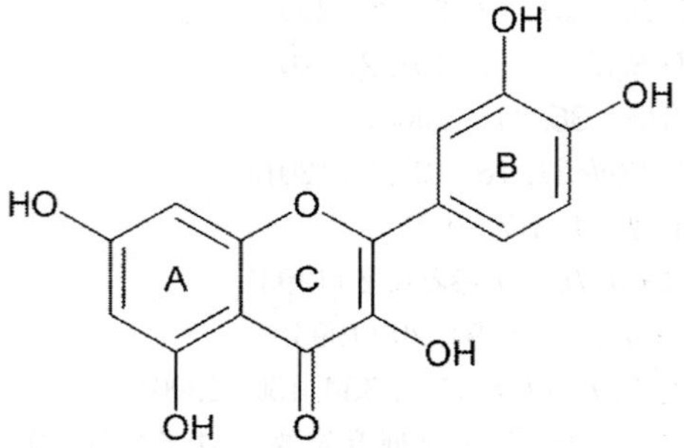

図1　ケルセチンの構造

---

　[*]　Hideyuki Orikoshi　三栄源エフ・エフ・アイ㈱　機能性素材部　担当部長

第5章 ケルセチン

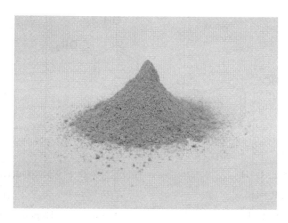

図2 ケルセチンの粉末

2 ケルセチンの特性

　ケルセチンは，ラジカルの捕捉に必要な水素原子を供与するフラボノイドB環のカテコール構造，このラジカル捕捉活性を高めるための3位および5位の水酸基，B環からの不対電子の非局在化に必要なB環とC環間の共役二重結合を持つことから，強いラジカル捕捉能を持つことが知られており[4]，生体内での種々の機能が期待され，現在においても研究され続けている。
　上述したとおり，ケルセチンは天然ではその多くが水酸基にグルコースやラムノースといった糖が結合した，配糖体と呼ばれる形で存在する。実際タマネギに含まれるのは大部分がケルセチン配糖体である quercetin-4'-O-β-glucoside および quercetin-3,4'-O-β-diglucoside である[5]。図3に主な配糖体の構造式を示した。ケルセチンは体内吸収性が低く，吸収率は1%以下であると考えられており，そのほとんどが排泄されるが，配糖体では吸収性が高いことが多く報告されている[6〜8]。牧野らのラットを用いた研究[9]によると，ケルセチンアグリコンに比べ，配糖体である quercetin-3-O-β-glucoside は約6倍，quercetin-3-O-β-maltoside は約15倍の生物学的利用率を示している。このように配糖体は，ケルセチンの体内吸収・代謝に大きく影響するので，ケルセチンの食品としての機能性を考える上で重要である。
　摂取したケルセチン配糖体は小腸にてβ-グルコシダーゼやラクトース加水分解酵素である LPH（lactase phlorizin hydrolase）による加水分解を受け，ケルセチンとなり，小腸粘膜上皮細胞に吸収される。吸収されたケルセチンは小腸粘膜上皮細胞で第2相解毒酵素によりグルクロン酸抱合もしくは硫酸抱合を受ける。その後そのまま消化管管腔に放出される（腸腸循環）か，門脈やリンパから肝臓に運ばれ，胆汁を介して再び消化管管腔に放出される（腸肝循環），もしくは体内に吸収されることが知られている[10,11]。Dayらの研究ではケルセチン配糖体を摂取したヒトの血中にはケルセチンおよびその配糖体は認められず，抱合体である quercetin-3-O-β-glucronide や quercetin-3'-O-sulfate での存在が確認された[12]。よって，食品から摂取したケルセチン配糖体は，血中ではケルセチンアグリコンの抱合体として存在すると考えられている。

123

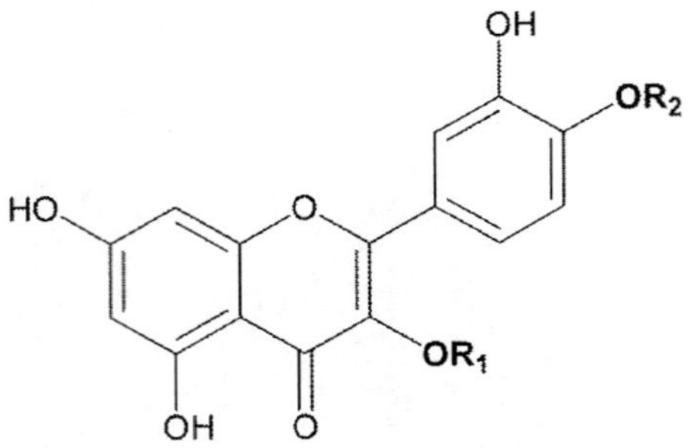

血流改善成分の開発と応用

$R_1=\alpha$-rhamnose, R_2=H   ： クエルシトリン (Quercitrin)

$R_1=\beta$-glucose, R_2=H   ： イソクエルシトリン (Isoquercitrin)

$R_1=\beta$-galactose, R_2=H   ： ヒペロシド (Hyperoside)

$R_1=\beta$-rutinose(glucose-rhamnose), R_2=H   ： ルチン (Rutin)

R_1=H, $R_2=\beta$-glucose   ： Quercetin-4'-β-glucoside

$R_1=\beta$-glucose, $R_2=\beta$-glucose   ： Quercetin-3,4'-β-diglucoside

図3　ケルセチンの主な配糖体

3　ケルセチンの血流改善作用

　老化やストレスにより，血管の拡張性，弾力性といった機能が低下し，血流が悪くなることで生活習慣病をはじめとした多くの疾患を引き起こすことが知られている[13]。よって，血流の改善は，各種疾患の予防の主要なターゲットであり，血流を改善する成分は幅広い機能性が期待できる，非常に有望な素材であると考えられる。

　ケルセチンについても，血流改善を検討した研究が多く報告されている。血流の改善の指標にはしばしば血管径の変化が用いられる。これはFMD（Flow-Mediated Dilatation）という方法で測定され，上腕部の圧迫後の血管の拡張を画像診断することで，血管機能を測定するもので，広く利用されている手法である。この際の血管拡張反応にはグルタチオンや一酸化窒素（NO）やエンドセリン-1（ET-1）などが関与しており，これらの血中濃度の上昇も血流改善の指標として用いられる。

　Perezらの研究[14]では，健常者男女15人を対象とした，ケルセチンの血管拡張反応への影響を検討する臨床試験が行われている。被験者にケルセチンを200mgもしくは400mgを単回摂取させ，摂取後2時間，5時間の血流に及ぼす影響を測定したところ，400mgを摂取した群では，摂取5時間後のFMDが有意に上昇するという結果が得られた。本研究では血中のグルタチオン濃度も測定しており，ケルセチンの摂取により，血中グルタチオン濃度が上昇していることが確認されている。

　さらに，中山らの研究[15]では健常者男性23人を対象とした，タマネギ抽出物を用いて食後の血管内皮機能低下に対するケルセチンの影響を検討する臨床試験が行われている。本研究では被

験者にタマネギ抽出物 4.3 g（ケルセチンとして 51 mg）を 1 日 1 回，30 日間連続摂取させ，マルトース負荷による FMD 減少値の変化をタマネギ抽出物摂取前後で比較している。マルトースを摂取することにより血中の酸化ストレスが上昇し，FMD が低下することが知られているが，タマネギ抽出物を 30 日間摂取した後では，このマルトース摂取後の FMD 低下が，タマネギ抽出物摂取前に比べ，有意に抑制された。タマネギ抽出物中のケルセチンが，マルトース摂取による血中の酸化ストレス上昇を抑制することで，FMD の低下が抑制されたことが示唆されている。

　また，Croft らの研究[16)]では，健常者男性 12 人を対象とした，ケルセチン摂取による血中の血管機能関連因子への影響を検討する臨床試験が行われている。被験者にケルセチンを 200 mg 単回摂取させたところ，ケルセチンを摂取した場合，血中の NO 産生源である亜硝酸および ET-1 が有意に上昇したことが確認された。これらの血管拡張因子の産生が上昇したことは，ケルセチン摂取による血流改善の可能性を示唆するものである。

　既述の通り，ケルセチンは血中で主に抱合体として存在することが知られている。近年の研究によるとグルクロン酸抱合体の脱抱合酵素である β-グルクロニダーゼを阻害すると，ケルセチンの効果が抑制されることが報告されている[17)]。このことから，グルクロン酸抱合体として，血中を巡っているケルセチン抱合体は作用部位で脱抱合されることにより，ケルセチンの形で機能を発現する可能性が示唆される。

　これらの報告よりケルセチンは血管の拡張因子の産生を亢進することで，血管の拡張反応を正常に保ち，血流を改善すると考えられる。ケルセチンの血管内皮細胞に対しての作用としてはケルセチンが細胞内の Ca^{2+} 濃度を上昇させ，NO 合成酵素（NOS）を活性化させることで NO の合成が促進し，細胞外に NO を遊離することが報告されている[18)]。また，血管内皮由来過分極因子（EDHF）を介した経路の関与も研究されており，今後さらに明らかとなっていくと考えられる。

4　ケルセチンのその他の機能性

　ケルセチンはその構造上の特徴により高い抗酸化活性を持つことから，血流改善だけでなく，多くの研究が報告されている。ここでは，ケルセチンの機能性についての報告をいくつか紹介する。

4.1　抗高血圧作用および抗コレステロール作用

　血流が改善されることは，生体内における多くの不具合を改善させることにつながり，多くの研究によってケルセチンには，抗高血圧作用や抗コレステロール作用があることが示唆されている。

　表 1 にケルセチンを用いた臨床試験の一例を示した。いずれの研究においても，血圧の低下，血中コレステロールの低下が観察されており，ケルセチンがもたらす NO 産生亢進や炎症性サイ

血流改善成分の開発と応用

表1 ケルセチンのヒト臨床試験（抗高血圧，抗コレステロール作用）[20〜24]

ケルセチン摂取量	730 mg	150 mg	100 mg	1,095 mg	150 mg
試験国	アメリカ	ドイツ	韓国	アメリカ	ドイツ
被験者数	41	93	49	17	49
被験者特性	高血圧者	過体重者	喫煙者	高血圧者	APOE遺伝子多型
摂取期間	4週間	6週間	10週間	単回	8週間
結果概要	拡張期血圧↓ 収縮期血圧↓	収縮期血圧↓	拡張期血圧↓ 収縮期血圧↓ LDLコレステロール↓	拡張期血圧↓	収縮期血圧↓ 炎症性サイトカイン↓
出典	20)	21)	22)	23)	24)

トカインの産生抑制がその作用機序として考察されている。

　2018年4月現在の機能性表示食品の届け出件数は1,388件であり，その中で「血圧」「コレステロール」を対象とした商品は11％の149件であった[19]。本稿で紹介した研究報告は，ケルセチンが本分野に対しても有効な素材である可能性を示すものであり，今後食品への応用が期待できる。

4.2　脳機能改善作用

　近年，食品成分の脳機能への影響が注目されており，ケルセチンについてもヒト臨床試験が実施されている。

　中川らの研究[25]では，早期のアルツハイマー病患者を対象として，ケルセチン高含有のタマネギパウダー摂取が認知機能に与える影響を検討する臨床試験が実施されている。本研究では，ケルセチン高含有タマネギのパウダーを1日18g（ケルセチンとして約80mg），4週間摂取することで，通常のタマネギのパウダーを1日18g（ケルセチンとして5mg以下）を摂取した場合と比較し，記憶の想起能力が改善したという結果が得られている。

　脳機能の低下には上記のアルツハイマー病のように脳におけるアミロイドβタンパク質の蓄積を原因とするものや，脳の血管機能の低下による脳虚血状態を原因とするものがある。ケルセチンの持つ血流改善効果が脳の血管にも作用することで，脳機能の改善につながる可能性が考えられる。経口摂取したケルセチンの脳への移行については，現在も多くの研究がなされているが，食品成分による脳機能改善効果の報告は興味深い。今後のさらなる研究発展が望まれる。

5　おわりに

　本章では，ケルセチンによる血流改善をはじめとする種々の機能性について紹介した。ケルセチンの摂取源としては多くが野菜などの天然物であるが，さらに有効性を高めたケルセチン誘導体での摂取も考えられる。

第5章　ケルセチン

　ケルセチン誘導体としては，図4に示すようにケルセチンの3位の水酸基に複数のグルコースを付加させた構造を持つケルセチン配糖体（α-グリコシルイソクエルシトリン）がある。このα-グリコシルイソクエルシトリンは機能性も研究されており，抗高血圧作用[26]，抗動脈硬化作用[27]，抗花粉症作用[28, 29]を有することが報告されている。特に抗高血圧，抗動脈硬化作用については，ケルセチンよりも高い効果を示している。今後さらに機能性研究が進むことで，健康食品分野への応用が考えられる。

　さらに近年では，プレニル化ケルセチンに関する研究もなされている。プレニル化ケルセチンとは図5に示すように，ケルセチンにイソプレン（プレニル基）が結合したもので，自然界にも存在するがごくわずかである。プレニル基を導入することで，ケルセチンの細胞内への取り込みの促進，排出の抑制が起こり，蓄積性が高まることが報告されている[30]。

　久永らは，RAW264.7細胞およびマウスを用いた，ケルセチンの抗炎症効果を試験している[31]。この中で，プレニル基の有無による抗炎症効果を比較しているが，プレニル化ケルセチンの方が，ケルセチンよりも高い抗炎症効果を示すことを報告している。

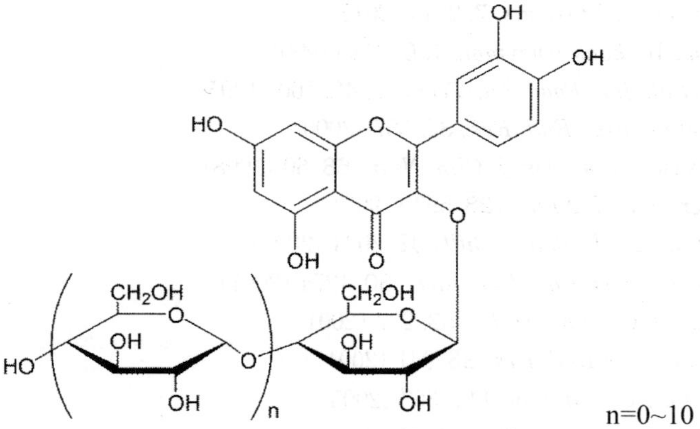

図4　α-グリコシルイソクエルシトリンの構造

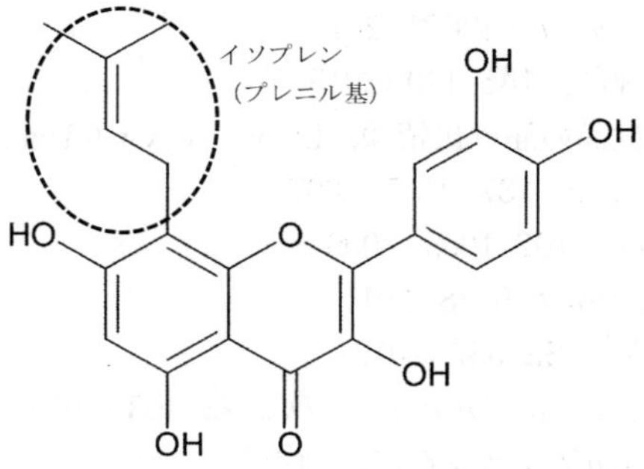

図5　プレニル化ケルセチン（8-prenyl quercetin）

このようにプレニル化による生体蓄積性の上昇を利用することでケルセチンが持つ血流改善効果をはじめとした有用性をより持続させることが可能となる。プレニル化ケルセチンの食品への応用については，安全性の確認など様々な課題があるが，ケルセチンをはじめとするフラボノイドの機能性の有効活用の手法の一つとして，今後のさらなる研究が期待される。

天然に存在する抗酸化成分であるケルセチンによる血流改善効果は，現在も多くの研究がなされており，本稿で述べた類似物質を含め，今後さらに拡大する機能性食品市場の発展に寄与することを期待したい。

文　　献

1) 寺尾純二，*Vitamins（Japan）*，**79**，3（2005）
2) 厚生労働省，平成 27 年国民健康・栄養調査（第 5 表の 1），
   http://www.mhlw.go.jp/bunya/kenkou/eiyou/dl/h27-houkoku-04.pdf
3) H. Nishimuro *et al.*, *Nutrients*, **7**, 2345 (2015)
4) W. Bros *et al.*, *Methods Enzymol.*, **186**, 343 (1990)
5) T. Tushida *et al.*, *Jpn. Food Sci. Technol.*, **42**, 100 (1995)
6) C. Moramd *et al.*, *Free Rad. Res.*, **33**, 667 (2000)
7) J. H. M. De Vries *et al.*, *Am. J. Clin. Nutr.*, **68**, 60 (1998)
8) J. A. Conquer *et al.*, *J. Nutr.*, **128**, 593 (1998)
9) T. Makino *et al.*, *Biol. Phalm. Bull.*, **32**, 2034 (2009)
10) J. H. Moon *et al.*, *Free Rad. Biol. Med.*, **30**, 1274 (2001)
11) J. Wittig *et al.*, *J. Chromatgr. B*, **753**, 237 (2001)
12) A. J. Day *et al.*, *Free Rad. Res.*, **35**, 941 (2001)
13) A. Lerman *et al.*, *Circulation*, **111**, 363 (2005)
14) A. Perez *et al.*, *Pharmacol. Res.*, **89**, 11 (2014)
15) H. Nakayama *et al.*, *J. Am. Coll. Nutr.*, **32**, 160 (2013)
16) K. Croft *et al.*, *Am. J. Clin. Nutr.*, **88**, 10185 (2008)
17) P. Galindo *et al.*, *PLoS One*, **7**, e32673 (2012)
18) 西田清一郎ほか，日薬理誌，**146**，140（2015）
19) 消費者庁，機能性表示食品の届け出情報，https://www.fld.caa.go.jp/caaks/cssc01/
20) R. L. Edwards *et al.*, *J. Nutr.*, **137**, 2405 (2007)
21) S. Egert *et al.*, *Br. J. Nutr.*, **102**, 1065 (2009)
22) K. Lee *et al.*, *Nutr. Res. Pract.*, **5**, 28 (2011)
23) A. Larson *et al.*, *Nutr. Res.*, **32**, 557 (2012)
24) M. Pfeuffer *et al.*, *Nutr. Metab. Cardiovasc. Dis.*, **23**, 403 (2013)
25) T. Nakagawa *et al.*, *NeuroReport*, **27**, 671 (2016)

第 5 章　ケルセチン

26)　K. Emura *et al.*, *J. Nutr. Sci. Vitaminol.*, **53**, 68 (2007)

27)　K. Motoyama *et al.*, *Nutrition*, **25**, 421 (2009)

28)　M. Kawai *et al.*, *Int. Arch. Allergy Immunol.*, **149**, 359 (2009)

29)　T. Hirano *et al.*, *Allergol. Int.*, **58**, 373 (2009)

30)　R. Mukai *et al.*, *J. Nutr.*, **143**, 1558 (2013)

31)　A. Hisanaga *et al.*, *Mol. Nutr. Food Res.*, **60**, 1020 (2016)

第6章　多様な機能性を有する素材「フラバンジェノール®」

上田英輝[*1]，川村弘樹[*2]，野辺加織[*3]

1　はじめに

　フラバンジェノール®は，フランス南西部に位置するランド地方に植林されたフランス海岸松（かいがんしょう）の樹皮から抽出された機能性素材である。フランス海岸松は，強い紫外線などの厳しい環境から樹体を防御するため，非常に肉厚な樹皮を持つ。またその樹皮はポリフェノールに富み，特にオリゴメリック・プロアントシアニジン（OPC）を多く含むことを特徴とする。

　プロアントシアニジンとは，カテキンが縮重合したものである。OPCとはプロアントシアニジンの中でも縮重合度の低いもの（カテキンが2～4分子縮合した構造）を指す。したがって，OPCは縮重合度の高いプロアントシアニジンよりも水に溶けやすく，また比較的低分子であるために生体内における組織移行性にも優れていると考えられる。OPCの機能性に関する研究は世界各国で行われており，特にフランスでは松樹皮から抽出された医薬品が血管保護薬として長く用いられている。

　当社では，これまでフラバンジェノール®の機能性に関して様々な研究を行い，多数の商品を開発してきた。また，2015年4月より施行された機能性表示食品制度においても，「松樹皮由来プロシアニジン（プロシアニジンB1として）」を機能性関与成分として「悪玉（LDL）コレステロールを下げる」機能性表示食品が消費者庁に受理されている。本稿では，フラバンジェノール®が持つ多様な機能性のうち，「血流改善作用」およびそれが寄与する生体での効果について紹介する。

2　フラバンジェノール®の特徴

　フラバンジェノール®はフランス海岸松の樹皮を粉砕後，抽出，濾過，乾燥の各段階を経て当社独自の方法で製造される赤褐色の粉末である。主成分はOPCをはじめとするポリフェノールであり，熱に対して安定で，水に対して常温で非常によく溶解するため，顆粒，錠剤，飲料など

＊1　Hideki Ueda　㈱東洋新薬　研究開発本部　機能探索部

＊2　Hiroki Kawamura　㈱東洋新薬　研究開発本部　機能探索部

＊3　Kaori Nobe　㈱東洋新薬　研究開発本部　機能探索部

第6章　多様な機能性を有する素材「フラバンジェノール®」

各種加工に適する素材である。

3　フラバンジェノール®の血流改善作用

　フラバンジェノール®の内用での血流改善作用を検討するため，軽度の生活習慣病（肥満，高血圧，脂質異常，耐糖能異常など）を患う成人男性10名にフラバンジェノール®40mgを2週間連続で摂取させた[1]。手における血流量について，レーザードップラーを用いて測定した。その結果，摂取前と比べて摂取1，2週後において血流量が有意に上昇した。

　また，外用での効果を評価するため，健常成人10名（男性6名，女性4名）の片手に冷水負荷をかけて血流量を測定した後，試験品（1%フラバンジェノール®水溶液，0.1%の入浴剤が含まれる水溶液，精製水）を1分間塗布し，60，120分後に血流量を測定した[2]。その結果，精製水塗布時と比べて，入浴剤含有水溶液塗布時には血流量の有意な上昇は認められなかったのに対し，フラバンジェノール®水溶液塗布時は60，120分後において有意な血流量の上昇が認められた（図1）。

　以上の結果から，フラバンジェノール®は内用および外用において血流改善作用を示すことが明らかとなった。

4　血流改善作用の作用機序

4.1　血管拡張作用

　フラバンジェノール®による血流改善に関する作用機序として，血管拡張作用に着目して動物試験による評価を行った。1%フラバンジェノール®水溶液10μLをラットの腸間膜細動脈に直接投与し，投与開始前と投与180秒後の血管内径の変化を観察した。その結果，投与開始前と比べ，投与180秒後には明らかな血管内径の拡張が認められた（図2）。また，1%フラバンジェノール®水溶液500μLを経静脈的に全身投与すると，平均血圧の下降が認められた。

　以上の結果から，フラバンジェノール®は微小血管系および全身循環系において血管拡張作用を示すことが明らかとなった。フラバンジェノール®は血管内皮細胞からのNO産生を促進することが明らかとなっており[3]，血管拡張作用にはこのNO産生促進が寄与していると考えられる。

4.2　赤血球変形能向上作用

　赤血球は毛細血管などの自己の直径より細い管を通過する際はその形を変形させる。この能力を赤血球変形能といい，血液の流動性を規定する上で重要な要素となる[4]。

　そこで，赤血球変形能に対するフラバンジェノール®の影響を評価するため，軽度の生活習慣病（肥満，高血圧，脂質異常，耐糖能異常など）を患う成人男性10名にフラバンジェノール®40mgを2週間連続で摂取させた[1]。赤血球変形能はニッケルメッシュフィルトレーション法[5]に

131

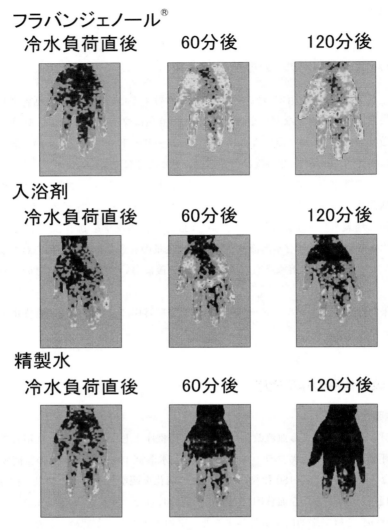

図1　フラバンジェノール®塗布による血流量の経時変化

より評価した。その結果，摂取開始前と比べて摂取2週後において赤血球変形能が有意に向上した。

　以上の結果から，フラバンジェノール®は赤血球変形能向上作用を示すことが明らかとなった。赤血球変形能に対しては過酸化脂質や酸化ストレスが悪影響をおよぼすと考えられている[6,7]。フラバンジェノール®はビタミンCの約600倍に相当する優れた抗酸化作用を有することが過去の研究より明らかとなっており[8]，赤血球変形能の向上にはこの抗酸化作用が寄与していると考えられる。またフラバンジェノール®による血流改善に関する機序として考えられる作用としては，そのほかに「血小板凝集抑制作用」も報告されている[9]。

第 6 章　多様な機能性を有する素材「フラバンジェノール®」

投与前

投与180秒後

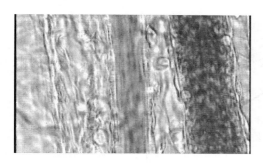
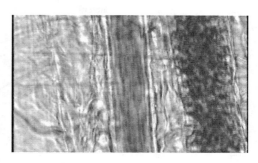

図2　フラバンジェノール®投与による血管内径の変化

5　フラバンジェノール®の多様な機能性

5.1　メタボ予防（LDLコレステロール値低下）

　血中にコレステロールが過剰に存在すると，血液の粘性が上昇してその流動性が悪化するため，コレステロール値の低下は血流の改善に密接に関連している[10]。また，コレステロールを含む血清脂質量は，メタボリックシンドロームの診断基準の1つとなるため，血清脂質量を改善することはメタボリックシンドロームの予防に寄与する。

　そこで，フラバンジェノール®の血清コレステロールにおよぼす影響を検証するために，機能性表示食品の届出等に関するガイドライン（消費者庁）に準じ，LDLコレステロール値が140mg/dL未満の健常成人37名に対して解析を行った[11]。試験群としては，フラバンジェノール®を1日あたり40mg摂取する群（FVG 40mg群），80mg摂取する群（FVG 80mg群）およびプラセボ食品摂取群の3群を設けた。その結果，FVG 80mg群では，プラセボ食品摂取群に対して，摂取12週後においてLDLコレステロール値が有意に低下した。また，摂取前に対して，摂取8週後，摂取12週後，摂取を終了して4週後の事後検査においてLDLコレステロール値が有意に低下した（図3）。

　以上の結果から，フラバンジェノール®はLDLコレステロール値低下作用をもち，血流の改善に寄与するだけでなく，メタボリックシンドロームの予防にも役立つと考えられる。

5.2　むくみ（浮腫）改善

　むくみが発生する主な原因として，長時間座り続ける，立ち続けるなどの同じ姿勢での作業による血行不良が知られている[12]。よってむくみの改善には，血管・血流の状態を正常に保つことが重要であると考えられる。

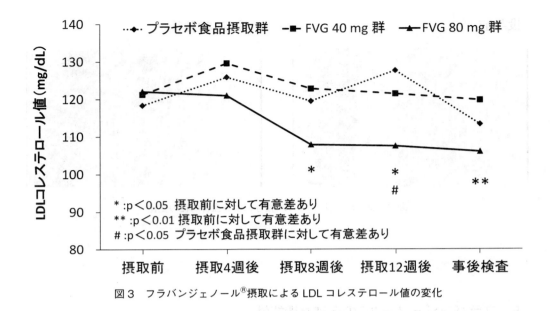

図3 フラバンジェノール®摂取によるLDLコレステロール値の変化

そこで，フラバンジェノール®のむくみに対する改善効果を検証するために，22歳から50歳までの閉経前でむくみの症状がある成人女性24名に対して試験を実施した[13]。被験者には，初めに観察期間（フラバンジェノール®を摂取しない期間）を4週間おいた後，フラバンジェノール®を1日2回朝夕食後それぞれ75mg（1日量150mg），継続して4週間摂取させた。そして，観察期間前，摂取開始前および摂取4週後においてアンケート調査を実施し，自覚症状を調査した。

その結果，むくみの症状については，手，足，顔のいずれの部位においても，観察期間中と比べて摂取4週後に有意な改善が認められ，フラバンジェノール®のむくみに対する改善効果が示された。また，付随して調査した肩こりについても，摂取4週後に有意な改善が認められ，手足の冷えについては低下傾向が認められた。これらの効果は，フラバンジェノール®の摂取による末梢血管系の血液循環の改善作用が寄与していると考えられる。

5.3 シミ改善

シミの主な原因として紫外線によるメラニンの過剰生成が挙げられるが，皮膚の新陳代謝が低下すると，生成したメラニンがはがれ落ちずに表皮の基底部に沈着してしまう[14]。よってシミの改善には皮膚の新陳代謝を高めることが重要であり，またそのためには皮膚の血液循環を改善することも有効な手段であると考えられる[15]。

そこで，フラバンジェノール®のシミに対する改善効果を検証するために，顔面にシミを有する健常成人女性38名に対して試験を実施した[16]。被験者にはフラバンジェノール®40mgを24週間毎日摂取させ，摂取開始前から摂取24週後まで4週間おきにシミの部分のメラニン・イン

第6章　多様な機能性を有する素材「フラバンジェノール®」

デックス（メラニンの量，黒色度を表す値）を測定した。その結果，摂取8週後から24週後までメラニン・インデックスの有意な改善が認められ，フラバンジェノール®の摂取によりシミが薄くなったことが示唆された。さらに，シミをはじめくすみ，シワなど皮膚の諸症状に対する有用性を皮膚科医が総合的に評価した結果は，非常に改善：1例（3%），改善：16例（42%），やや改善：16例（42%），不変5例（13%），悪化：0例（0%）となり，やや改善以上の結果は全体の87%以上をしめた。これらの効果には，フラバンジェノール®による皮膚の血流改善作用およびメラニン生成抑制作用[17]が寄与していると考えられる。

5.4　育毛促進

　毛髪の成長において，毛髪内の毛母細胞の分裂・分化促進が重要であることが知られているが，ほかに血流促進により毛母細胞の代謝を促進することも重要である[18]。

　そこで，フラバンジェノール®の育毛促進作用について検証するために，動物試験を実施した。試験にはバリカンとシェーバーで背部の毛を剃ったC3Hマウスを用い，フラバンジェノール®の塗布および経口摂取による育毛促進効果を検証した。塗布は1日1回0.05%フラバンジェノール®/50%エタノール溶液0.2mLを背部に行い，経口摂取は1%フラバンジェノール®水溶液の自由摂取により行った。コントロールとしては50%エタノール塗布と蒸留水の経口摂取を行った。試験群は，コントロール群，フラバンジェノール®塗布群，フラバンジェノール®経口摂取群およびフラバンジェノール®塗布＋経口摂取群の計4群を設けた。そして，試験開始21日後にマウスの背部をデジタルカメラで撮影し育毛促進作用の評価を行った。その結果，コントロール群に比べてフラバンジェノール®塗布群，フラバンジェノール®経口摂取群ともに育毛促進作用を示し，フラバンジェノール®塗布＋経口摂取群についてはさらに強い育毛促進作用が認められた（図4）。

　以上の結果から，フラバンジェノール®は塗布すると同時に経口摂取させることによって，優れた育毛促進作用を示すことが認められた。これらの効果にはフラバンジェノール®の毛乳頭細胞賦活作用[19]や血流改善作用が寄与していると考えられる。

6　フラバンジェノール®の安全性

　フラバンジェノール®の内用の安全性に関しては，健常成人に1日あたり120mgを12週間摂取させる臨床試験[20]や，1日あたり40mgを72週間摂取させる臨床試験[16]を行ったが，フラバンジェノール®摂取を原因とする有害事象は認められなかった。

　フラバンジェノール®の外用の安全性に関しては，24時間閉塞パッチテスト，累積刺激および感作試験（RIPT）を多数実施した。パッチテストで3%，RIPTで0.5%の濃度の水溶液で実施したが，いずれも安全性に問題は見られなかった。

135

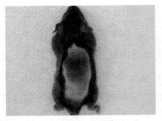
コントロール群

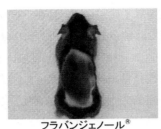
フラバンジェノール®
塗布群

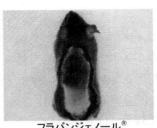
フラバンジェノール®
経口摂取群

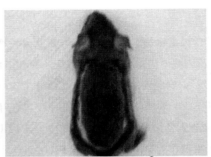
フラバンジェノール®
塗布＋経口摂取群

図4　フラバンジェノール®の内外併用による育毛作用

以上の結果から，フラバンジェノール®は食品，化粧品に配合するにあたり安全な素材であると考えられる。

7　おわりに

我々は，フラバンジェノール®に関する長年の研究の結果，本稿で紹介してきた「血流改善作用」による機能性として，そのほかに「歯周病予防効果[21]」も見出している。また，「血流改善作用」のほかにも，「抗炎症作用[22]」，「PMS（月経前症候群）の症状緩和作用[23]」，「体重・体脂肪増加抑制作用[24]」，「血糖値上昇抑制作用[25]」など様々な機能性を見出してきた。フラバンジェノール®は，このような多岐にわたる機能性から，血流改善作用を含め様々な訴求を目的とした商品に応用可能である。

今後もフラバンジェノール®の様々な臨床的有用性の検証を進め，人々の健康の維持・増進に役立つフラバンジェノール®を世に広めていきたいと考えている。

第6章　多様な機能性を有する素材「フラバンジェノール®」

文　　献

1) Y. Ohnishi *et al.*, *J. Jpn. Soc. Biorhol.*, **19** (2), 83 (2005)
2) 草場宣延ほか, *FOOD Style 21*, **15** (5), 55 (2011)
3) 森口盛雄ほか, 薬理と治療, **34** (5), 511 (2006)
4) 上坂伸宏ほか, *Membrane*, **30** (6), 308 (2005)
5) 小川哲司, 日本バイオレオロジー学会, **14** (1), 40 (2000)
6) 那須恵子ほか, 研究紀要, (9), 229 (1995)
7) Y. Huang *et al.*, *Clin. Hemorheol. Microcirc.*, **23** (2-4), 287 (2000)
8) 飯野妙子ほか, ジャパンフードサイエンス, **43** (1), 40 (2004)
9) 松田康章, *New Food Industry*, **47** (1), 15 (2005)
10) 佐藤清人ほか, 脳卒中, **15**, 30 (1993)
11) 浜亮介ほか, 応用薬理, **93** (1), 7 (2017)
12) S. Akihiko *et al.*, *J. Occup. Health*, **38**, 186 (1996)
13) 高垣欣也ほか, 食品と開発, **39** (8), 68 (2004)
14) L. Sarrat, *Bordeaux Med.*, **14**, 685 (1981)
15) 須賀康ほか, 順天堂医学, **52** (3), 429 (2006)
16) M. Furumura *et al.*, *Clin. Interv. Aging*, **7**, 275 (2012)
17) 杉山大次郎ほか, *FOOD Style21*, **13** (7), 28 (2009)
18) 鈴木正人, 機能性化粧品の開発, 112 (2000)
19) 鍔田仁人ほか, 2008年度日本農芸化学会要旨集, 143 (2008)
20) 草場宣延ほか, 第41回日本動脈硬化学会要旨集, 315 (2009)
21) 草場宣延ほか, *FOOD Style 21*, **12** (8), 77 (2008)
22) M. Tsubata *et al.*, *J. Nutr. Sci. Vitaminol.*, **57** (3), 251 (2011)
23) T. Matsuda *et al.*, the 17th Meeting of the Japan Mibyou System Association abstract papers, 113 (2010)
24) 池口主弥ほか, 日本健康科学学会第21回学術大会抄録集, 445 (2005)
25) 鍔田仁人ほか, 第61回日本栄養・食糧学会大会講演要旨集, 106 (2007)

第7章　ヘスペリジンおよびヘスペリジン誘導体

宅見央子*

1　ヘスペリジンとは

　ヘスペリジンは，柑橘類の果皮に多く含まれるフラボノイドの一種で，毛細血管を強化し，血管透過性亢進を抑制する作用をもつ成分として発見された[1]。ヘスペリジンは，アグリコンであるヘスペレチンに，グルコースとラムノースが結合した構造をしている（図1）。漢方薬の陳皮（ちんぴ）の主成分でもあり，欧州では医薬品として使用されており，毛細血管の強化作用のほか，抗酸化作用，抗炎症作用などの多くの生理機能があることが報告されている[2]。

2　ヘスペリジン誘導体の開発

　ヘスペリジンは，多機能性食品成分として注目を集めているが，水溶性が極めて低いために，用途は限定されていた。現在までに，ヘスペリジンを食品に利用しやすくする試みが実施されている。サイクロデキストリン合成酵素により，ヘスペリジンにα-1,4結合でグルコースを転移させた構造である糖転移ヘスペリジンは，ヘスペリジンに比べて水溶性が著しく高く，食品に利用しやすい成分になっている（図1）。糖転移ヘスペリジンの生理機能については，血流改善作

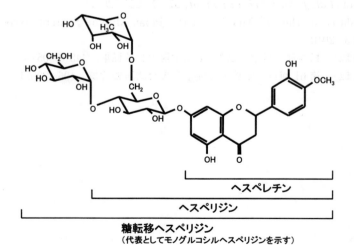

図1　ヘスペレチン，ヘスペリジン，糖転移ヘスペリジンの構造

　＊　Hiroko Takumi　江崎グリコ㈱　健康科学研究所　マネージャー

第7章　ヘスペリジンおよびヘスペリジン誘導体

用[3,4]，血清脂質改善作用[5]，骨代謝改善作用[6]など多くの報告がある。

　糖転移ヘスペリジンの研究を進める一方，我々は新しい素材の開発を目指して，ヘスペリジンの骨格構造であるヘスペレチンを取り出した。ヘスペレチンもヘスペリジンと同様に難水溶性の固体である。そこで，ヘスペレチンを微粒子化し，ヘスペレチン粒子の周りに乳化剤や安定剤で被膜を作ることで，水溶液中でも分散して微粒子状態を維持できるように加工した。我々は，この新しく開発した素材を「分散ヘスペレチン」と名づけた[7]。

3　ヘスペリジンの吸収と代謝

　ヘスペリジンが体内に吸収される際には，他のフラボノイドと同様に，腸管内において配糖体の糖鎖部分が加水分解除去され，ヘスペレチンとして吸収されることから，ヘスペリジン，糖転移ヘスペリジン，分散ヘスペレチンは，腸管上皮細胞に取り込まれてから後は，同じように代謝される。腸管上皮細胞に取り込まれたヘスペレチンは，グルクロン酸転移酵素によりグルクロン酸抱合体に，硫酸転移酵素により硫酸抱合体になり，循環血流中に入る。循環血流中に分泌されたヘスペレチン代謝物は肝臓において，フェーズII肝臓代謝酵素によって，さらにグルクロン酸抱合化または硫酸抱合化を受け水溶性となる。一部の抱合体代謝物は胆汁を介して消化管に戻される（腸肝循環）。循環血流中のヘスペレチン代謝物は腎臓で一部脱抱合され，尿中に排出される。一方，吸収されなかったヘスペレチン代謝物はそのまま大腸に到達する。大腸に存在する多様な腸内細菌叢はヘスペレチン代謝物をフェノール酸や水酸化ケイ皮酸エステルといった低分子に分解する。これらの分解物の一部は大腸上皮細胞から吸収され，循環血流中に分泌され，再び肝臓で二次代謝を受ける[8,9]。

4　糖転移ヘスペリジン・分散ヘスペレチンの血中動態

　糖転移ヘスペリジン，分散ヘスペレチンの血中動態は両者で異なるし，ヘスペリジンやヘスペレチンとも異なることが明らかになっている。糖転移ヘスペリジンは，経口摂取30分後には血中に検出され，6～8時間後に最大血中濃度を示し，ヘスペリジンに比べて吸収効率が約3倍高く（図2），ヘスペリジンよりも生体内で効果的に機能を発揮することが報告されている[10,11]。

　一方，分散ヘスペレチンは，血中動態を当量の未加工のヘスペレチンと比較した研究より，経口摂取してから約1時間で最大血中濃度を示し，総吸収量も多いことが確認されている（図3）。分散ヘスペレチンは，非常に吸収性が高いので，最小有効量が少なく，作用までの時間が短いという特徴がある[7]。

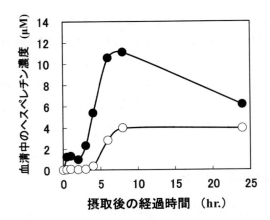

図2 糖転移ヘスペリジン経口摂取後の血清中のヘスペレチン代謝物に由来する
ヘスペレチン濃度
糖転移ヘスペリジンまたはヘスペリジン（いずれもヘスペレチン1,500mgを含む）
経口摂取後の血清中のヘスペレチン代謝物に由来するヘスペレチン濃度（n=7）。
糖転移ヘスペリジン（●），ヘスペリジン（○）。

5 身体局部を冷却した冷え性改善試験

血流改善作用を検証する1つの試験系として冷え性改善作用に着目し，糖転移ヘスペリジン，分散ヘスペレチンのいずれについても試験を実施した[3,4]。ここでは分散ヘスペレチンの試験結果を紹介する。

はじめに，身体局部を冷却する試験系で，分散ヘスペレチンの冷え性改善作用について検討した。冷え性の原因には諸説あるが，その主な原因は局所的な血液循環不全や自律神経活動の低下であると考えられている。冷え性は女性に多い不定愁訴であり，女性の半数以上が冷えを訴えると言われている。実際，我々の調査でも冷えを感じる女性は7割を超え，足先や手先などの身体の末端部分の冷えを訴える人が多かった[4]。

そこで，寺澤による冷え症診断基準[12]に基づいた問診表により，冷え性と判断された女性6名を対象に，15℃の流水中へ左手首までの浸水を5分間行った後の皮膚表面温度の回復を調べる試験を無作為二重盲検交差法で行った。試験室の環境は，室温25℃，湿度50％に維持し，試験食品は分散ヘスペレチン（ヘスペレチン34mgを含む）飲料とプラセボ飲料を用いた。

試験開始2時間前から水以外の飲食を禁止し，被験者は流水中へ手を浸水する30分前に試験食品を摂取した。手を冷却する30分前から33℃の水に手を浸した後，15℃の水で5分間手を冷却した。その後，手の皮膚表面温度を20分間測定した。

分散ヘスペレチンおよびプラセボ単回摂取時における手の皮膚表面温度の変化を図4Aに示した。両者とも，手を冷却することで皮膚表面温度が低下したが，分散ヘスペレチン摂取時の方がプラセボ摂取時に比べて皮膚表面温度の回復が速かった（$p<0.05$）。

第7章　ヘスペリジンおよびヘスペリジン誘導体

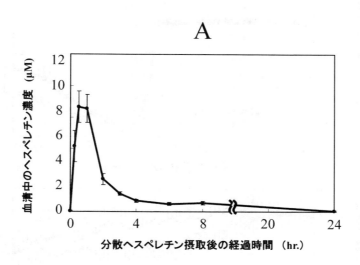

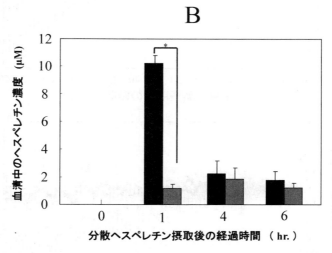

図3　分散ヘスペレチン経口摂取後の血清中のヘスペレチン代謝物に由来するヘスペレチン濃度
A：分散ヘスペレチン（ヘスペレチン 150 mg 含有）経口摂取後の血清中のヘスペレチン代謝物に由来するヘスペレチン濃度（n=10）。
B：分散ヘスペレチン（ヘスペレチン 150 mg 含有）または未加工のヘスペレチン（150 mg）を経口摂取し，1，4，6 時間後に測定した血清中のヘスペレチン代謝物に由来するヘスペレチン濃度（n=9）。分散ヘスペレチン（■），未加工のヘスペレチン（■）。means ± SEM。$^{*}p<0.01$（paired t-test）。

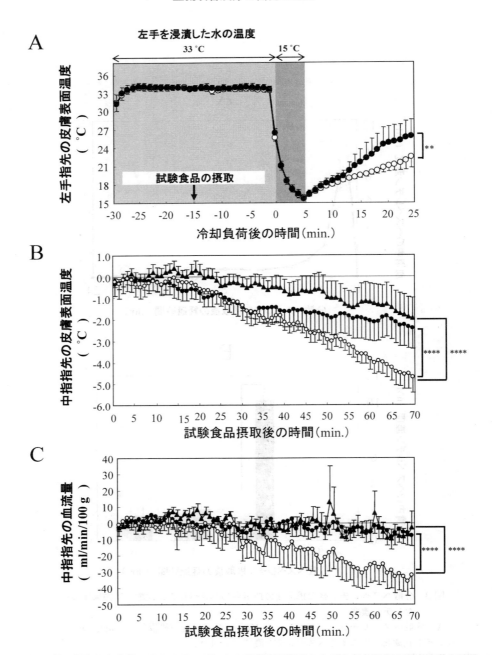

図4 経口摂取した分散ヘスペレチンがヒトの皮膚表面温度および皮膚末梢血流量に及ぼす影響
A：冷水（15℃）に手を浸水した後の皮膚表面温度の回復。分散ヘスペレチン（ヘスペレチン34mg含有）摂取時（●），プラセボ摂取時（○）（n＝6）。means ± SEM。**p＜0.01（繰り返しのある二元配置分散分析）。
B，C：全身が緩慢に冷える環境（室温22℃）での分散ヘスペレチン（ヘスペレチン170mg含有）（▲），分散ヘスペレチン（ヘスペレチン17mg含有）（●），プラセボ（○）摂取が，手指先皮膚表面温度（B）および血流量（C）に及ぼす影響（n = 10）。means ± SEM。****p＜0.0001（繰り返しのある二元配置分散分析）。

第7章　ヘスペリジンおよびヘスペリジン誘導体

6　全身を緩慢に冷却した冷え性改善試験

　冷え性は一般に寒冷期に起こりやすいとされているが，最近では夏場の冷房による冷えに悩まされる人も多く，四季を通して起こる症状となっている。そこで，冷房で全身がやや冷える環境において，分散ヘスペレチンが皮膚表面温度に影響を及ぼすかどうかを調べる試験を実施した。

　身体局部を冷却した試験と同様の診断基準で冷え性と判断された女性10名を対象とした。試験は，無作為二重盲検交差法により，試験食品は分散ヘスペレチン（ヘスペレチン17mgもしくは170mg）を含む飲料とプラセボ飲料とした。被験者は，室温22℃に設定された控え室で30分間環境に順応した後，22℃に設定された測定室に入室し，手の中指にセンサーを取り付け，30分間静かに待機した。試験食品を摂取後，中指指先の皮膚表面温度と，中指指先の血流量の測定を70分間実施した。1週間のウォッシュアウト期間をとった後，もう一方の試験食品で同様の試験を行った。

　分散ヘスペレチン（ヘスペレチン17mgもしくは170mg）の経口摂取により，いずれの場合においても，手指先の皮膚表面温度の低下が抑制される結果が得られ（$p<0.0001$），分散ヘスペレチン摂取時の皮膚表面温度が高く維持された（図4B）。また，分散ヘスペレチンの摂取量に応じて皮膚表面温度の低下抑制効果に違いが見られた。

　また，中指指先の血流量の変化においても，分散ヘスペレチン（ヘスペレチン17mgもしくは170mg）の経口摂取により，血流量の低下が抑制される結果が得られ（$p<0.0001$），分散ヘスペレチン摂取時の血流量が高く維持された（図4C）。

　以上の結果より，分散ヘスペレチンは体の一部が局所的に冷える場合にも，夏の冷房冷えのように体全体が冷える場合にも，冷えの抑制に有効であり，この効果は分散ヘスペレチンの血流改善作用によると考えられる。

7　肌状態の改善作用

　続いて，血流改善作用の応用として，糖転移ヘスペリジンの肌状態の改善作用について紹介する。冷え性改善作用の検証試験に参加した複数の女性から，肌の状態が良くなったという声が聞かれたことから，特に目の下の「くま」に着目した。目の下の「くま」は，血流が悪くなり，酸化ヘモグロビンが減少することや，メラニンが蓄積していることが原因であり，血流を改善させると，「くま」が改善することが知られている[13, 14]。そこで，糖転移ヘスペリジン摂取による目の下の「くま」への影響を調べた。33名の健康女性（年齢：35.8 ± 9.0歳）を，①糖転移ヘスペリジン1,000mg/日摂取群11名，②糖転移ヘスペリジン500mg/日摂取群10名，③プラセボ摂取群12名の3群に分けた。試験食品は，糖転移ヘスペリジンを入れたハードカプセルまたはプラセボを用いた。試験期間は，試験食品の摂取期間を冬季から春季にかけた7週間とし，朝夕の2回に分けて摂取してもらった。

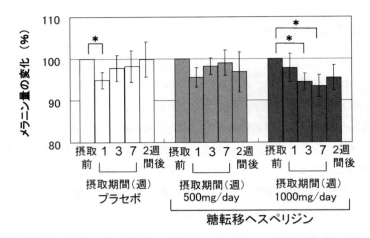

図5 糖転移ヘスペリジンの摂取がメラニン量に及ぼす影響
糖転移ヘスペリジン 1,000 mg/日摂取群（n=11），糖転移ヘスペリジン 500 mg/日摂取群（n=10），プラセボ摂取群（n=12）。※$p<0.05$（糖転移ヘスペリジン摂取群とプラセボ摂取群の比較，t-test）。*$p<0.05$（同じ群内での比較，paired t-test）。

糖転移ヘスペリジン摂取群において，目の下の血流が増加する傾向が見られ，糖転移ヘスペリジン 1,000 mg/日摂取群で，摂取3週目に摂取前に比べて有意な血流の増加が見られた。メラニン量については，糖転移ヘスペリジン 1,000 mg/日摂取群の摂取後3週目および7週目に，摂取前に比べて有意な減少が見られた（図5）。肌の水分量においても上昇する傾向が見られたほか，試験終了時に行った自覚症状調査では，顔の肌のハリや柔らかさについて，糖転移ヘスペリジンの摂取量に応じて改善する傾向が見られた。

また，糖転移ヘスペリジンを経口摂取することによる皮膚色変化，刺激感，掻痒感の改善についても報告されている[15]。

8　自律神経に及ぼす影響

上記のような糖転移ヘスペリジンや分散ヘスペレチンの血流改善作用のメカニズムの1つとして，血管内皮細胞の NO 産生促進作用が関与していることが報告されている[16,17]。

血流改善作用のもう1つの機構として，自律神経活動への影響が考えられる。交感神経活動が亢進すると血管が収縮して血流が減少し，一方，副交感神経活動が亢進すると，血管が弛緩して血流が増加することが知られている[18]。そこで，ラットおよびヒトを対象に，糖転移ヘスペリジンが自律神経活動に及ぼす影響を調べた。12時間毎の明暗周期下で1週間飼育した Wistar 系雄ラット（約9週齢）を，3時間絶食させた後ウレタン麻酔し，背部の皮膚動脈交感神経遠心枝を銀電極で吊り上げ，その電気活動を測定した。この測定値が落ち着いた時期に 60 mg/mL の糖転移ヘスペリジン溶液を 1 mL 経口投与して皮膚動脈交感神経活動を3匹のラットを使用して測

第7章 ヘスペリジンおよびヘスペリジン誘導体

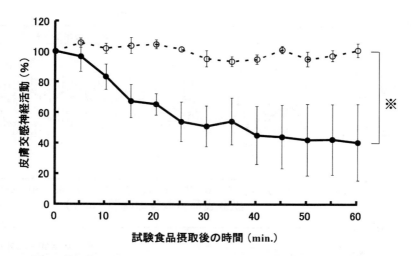

図6 糖転移ヘスペリジンの摂取がラット皮膚交感神経活動に及ぼす影響
試験食品は糖転移ヘスペリジン溶液（60mg/mL）または水とした。mean ± SEM。
糖転移ヘスペリジン（●），プラセボ（○）。※ $p<0.0005$ （ANOVA）。

定した。対照試験としては3匹のラットに同量の水1mLを経口投与した。試験結果は平均電気活動（スパイク数／5秒）を計算し，投与前（0分）の値を基準にした変化率で評価した。

対照水投与群では皮膚動脈交感神経活動はほとんど変化しなかったのに対して，60mgの糖転移ヘスペリジン投与群では，投与直後から著明に皮膚動脈交感神経活動の減少が観察され，投与60分後には40%程度にまで低下した（図6）[19]。

次に，ヒトの自律神経活動の測定方法として心拍変動性解析を用い，血流改善機構の仮説として考えられる交感神経活動の抑制作用および副交感神経活動の亢進作用について検証した。健康な女性11名を対象に，糖転移ヘスペリジンを500mg配合した飲料あるいはプラセボ飲料を摂取させた際の心電図波形より，wavelet法を用いて心拍変動解析を行った[20]。得られたデータを0.04～0.15Hzの低周波成分（LF）と0.15～2.00Hzの高周波成分（HF）に分け，HFを副交感神経活動の指標，LF/HFを交感神経活動の指標とした。図7に示したように，糖転移ヘスペリジン摂取時は，試験の後半に，プラセボ摂取時と比べて交感神経活動が抑制され，副交感神経活動が亢進されることが確認された[4]。

ラットおよびヒトを対象にした試験の結果より，糖転移ヘスペリジンは自律神経に作用することが明らかとなり，この作用が血流改善作用の制御機構の1つであることが示唆された。

9 まとめ

ヘスペリジンは，柑橘類に含まれるフラボノイドの一種で，多様な生理機能を有するが，難水溶性であるために食品に利用しにくく，吸収率も低い。そこで，食品へ利用しやすく，吸収率を

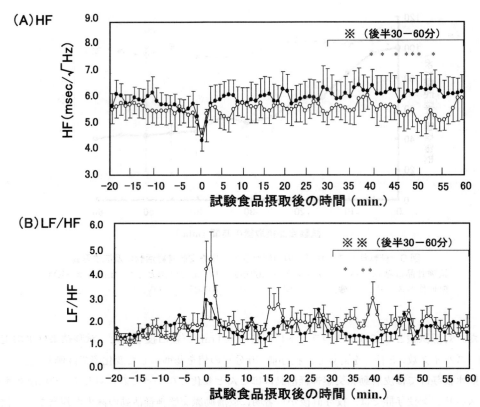

図7 糖転移ヘスペリジンの摂取がヒト自律神経活動に及ぼす影響
試験食品は糖転移ヘスペリジンを500mg配合した飲料またはプラセボ飲料とした。
(A)HF，(B)LF/HF。mean ± SEM。n＝12。糖転移ヘスペリジン（●），プラセボ（○）。
※※ $p<0.01$（ANOVA，後半の30～60分），※ $p<0.05$（ANOVA，後半の30～60分）。
*$p<0.05$（糖転移ヘスペリジン摂取時とプラセボ摂取時との比較，paired t-test）。

高めた糖転移ヘスペリジンや分散ヘスペレチンが開発され，食品に利用されている。

本章では，糖転移ヘスペリジンや分散ヘスペレチンの血流改善作用や自律神経に及ぼす作用を紹介した。食品として摂取した人は，「体調」「朝の目覚め」「顔色」「腰痛」「手の乾燥」「目の下のくま」「便秘」などの血流改善作用や自律神経のバランスの変化に影響を受けると考えられる項目が改善したという結果も報告されている[17]。

吸収が速く，特に吸収効率の良い分散ヘスペレチンと，天然のヘスペリジンより吸収効率を高めつつ，おだやかに吸収される糖転移ヘスペリジンを組み合わせることで商品設計や効果の感じ方を工夫できる。今後のさらなる研究が期待される素材である。

第7章　ヘスペリジンおよびヘスペリジン誘導体

文　　献

1)　A. Bentsáth *et al.*, *Nature*, **138**, 798 (1936)
2)　A. Garg *et al.*, *Phytother. Res.*, **15**, 655 (2001)
3)　吉谷佳代ほか, 日本栄養・食糧学会誌, **61**, 233 (2008)
4)　H. Takumi *et al.*, *Biosci. Biotechnol. Biochem.*, **74**, 707 (2010)
5)　M. Yamada *et al.*, *J. Nutr. Sci. Vitaminol.*, **51**, 460 (2005)
6)　H. Chiba *et al.*, *J. Nutr.*, **133**, 1892 (2003)
7)　H. Takumi *et al.*, *Food Funct.*, **3**, 389 (2012)
8)　J. Terao, ビタミン, **79**, 3 (2005)
9)　C. P. Bondonno *et al.*, *Nutr. Rev.*, **73**, 216 (2015)
10)　M. Yamada *et al.*, *Biosci. Biotechnol. Biochem.*, **74**, 1386 (2006)
11)　T Kometani, *Immunopharmacol. Immunotoxicol.*, **30**, 117 (2008)
12)　寺澤捷年, 生薬学雑誌, **41**, 85 (1987)
13)　松本雅之ほか, *J. Soc. Cosmet. Chem. Jpn.*, **34**, 152 (2000)
14)　長島正治, 臨床と研究, **72**, 136 (1995)
15)　遠藤伸ほか, 薬理と治療, **43**, 1687 (2015)
16)　L. Liu *et al.*, *J. Agric. Food Chem.*, **56**, 824 (2008)
17)　宅見央子ほか, 日本応用糖質科学会誌, **1**, 186 (2011)
18)　K. Kazuyuki *et al.*, *Prog. Brain Res.*, **115**, 49 (1998)
19)　J. Shen *et al.*, *Neurosci. Lett.*, **461**, 30 (2009)
20)　R. Nagai *et al.*, *Jpn. J. Pharmacol.*, **72**, 335 (1996)

第8章　イチョウ葉エキスの血流改善について

中村裕道[*]

1　はじめに[1~4]

　イチョウ（学名：*Gingko biloba* L.）は，地球上で最も古くから生息している植物の一種で，中生代ジュラ紀（約1億5,000万年前）には大繁茂していたことがわかっている。当時は多くの亜種が存在していたが，その後の地殻変動や氷河期において絶滅していき，今日，現存する品種は中国原産の1種類のみであることが知られている。現生種は，太古の姿とほぼ変わりがなく，1896年，帝国理科大学（現東京大学）の平瀬によって雌のイチョウの木から泳ぐ精子が発見され，「生きた化石」とも呼ばれるようになった。

　イチョウは，約1,000年前に渡来したといわれている。その後，日本の土壌と気候に適合し，日本人による手厚い保護もあって，日本人にはなじみの深い樹木となった。種子であるギンナンは江戸時代以降，庶民的な食物として親しまれている。一方，ヨーロッパへは17世紀の江戸時代に日本から伝わり，学名のGinkgoは「銀杏（ギンキョウ）」に由来するといわれている。

　イチョウは，古くから漢方や民間療法として利用されてきた。種子は鎮咳，夜尿症に効くとされ，その葉は凍瘡，喘息の治療などに用いられてきた。しかし，特にイチョウ葉の効能が注目されたのは，イチョウ葉抽出エキス（GBE）として1960年代にドイツを中心に基礎研究が進んだ結果となった。その後，シュワーベ社がGBEの医薬品：EGb761を開発，上市に至った。ドイツコミッションE（薬用植物評価委員会）では記憶障害，耳鳴，めまいの改善に薬用植物抽出物として承認されているが，日本やアメリカにおいては健康食品素材となる。その後，多くのGBEの研究がなされ，末梢血管閉塞症患者の歩行時の痛み（跛行）の改善，脳血管性および混合型の認知症，年配者の認識能力の向上，黄斑変性や緑内障，平衡感覚障害，高山病など多くの有効性が報告されている。また，これらの疾病は血流と関連性もあり，GBEの血流改善作用が寄与していると考えられている。

　本章ではGBEの血流改善に関与する成分と作用機序，臨床試験等について紹介したい。

2　GBE の成分組成

　GBEは，乾燥イチョウ葉から抽出，精製された乾燥粉末エキスである。世界的にGBEの規格は標準化されており，ケンフェロール，ケルセチン，イソラムネチンをアグリコンとするフラボ

---

[*]　Hiromichi Nakamura　タマ生化学㈱　営業部　営業課　課長代理

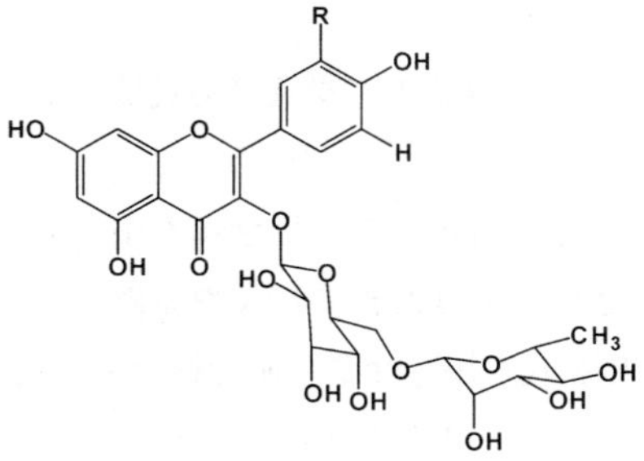

第8章　イチョウ葉エキスの血流改善について

Kaempherol-3-O-rutinoside: R=H
Quercetin-3-O-rutinoside: R=OH
Isorhamnetin-3-O-rutinoside: R=OCH₃

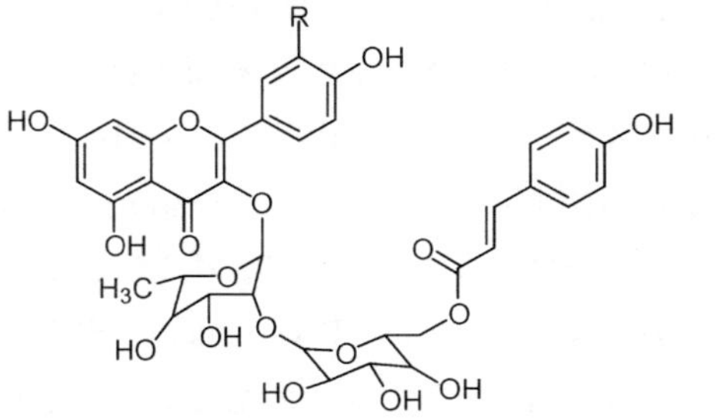

Kaempferol-3-O-(6‴-trans-p-coumaroyl-2″-glucosyl)rhamnoside: R=H
Quercetin-3-O-(6‴-trans-p-coumaroyl-2″-glucosyl)rhamnoside: R=OH

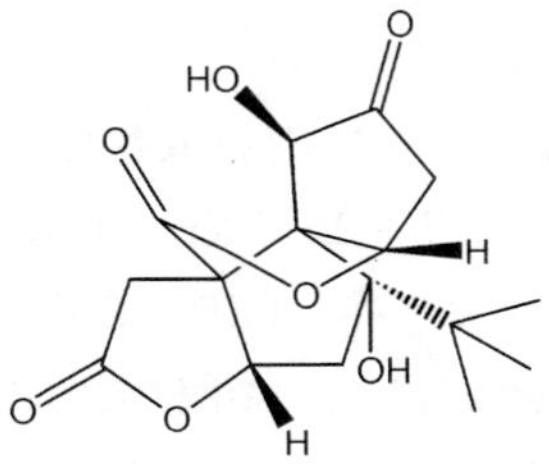

Bilobalide

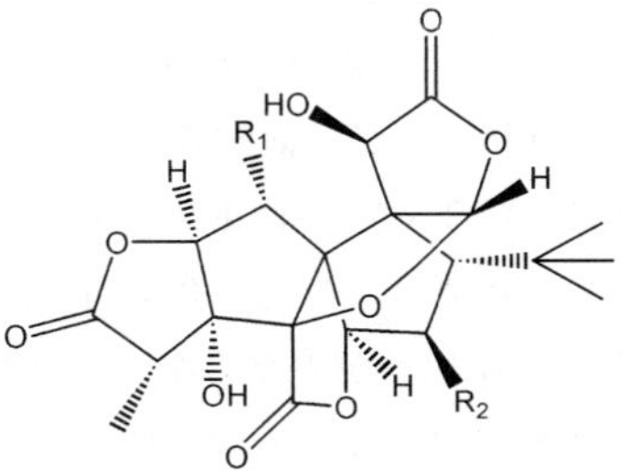

Ginkgolide A: R₁=R₂=H
Ginkgolide B: R₁=OH, R₂=H
Ginkgolide C: R₁=R₂=OH

図1　GBE 中のフラボノイド配糖体とテルペンラクトン[7]

ノイド配糖体22〜27％, ビロバライドおよびギンコライド A, B, C の合計としてテルペンラクトン5〜7％を含有し（図1）, アレルギー物質であるギンコール酸を5ppm 以下と規定している[5]。一方, 日本では日本健康・栄養食品協会によって, フラボノイド配糖体24％以上, テルペンラクトン6％以上, ギンコール酸5ppm 以下に規定されている[6]。

3　GBE の作用機序

　GBE は植物抽出エキスであるため, 多成分の混合物として構成されており, 個々の成分の詳細な作用機序を把握することは難しく, いまだ未解明な部分が多いのが現状である。しかし, 主要な有効成分と考えられているフラボノイド配糖体やテルペンラクトンの作用機序解明の研究が進んでおり, エキス全体としての研究と合わせ種々の報告がある。

　血流改善作用について, ①血小板凝集抑制作用, ②血管拡張作用, ③赤血球の変形能向上作用, ④抗酸化作用が作用機序として報告されている。

149

3.1 血小板凝集抑制および血管拡張作用

生体内ではさまざまな生体機能調節物質が生合成されるが，血行動態の主な調節物質はアラキドン酸カスケードによって代謝される（図2）。

血小板活性化因子（platelet-activating factor：PAF）は広範な細胞から産生されるが，炎症やアレルギー反応によって誘発される物質であり，PAF の過剰反応は血栓の形成や血液の粘度上昇を引き起こす。また，PAF には血管壁から血液中の水分を浸み出させる（血管透過性亢進）作用もあり，結果として血液の粘度を上げる方向に働く。GBE に含まれるテルペンラクトンは PAF との拮抗作用があり，血小板凝集抑制作用を有することが明らかとなっている。特にギンコライド B の活性が強い[7]。

一方，血管内皮細胞から産生されるプロスタサイクリン（PGI_2）は，血小板が産生するトロンボキサン A_2（TXA_2）との拮抗作用を介して，血行動態の恒常性維持に重要な役割を果たしている。TXA_2 は強い血小板凝集作用および血管収縮作用を有するが，PGI_2 はそれらの作用を抑制する。GBE は TXA_2 の産生を抑制し，PGI_2 の産生を促進することが報告されている[8, 9]。

ヒト試験においては，2009 年 Kudolo らが，健常者に GBE 120mg/day，3ヶ月摂取させ，多血小板血漿からアラキドン酸誘発した TXA_2 の代謝物であるトロンボキサン B_2（TXB_2）の産生を調べたところ，GBE 群（TXB_2：$1,668 \pm 992 pg/10^6$ 血小板）はプラセボ群（TXB_2：$2,581 \pm 1,337 pg/10^6$ 血小板）に対し，有意に産生量が少なくなっていたことを報告している（$P<0.05$）。このことから，GBE が TXA_2 産生を抑制することが示唆された。また，GBE 添加した多血小板血漿では，血小板凝集を完全に阻害した[10]。

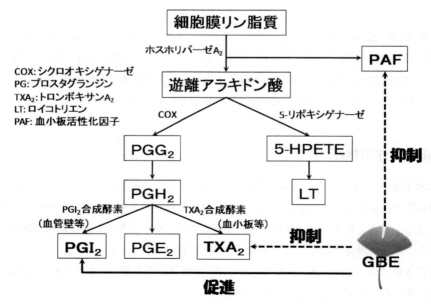

図2　アラキドン酸カスケードと GBE の作用

第8章　イチョウ葉エキスの血流改善について

　2002年Mehlsenらは，健常者にGBE製剤（フラボノイド28.8mg，テルペンラクトン7.2mg）を毎日6週間摂取させ，前腕血流量，静脈用量，血圧および前腕血管抵抗（FVR）を調査した。その結果，GBE群の前腕血流量は3，6週目でプラセボ群よりも有意に上昇した（$P<0.05$）。また，血圧を変化させることなくFVRが有意に低下した（$P<0.02$）。このことからGBE製剤は健常者の血圧を変化させることなく，前腕血流量すなわち局所的な血流量を増加させることが判明した[11]。

3.2　赤血球の変形能向上作用

　1996年Erdinylerらは，慢性脳血管不全患者に対して血液粘性に関する試験を行っており，GBEを120mg/dayで15日間摂取させ，その後，80mg/dayまたは120mg/dayに分けて15日間摂取させたところ，15日後で全血粘性は低下，赤血球変性指数は増加し，その後も120mg/dayでは効果が持続した（表1）。また，120mg/dayではめまい，耳鳴り，頭痛および物忘れ等の症状を改善した[12]。このことからGBEを一定量摂取すると，赤血球変形能が向上し，血流障害による症状を改善することが明らかとなった。

表1　GBEの血液粘性および赤血球変形能に対する作用

	投与前	15日後	30日後	
			120 mg/day 群	80 mg/day 群
ヘマトクリット（%）	40.92 ± 3.72	41.25 ± 4.01	40.88 ± 3.45	40.72 ± 4.30
血漿粘性（cP）	1.35 ± 0.12	1.36 ± 0.18	1.37 ± 0.08	1.34 ± 0.16
全血粘性（cP）	3.82 ± 0.94	3.16 ± 0.62*	3.17 ± 0.26*	4.18 ± 1.45#
赤血球変形能指数（%/min）	28.39 ± 2.71	32.35 ± 1.14**	31.64 ± 2.21**	27.20 ± 2.16##

投与前との差：*$P<0.01$, **$P<0.001$；120mg/day群との差：#$P<0.01$, ##$P<0.001$

3.3　抗酸化作用

　生体内において過剰な活性酸素が発生すると，血液中のLDL-コレステロールが酸化され，血液の粘性を上げるだけではなく，動脈硬化の原因にもなる。GBEに含まれるフラボノイドは抗酸化活性を有するため，LDLの酸化を防ぐ。また，虚血後再灌流における活性酸素の発生を抑制することが報告されている[8]。

4　間欠性跛行（末梢血管疾患）の改善

　間欠性跛行は一定の距離を歩くとしびれや痛みが現れ，一時休息すると再び歩ける状態をいうが，血管性と神経性に分けられる。血管性は末梢血管疾患である。

　1984年Bauerの報告では，閉塞性動脈硬化症で中等度から高度の跛行の症状（Fontaine分類Ⅱb）を持つ患者に，GBE 120mg/dayを6ヶ月摂取させ，プレスチモグラフィーによる血流量，

血流改善成分の開発と応用

無痛歩行距離について試験した。その結果，GBE 群の血流量（2.5 ± 0.2 mL/100 mL/min）はプラセボ群（2.0 ± 0.2 mL/100 mL/min）よりも上昇した。また，歩行距離も GBE 群は摂取前の 2 倍に伸び，プラセボ群よりも伸びていた。したがって，GBE 摂取は血流を増加し，跛行を改善することが明らかとなった[13]。

末梢血管疾患による間欠性跛行は他にも多数の報告があり，ほとんどが摂取量 120 mg/day で有意差が出ているが，240 mg/day では良好な結果（無痛歩行距離：120 mg/day，60.6 m；240 mg/day，107.0 m）が出ている。

5 脳機能の改善

GBE の血流改善作用に起因して脳機能の改善作用が期待され，多くの臨床試験が報告されている。

5.1 認知症の改善

2007 年 Napryeyenko らは，50 歳以上のアルツハイマー病（AD）および脳血管性認知症（VaD）を含む認知症患者に GBE 240 mg/day，22 週間摂取させ，記憶・注意力に関する認知機能試験（SKT），二次結果の精神症状の評価試験（NPI）および運動機能・日常生活動作に関する評価（GBS-ADL）を行ったところ，各スコアが有意に上昇した（$P < 0.001$）ことを報告している[14]。

2005 年 Schneider らは，AD 関連患者を対象として GBE 120 または 240 mg/day，26 週間摂取させた。その結果，全集団では認知機能で有意な改善を示さなかったが，神経性精神症状患者に対しては認知行動および全体評価スコアの改善で有意差（$P < 0.03$）を認めた[15]。

2011 年 Ihl らは，軽度から中等度の認知症（AD，VaD および混合型）患者に 410 名を対象として，GBE 240 mg/day，24 週間摂取させたところ，SKT および NPI スコアを有意（$P < 0.001$）に改善し，二次結果もすべての指標について優れた結果を報告している[16]。

認知症患者を対象として，GBE 120〜240 mg/day，約 6 ヶ月間の摂取で認知機能の改善効果が認められている。

5.2 健常者の記憶力増進

健康な高齢者を対象とした試験では，2000 年に Mix らが，GBE 180 mg/day，6 週間摂取後，色および言語に関する干渉効果測定（Stroop Color and Word Test）における色名呼称課題で改善効果が認められことを報告している[17]。さらに，2002 年には，同じく Mix らによって GBE 180 mg/day，6 週間摂取後，言語性の記憶力評価（Selective Reminding Test）において遅延自由再生課題，遅延認識課題スコアの改善が認められ（$P < 0.01$），ウェクスラー記憶検査（WMS-Ⅲ）の下位検査である WMS-Ⅲ Faces Ⅱ試験においても人の顔の認識スコアの改善が認められ

152

第8章　イチョウ葉エキスの血流改善について

た（P＜0.05）ことを報告している[18]。

　高齢者と若年成人を対象とした試験では，2006年Burnsらによって，GBE 120mg/day，12週間摂取させたところ，高齢者では連想学習作業によって評価された長期記憶が改善した（P＜0.04）が，若年成人では有意差を認めるような結果を得られなかった[19]。

　しかしながら，若年成人でも効果が認められる報告があり，2001年StoughらはGBE 180mg/day，30日間摂取において，作業記憶および管理課程の情報処理の改善効果を確認している[20]。さらに，2005年ElsabaghらはGBE 120mg/day，単回および6週間摂取において評価したところ，単回摂取ではPASAT正答数およびパターン認識記憶正答数の有意な上昇を認めた（P＜0.04およびP＝0.05）が，長期になると有意差がなかったことを報告している[21]。

　以上から健常な高齢者においては，GBE 120〜180mg/day，6〜12週間の摂取で，認知認識能力，長期記憶の向上が認められた。一方，若年成人においては，同じくGBE 120〜180mg/day，6週間程度の摂取で，作業集中力および記憶力の向上が認められている。

6　眼血流の改善

　1999年Chungらが眼血流改善の報告をしている。健常者へGBE 120mg/day，2日間摂取させ，カラードップラー法により，摂取前と摂取後の眼の血流を測定した。眼動脈において拡張末期血流速度をGBE群（ベースライン vs GBE群：6.5 ± 0.5 vs 7.7 ± 0.5cm/sec，23％変化）は有意に増加させた（P＝0.023）。一方，プラセボ群（ベースライン vs GBE群：7.2 ± 0.6 vs 7.1 ± 0.5cm/sec，3％変化）は変化が認められなかった（P＝0.892）。このことから虚血性眼疾患へ有効性が期待される[22]。

7　おわりに

　日本人の平均寿命が男女とも80歳を超え，高齢化が社会問題となっているが，介護を必要とせずに自立生活ができる健康寿命の延伸が重要視されるようになってきた。そのためにバランスの良い食生活や適度な運動は，生活習慣を改善して健康寿命を延ばすために必要だと考えられている。その中で血流を良くする食生活を心掛けることも大きなポイントである。GBEの主たる作用は血流改善であるが，機能性研究が多く行われており，長い間，健康食品において代表的な素材に位置付けられている。今後さらに多くの研究データが蓄積されることを期待したい。

153

文　　献

1) 吉川敏一ほか，老化予防食品の開発，p.343，シーエムシー出版 (1999)
2) 浦田郡平，*Food Style 21*, **3** (6), 28 (1999)
3) 石川康子，*Food Style 21*, **9** (5), 68 (2005)
4) C. E. Ulbricht *et al.*, ハーブ＆サプリメント NATURAL STANDARD による有効性評価, p.78, 産調出版 (2007)
5) *Pharmacopeial Forum*, **25** (2), 7754 (1999)
6) (公財)日本健康・栄養食品協会，JHFA 健康補助食品 規格基準集（イチョウ葉エキス食品 規格基準集）(2003)
7) V. Lamant *et al.*, *Biochem. Pharmacol.*, **36** (17), 2749 (1987)
8) 和田啓爾，医療従事者のための機能性食品ガイド，p.270，講談社 (2004)
9) 矢澤一良，*Food Style 21*, **9** (3), 16 (2005)
10) G. B. Kudolo *et al.*, *J. Herb. Pharmacother.*, **4** (4), 13 (2004)
11) J. Mehlsen *et al.*, *Clin. Physiol. Funct. Imaging*, **22**, 375 (2002)
12) D. S. Erdinyler *et al.*, *Clin. Hemorheol. Microcirc.*, **16** (3), 271 (1996)
13) U. Bauer, *Arzneimittelforschung*, **34** (6), 716 (1984)
14) O. Napryeyenko *et al.*, *Arzneimittelforschung*, **57** (1), 4 (2007)
15) L. S. Schneider *et al.*, *Curr. Alzheimer Res.*, **2** (5), 541 (2005)
16) R. Ihl *et al.*, *Int. J. Geriatr. Psychiatry*, **26** (11), 1186 (2011)
17) J. A. Mix *et al.*, *J. Altern. Complement. Med.*, **6** (3), 219 (2000)
18) J. A. Mix *et al.*, *Hum. Psychopharmacol. Clin. Exp.*, **17**, 267 (2002)
19) N. R. Burns *et al.*, *Hum. Psychopharmacol. Clin. Exp.*, **21**, 27 (2006)
20) C. Stough *et al.*, *Int. J. Neuropsychopharmacol.*, **4** (2), 131 (2001)
21) S. Elsabagh *et al.*, *Psychopharmacology* (*Berl*), **179** (2), 437 (2005)
22) H. S. Chung *et al.*, *J. Ocul. Pharmacol. Ther.*, **15** (3), 233 (1999)

第9章　カプサイシノイド

堀江俊治[*1]，橋本和樹[*2]，
來村昌紀[*3]，田嶋公人[*4]

1　はじめに

　トウガラシの辛味を示す成分はカプサイシンで，脂溶性であり，味を感じる舌の味蕾を通り抜けて味蕾の深部にある知覚神経で感受される。辛さ刺激は味細胞で受け取っているわけではなく，痛みに分類される。辛味が味ではないといわれるゆえんである。カプサイシンの作用点は1997年に知覚神経細胞に存在するカプサイシン受容体として発見された[1]。このカプサイシン受容体はラットの場合838個のアミノ酸からなるタンパク質で，6回膜貫通型のイオンチャネルを構成している。このイオンチャネルは細胞膜のカルシウムとナトリウムを透過する非選択的カチオンチャネルであり，transient receptor potential（TRP）チャネルファミリーに分類され，transient receptor potential vanilloid receptor subtype 1（TRPV1）と名付けられた。本章では，カプサイシンによる血流改善作用のメカニズムについて論述する。

2　カプサイシノイド

　カプサイシン（Capsaicin，$C_{18}H_{27}NO_3$）はバニリルアミンと脂肪酸がアミド結合したカプサイシノイドに分類されるアルカロイドである（図1）。カプサイシノイドには，カプサイシンと同程度の辛みをもたらすジヒドロカプサイシンや半分程度の辛みをもたらすノルジヒドロカプサイシンなど，脂肪酸部分の構造が異なる10種以上の同族体がある（図1）。カプサイシンは，トウガラシ属に特有の辛味物質で，食品に含まれる辛味成分としては最も辛味度が強い。抗酸化物質として見出されたカプサイシノールは，化学構造内の脂肪酸側鎖に水酸基を有しており，カプサイシノイドの中でも高い極性を示す化合物で，弱いながらも TRPV1 賦活能とアドレナリン分泌促進作用がある[2]。

　カプサイシンは側鎖脂肪酸の炭素鎖長が9で，この長さが最も強い辛味刺激を惹起し，これよりも炭素鎖長が長くても短くても辛味刺激は減弱する。低辛味刺激でありながらカプサイシン様

---

*1　Syunji Horie　城西国際大学　薬学部　主任教授

*2　Kazuki Hashimoto　城西国際大学　大学院薬学研究科

*3　Masaki Raimura　城西国際大学　薬学部；らいむらクリニック　院長

*4　Kimihito Tashima　城西国際大学　薬学部　准教授

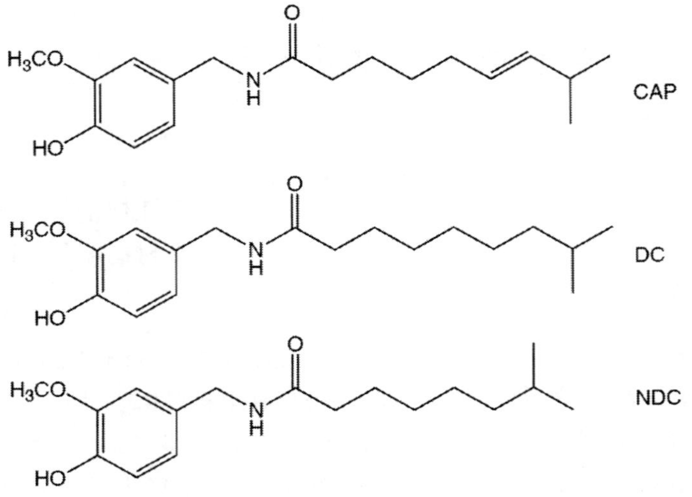

血流改善成分の開発と応用

図1　カプサイシノイドの構造
CAP：カプサイシン，DC：ジヒドロカプサイシン，NDC：ノルジヒドロカプサイシン

の生理活性を有する非天然型カプサイシノイドとして，側鎖に長鎖脂肪酸のオレイン酸を導入したオルバニルが見出されており，鎮痛作用，抗炎症作用，血管拡張作用，エネルギー代謝亢進作用を有し，臨床応用が検討されている[3,4]。

3　温度感受性受容体

　高温や低温は生命を脅かすので，皮膚で感じる温度感覚は危険を避けるための強いシグナルになっている。温度感覚は温度刺激が活動電位（電気信号）に変換され，知覚神経を介して脳に伝えられる。約43℃以上と約17℃以下の温度は温度感覚に加えて痛みをもたらすのであるが，これは高温・低温の温度感覚に痛みを加えることによって，その刺激に対する脳の対応もすばやくなるように仕組まれている。近年，私達の体がどのようにして温度を感じているかのしくみについて研究が進展し，温度感受性受容体がぞくぞくと発見されてきた。

　カプサイシノイドに反応する TRPV1 は初めて分子実体が明らかとなった温度感受性受容体であり，侵害受容器である[1]。TRPV1 以外に TRP チャネルスーパーファミリーに属する温度感受性の TRP チャネルでは，TRPV2 は高い温度を感受し，TRPA1 は 17℃以下の低温を感受し，TRPM8 は 25℃以下の低温を感受する[5,6]。

4　辛味と高温に反応するカプサイシン受容体 TRPV1

　カプサイシンが TRPV1 に結合すると，TRPV1 は活性化し細胞外から細胞内にカルシウムや

156

第9章 カプサイシノイド

ナトリウムイオンが流入する。これが引き金となって神経細胞に電気信号（活動電位）が発生する。注目すべき点は，TRPV1はカプサイシンが存在しなくても，43℃を超える熱刺激によって，また，酸性下条件によってつまりプロトンによってもTRPV1は活性化されることである。TRPV1が活性化されるこの43℃という高温は生体に痛みを引き起こす温度閾値でもある。43℃の温度とTRPV1の活性する温度が同じであることから，TRPV1は単なる温度感受性受容体としてのみ働くだけでなく，侵害性熱刺激で活性化する受容器でもある。

トウガラシを食べると口の中は焼けつくような熱さを感じるのは，TRPV1がカプサイシノイドの辛味と同様に熱によっても活性化されるため，同じ知覚神経を介する情報が中枢に伝えられるからである[7]。料理が辛いことを英語では"hot"と表現する。英語では，「熱い」，「辛い」，「ヒリヒリする」という感覚を同じ"hot"という一語にまとめてしまい熱痛を表現している。辛さ，熱さ，痛さがTRPV1によって活性化された同じ知覚神経によって脳に伝達されているわけなので区別できないものとしても不思議ではない。

カプサイシン感受性知覚神経とは，カプサイシノイドによって選択的に刺激される求心性一次知覚神経（主に無髄C線維）のことで，この神経に辛味受容器が存在している。トウガラシの辛味はこの知覚神経がカプサイシノイドで刺激されることにより生じるものであり，ひりひりした焼けるような痛みを伴う味の感覚である。カプサイシノイドの刺激作用は用量に依存的であり，少量ではこのカプサイシン感受性知覚神経を選択的に興奮させ薬理作用を表す。一方，大量ではこの神経を機能的に麻痺させ，さらに時間経過を経て退行変性させるという両面の作用を持っている[8,9]。

5 カプサイシンの生理作用

カプサイシノイドを経口摂取すると舌上に灼熱感が引き起こされるが，私たちは辛みとして認識する。その刺激は口腔内だけに生じるわけではなく，気管支や消化管全体に及ぶ。疫学調査では，チリペッパーの摂取によって胃粘膜を保護する作用が働いて胃潰瘍が発生しにくくなることが知られている[10,11]。少量のカプサイシンでは，カプサイシン感受性知覚神経の興奮を引き起こして，胃粘膜血流増大などの胃粘膜防御機構の賦活をもたらし，胃粘膜を保護するように働く。一方，大量のカプサイシンの摂取によって知覚神経のTRPV1が機能不全を起こすと，胃粘膜の保護作用がなくなる[12~14]。

医薬部外品である温湿布にはトウガラシエキスが含まれていて，温熱刺激と鎮痛作用を発揮することで肩こりや頸部痛などの症状改善に用いられている。このトウガラシエキスの皮膚温熱作用はまさにTRPV1を介した作用であり，TRPV1を刺激することで引き起こされている。実際に，トウガラシエキス0.3％含有湿布剤を肩甲部に貼ると皮膚の局所血流が増加する。血流増大作用の持続は貼付後30分で最大作用に達し，80分以上も持続した。その際には皮膚温はわずか0.2℃の上昇で，全身の循環系反応には影響がないことがわかっている。

157

また，消化管から吸収され血中に入ると，カプサイシン感受性知覚神経が活性化され中枢神経系を介して副腎髄質からのアドレナリン分泌を促進する。このアドレナリンが脂肪代謝などエネルギー代謝を促進し発汗を促す。また，カプサイシノイドによる交感神経の活性化は褐色脂肪組織の熱産生タンパク質である UCP1 レベルと白色脂肪組織の UCP2 を上昇させ，エネルギー消費を亢進する[15]。

カプサイシノイドは不安定物質であり，また，体内のリパーゼやエステラーゼにより速やかに分解されると考えられ，摂取後，血中には分解代謝産物しか観測されない[16]。つまり，カプサイシノイド摂取によるエネルギー代謝亢進は，消化管管腔内からの TRPV1 への刺激作用によりカプサイシン感受性知覚神経が活性化され，中枢神経系を介して交感神経が活性化されることで引き起こされる[17]。

カプサイシンの刺激が繰り返されると，知覚神経細胞の TRPV1 を介して細胞内に流入したカルシウムイオンによって，TRPV1 が脱感作され，知覚神経が麻痺して辛みと痛みを感じにくくなる。この作用を利用した鎮痛外用薬としてカプサイシンを含む温湿布やクリームがある。

6　胃における TRPV1 の分布

消化管において TRPV1 は食道から直腸にいたるまでその発現が認められ，生理学的には過剰な酸や壊死惹起物質などの暴露による消化管の管腔内環境の異変を感知し，速やかに知覚神経に伝達する役割を担っている。カプサイシン感受性知覚神経は，カプサイシノイドによって刺激される一次求心性神経で，胃に豊富に存在し，消化性潰瘍などの病態時には胃粘膜の保護・修復に働くことが知られている[8]。

消化管においてカプサイシン感受性知覚神経は，口，食道から直腸，肛門にいたるまでその存在が想定されていたが，その免疫組織化学的染色は困難であった。TRPV1 神経は通常の染色方法では検出されなかったが，アビジン・ビオチンコンプレックス法とタイラマイドシグナル増幅法を組み合わせることで初めて共焦点顕微鏡下で検出された。胃体部切片において，カプサイシン受容体 TRPV1 免疫活性は神経線維状に観察された。全神経マーカーとの二重染色の結果から，TRPV1 免疫活性は神経上に存在することを確認した。また，カプサイシン受容体 TRPV1 神経線維は胃粘膜層，平滑筋層，粘膜下神経叢，筋間神経叢などすべての層で認められた。TRPV1 様免疫反応が観察されたのは，神経線維のみで神経細胞体には観察されなかったことから，TRPV1 は外来性知覚神経（多くは脊髄由来であり，迷走神経に由来するものは一部）に発現している[18]。

中でも胃粘膜層では胃腺に沿うように TRPV1 神経が走っており，胃粘膜の表層にある被蓋上皮細胞の近くまで到達していた。胃の知覚神経は機械的刺激に加えて，胃管腔内の胃酸や化学物質にも反応すると考えられており，TRPV1 はこれら酸や辛味性化学物質を受容するアンテナ的な役割を担っていると考えられる。また，絶えず酸にさらされている胃粘膜の防御機構において，

第9章　カプサイシノイド

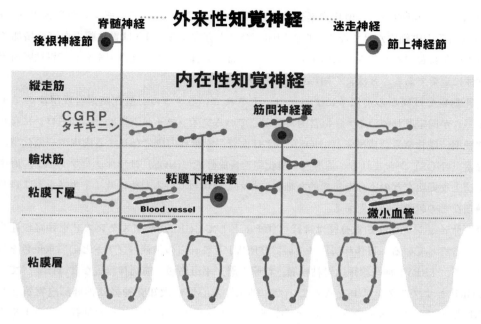

図2　消化管の知覚神経系の概念図

被蓋上皮細胞にまで伸びているカプサイシン感受性知覚神経が重要な役割を果たしていることが示唆される[18]。

　カプサイシン感受性知覚神経は粘膜下層の血管周囲に豊富に存在していることが明らかとなった。これらの結果より，カプサイシン感受性知覚神経は，胃の管腔内でカプサイシノイドの刺激を受け，胃粘膜血流を増大していることが明らかとなった。

　消化管の知覚神経系は，図2に示すように大きく分けて細胞体を筋間神経叢あるいは粘膜下神経叢にもつ内在性知覚神経と，細胞体を脊髄後根神経節あるいは節上神経節にもつ外来性知覚神経との2つに分類される。TRPV1免疫活性が観察されたのは神経線維のみで細胞体はどの層にも観察されなかった。したがって，TRPV1が発現している知覚神経は内因性知覚神経ではなく，軸索反射などを司る外来性神経である。

7　カプサイシン感受性知覚神経から遊離される神経伝達物質

　カプサイシン感受性知覚神経は胃粘膜の恒常性を維持する上で重要な役割を果たしている。カプサイシノイドによるこれらの神経の刺激は，胃粘膜血流の増加によりさまざまな有害刺激から胃粘膜を保護することが証明されている[19]。カプサイシンはTRPV1の活性化を介してこれらの知覚神経を刺激し，カルシトニン遺伝子関連ペプチド（CGRP）と一酸化窒素（NO）を神経終末から遊離することで，胃粘膜血流増大作用および胃粘膜保護作用を惹起する[18,20]。

NO は種々の細胞中の一酸化窒素合成酵素（NOS）によって L-アルギニンから合成される。NOS は血管内皮細胞だけでなく，血管周囲神経にも存在する。NO は胃粘膜の血流を増加させる血管拡張物質であり，この気体メディエーターは知覚神経との相互作用を介して胃粘膜血流の恒常性に重要であることはよく知られている[21]。

哺乳動物では異なる遺伝子によってコードされている 3 つの一酸化窒素合成酵素のアイソフォームが同定されている[22]。恒常的に発現しているアイソフォームには，ニューロンに存在する神経型一酸化窒素合成酵素（nNOS）および血管系を覆う内皮に存在する内皮型一酸化窒素合成酵素（eNOS）が含まれる。誘導型一酸化窒素合成酵素（iNOS）は，マクロファージ，好中球および上皮細胞などのような特異的な細胞において発現しているためにサイトカインおよびリポ多糖類などの刺激を必要とする。

カプサイシン感受性知覚神経は神経ペプチドとして CGRP，サブスタンス P を神経伝達物質として含有している。胃体部切片について TRPV1 とこれらの神経ペプチドとの二重染色を行ったところ，TRPV1 神経線維は胃粘膜層，粘膜下層，平滑筋層，筋間神経叢などほぼすべての層で CGRP とサブスタンス P を含んでいた。外来性求心性一次知覚神経は神経伝達物質として CGRP とサブスタンス P を含有しており，刺激により軸索反射でこれらの神経ペプチドを胃組織の各層に遊離する。これら CGRP やサブスタンス P は胃粘膜血流を増大させる神経伝達物質であり，胃粘膜を保護する作用を有している。

8　カプサイシンの胃粘膜血流増大作用メカニズム

麻酔したラットにおいて，カプサイシンを胃粘膜に直接適用すると，ラット胃内の粘膜下および粘膜における細動脈の拡張を引き起こし，血流が増大した[23]（図3）。カプサイシンによる胃粘膜血流増大作用は，非選択的 NOS 阻害剤 L-NAME によって著しく阻害された（図4）が，L-NAME は TRPV1 遮断薬ほど胃粘膜血流の増加を完全に抑制しなかった。したがって，カプサイシンによる胃粘膜充血反応が NO だけでなく CGRP など神経ペプチドを含む他のメディエーターにも起因することが考えられた。

次に，どの NOS アイソフォームがカプサイシンに応答した胃粘膜血流増大を媒介するかを調べたところ，選択的神経型 NOS 阻害薬 NPLA は，カプサイシンに対する反応において，カプサイシン適用直後の胃粘膜血流の最大応答を有意に抑制した。選択的内皮型 NOS 阻害薬 L-NIO は，カプサイシンの胃粘膜血流増大の持続相を有意に減少させた。したがって，カプサイシンはまず TRPV1 神経を刺激することで，CGRP と神経型 NOS 由来 NO を放出させ初期相の血管拡張を引き起こし，さらに，内皮型 NOS 由来 NO は血流持続において重要な役割を果たすことが明らかとなった[24]（図5）。

第9章 カプサイシノイド

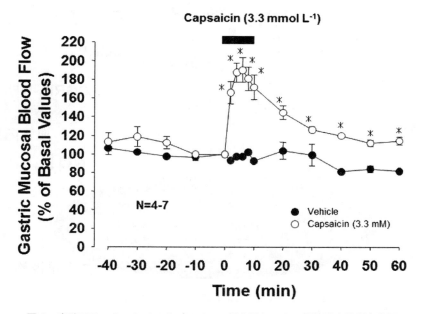

図3 麻酔下ラットにおけるカプサイシン胃内投与による胃粘膜血流増大作用

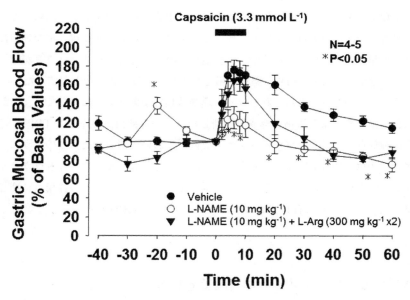

図4 麻酔下ラットにおけるカプサイシンによる胃粘膜血流増大に対する
NO合成酵素阻害薬の作用
L-NAME：NO合成酵素阻害薬，L-Arg：NO合成酵素の基質

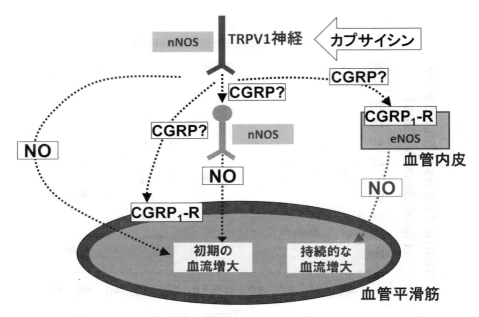

図5　カプサイシンによる胃粘膜血流増大作用の機序

9　ショウガ成分ジンゲロール

　ショウガは食用，香辛料としても用いられるほか，生薬として胃腸機能を高めるためにも使われ，鎮吐，健胃，発汗作用を有している。成分としては主に精油であるが，主な刺激性成分としてジンゲロール類を含んでいる。古くから胃機能を高める健胃薬としてショウガが知られているが，ショウガ成分がTRPV1を刺激し薬理作用を発現していることもわかってきた。

　胃潰瘍治療薬の薬効評価に汎用されるラット塩酸誘起胃損傷モデルにおいて，[6]-ジンゲロールは用量依存的に塩酸による胃損傷形成を抑制した。この胃粘膜保護作用はTRPV1遮断薬処置群，あるいは神経毒性用量のカプサイシンの前処置群において消失した。このように，ショウガ成分ジンゲロールはTRPV1に作用して胃粘膜保護作用を惹起していた[18]。トウガラシ，ショウガは薬学部薬理学の教科書にも健胃薬として登場してくる。しかし，その作用点に関しては不明のままであったが，これらの作用点がカプサイシン受容体TRPV1であることが明らかとなった。

10　結び：カプサイシノイドは胃腸でも味わう

　カプサイシノイドは健胃薬として食欲増進，消化促進などの薬理作用を持つとされているが，この作用点はカプサイシン受容体TRPV1である。TRPV1はカプサイシン，酸，熱刺激という複数の痛み刺激を感知する温度感受性受容体である。カプサイシノイドの辛味は舌で味わうもの

第9章　カプサイシノイド

であるが，TRPV1 の消化管における分布から考えると辛味は口から肛門までの消化管全域で受
容し，消化管循環血流が亢進していると考えられる。TRPV1 はカプサイシノイドを受容するが，
その他コショウ，ショウガやサンショウなどの香辛料の辛味受容にも関与している。辛味摂取を
うまく利用すれば，消化管循環血流が亢進され，消化管機能増進につながると考えられる。

文　　　献

1)　M. J. Caterina *et al., Nature*, **389**, 816 (1997)
2)　K. Kobata *et al., Biosci. Biotechnol. Biochem.*, **70**, 1904 (2006)
3)　渡辺達夫ほか，*Foods Food Ingredients J. Jpn.*, **210**, 214 (2005)
4)　K. Kobata *et al., J. Agric. Food Chem.*, **58**, 3627 (2010)
5)　A. Patapoutian *et al., Nat. Rev. Neurosci.*, **4**, 529 (2003)
6)　堀江俊治ほか，*G.I.Research*, **16** (5), 403 (2008)
7)　M. J. Caterina and D. Julius, *Ann. Rev. Neurosci.*, **24**, 487 (2001)
8)　P. Holzer, *Gastroenterology*, **114**, 823 (1998)
9)　富永真琴，日薬理誌，**124**, 219 (2004)
10)　J. Y. Kang *et al., Dig. Dis. Sci.*, **40**, 576 (1995)
11)　K. G. Yeoh *et al., Dig. Dis. Sci.*, **40**, 580 (1995)
12)　K. Takeuchi *et al., Gastroenterology*, **106**, 1524 (1994)
13)　H. Yamamoto *et al., Eur. J. Pharmacol.*, **432**, 203 (2001)
14)　P. Holzer, Physiology of the Gastrointestinal Tract, Fourth Eddition, p.817, Academic
　　　Press (2006)
15)　Y. Masuda *et al., J. Appl. Physiol.*, **95**, 2408 (2003)
16)　K. Iwai *et al., Proc. Jpn. Acad.*, **79B**, 207 (2003)
17)　F. Kawabata *et al., Biosci. Biotechnol. Biochem.*, **73**, 2690 (2009)
18)　S. Horie, *et al., Scand. J. Gastroenterol.*, **39**, 303 (2004)
19)　I. T. Lippe *et al., Br. J. Pharmacol.*, **96**, 91 (1989)
20)　N. Lambrecht *et al., Gastroenterology*, **104**, 1371 (1993)
21)　J. L. Wallace *et al., Gastroenterology*, **119**, 512 (2000)
22)　R. G. Knowles *et al., Biochem. J.*, **298**, 249 (1994)
23)　R. Y. Chen *et al., Am. J. Physiol.*, **262**, H1350 (1992)
24)　M. Raimura *et al., Pharmacology*, **92**, 60 (2013)

第10章　ワサビ（スルフィニル）

奥西　勲[*1]，西堀すき江[*2]

1　はじめに

わさび（*Wasabia japonica* Matsum.）はその学名が示すとおり，日本原産のアブラナ科植物ワサビ属の植物で，その特有の刺激的な辛味から主に薬味として用いられている。ワサビ属（*Wasabia*）は正式にはユートレマ属（*Eutrema*）のシノニムであり，正式な学名は *Eutrema japonicum*（Miq.）Kiudz. である。同じユートレマ属として中国大陸に自生しているユンナネンセ（*E. yunnanense*）は日本のわさびと形態がよく似ているが特有の刺激的な辛味がない。遺伝的な解析からは約500万年前に日本のわさびと分かれたと考えられ，日本のわさびはその後固有の特徴として刺激的な辛味を獲得したと考えられる[1]。

古くから日本各地の山間部の渓流沿いに自生していたわさびは，その特徴的な辛味から薬味として利用されたり，薬草として古くから人々に利用されたりしてきた。わさびに関する最も古い記述は，奈良県明日香村の苑池から出土した木簡に記された「委佐俾三升（わさびさんしょう）」の文字で，飛鳥時代のものとされている[2]。当地が薬草園であったことから，わさびは古くから薬草として用いられてきたと考えられる。

江戸時代の薬用食物の辞典である「本朝食鑑」には，「鬱を散らし，汗を発し，風（病因としての邪毒の浅いもの）を逐い，湿（病因としての五癖の一）を滲し，積（気の鬱積して痛を起こすこと）を消し，痞（五積の一に痞気あり。脾の積をいう）を消す。最もよい七疝の剤である。魚鳥の毒を解し，蕎麺の毒を殺す。」との記述が見られ，薬用植物の一つとして認知されていたことが伺える[3]。現代の薬用植物図鑑などには，食欲増進作用のほか，摩り下ろした根茎を布に薄くのばし，リウマチ，神経痛，扁桃炎の患部に塗布すると痛みを緩和させる効果があること，根茎の搾汁が魚馬肉の中毒予防に対して効果があることが記されている[4]。さらに刻んだ葉を袋に詰めて浴槽に入れると保湿性浴料となるとの記載もみられる[5]。

トウガラシやしょうがなどの香辛料は，体験的に摂取することで体が温まることが知られており，その有効成分もカプサイシンやショウガオール，ジンゲロールであることが解明されている。これらの成分は体内の Transient receptor potential（TRP）チャネルに作用することで，各種の伝達物質を放出して血管透過性亢進，血流増加，血管拡張などを起こし血行促進作用を発揮していると考えられる。

---

*1　Isao Okunishi　金印㈱　開発本部　名古屋研究所　課長

*2　Sukie Nishibori　東海学園大学　健康栄養学部　教授

第 10 章　ワサビ（スルフィニル）

近年の研究では，わさび成分にも TRP レセプターを活性化する作用があることが分かってきており[6]，他の香辛料と同様の血行促進作用も期待できる。その他のメカニズムとして血小板凝集抑制作用[7]や Vascular endothelial growth factor（VEGF：血管内皮細胞増殖因子）の増加作用[8]なども報告されており，複合的な血流改善作用が期待できる素材である。

本章ではわさびの血流改善作用についてのデータを中心に説明し，最新の知見として育毛効果や認知機能に関連する血流改善因子への作用についても紹介したい。

2　わさびの血流改善効果

心臓の働きや血管の太さ，形などが血行に大きく影響するが，赤血球の変形能や白血球の粘着能などの血液自体の粘性，および血小板凝集など，いわゆるドロドロ血も重要である。糖分や高脂肪などの普段の食生活，高血糖や高血圧などの症状，たばこやストレスなども大きく血流に影響する。特に動脈硬化は血管を狭くするだけでなく，血管の弾力を無くすためより血行が悪くなる。

わさびにはこれらの要因に対する作用がいくつか報告されている。ここではそれらの報告について触れてみたい。

2.1　抗血小板凝集抑制作用

わさびには血小板凝集抑制作用があることが報告されており，その主要成分として 6-メチルスルフィニルヘキシルイソチオシアネート（6-Methylsulfinylhexyl isothiocyanate：6-MSITC）が同定されている[9]。MCM ヘマトレーサー（エム・シー・メディカル㈱製）を用いて比濁法で血小板凝集抑制効果を測定した。人の静脈血から得た多血小板血漿（PRP）の透過度を 0%，乏血小板血漿（PPP）の透過率を 100% とした。PRP 200 μL を 37℃で撹拌しながら試料液 20 μL を加え，次いで血小板惹起物質（コラーゲン）溶液 20 μL を加えた。試料添加が，コラーゲンにより誘導される血小板凝集を抑制する効果を測定した。添加した試料の抑制効果を測定する場合，コラーゲン添加量が過剰であると感度の良い抑制効果が得られないので，予備実験として使用血液の凝集に必要十分な最低コラーゲン濃度を確認し，使用量を決めた。血小板凝集抑制率は，コラーゲン添加 5 分後における凝集率から下式により求めた。

血小板凝集抑制率 ＝（Ao－As）/Ao×100
　　Ao：試料無添加の凝集率，As：試料添加の凝集率

血小板凝集抑制効果は，順次希釈し，各試料について 3 回以上測定した平均値をとり，試料無添加のコントロールの 50% 抑制する濃度（IC$_{50}$）で評価した。

日常的に手に入る野菜やフルーツを用いたスクリーニング試験では，わさびに強い血小板凝集抑制作用が見られ，低濃度でも効果を発揮していた。IC$_{50}$ 値は 6-MSITC が 21.9 μM で，アスピ

リンの 458 μM と比べてもかなり強い効果を発揮することが報告されている。構造的な解析からは、血小板凝集抑制作用にはイソチオシアネート基（N＝C＝S）が必須で、スルフィニル基も重要であることが示唆されている[7]。特に、炭素数が6～8の比較的長い構造で効果が高まることから、立体構造も効果に作用を及ぼしていると考えられる。これらの反応基が血小板表面のタンパク質に作用することで血小板凝集抑制作用が発揮されると考えらえる。

2.2　TRPA1 刺激作用

1997年に発見された温度感受性 TRPV1 チャネル[10]は、熱や酸、カプサイシンや痛み刺激などで活性化することが知られている。TRP チャネルは6つのサブファミリー、27チャネルで構成されていることが分かっており[11]、これらのチャネル群が外部環境の温度変化や様々な刺激を感知するセンサーとして働き、意識的にあるいは無意識的に体温調整など恒常性の維持に重要な役割を担っている。TRP ファミリーの一つである TRP ankyrin 1（TRPA1）は約 17℃ 以下の温度によって活性化されるが、感覚神経や腸管などでも発現が多いことが知られている[12]。さらに、TRPA1 の刺激によってアドレノメデュリンが放出され、腸管内（空腸）の血流が増加することが報告されている[13]。

TRPA1 を刺激する物質としてはわさびの辛味成分であるアリルイソチオシアネート（Allyl isothiocyanate：AITC）や 6-メチルチオヘキシルイソチオシアネート（6-Methylthiohexyl isothiocyanate：6-MTITC）、6-MSITC が報告されていることから[6]、わさびの摂取により TRPA1 チャネルを刺激し、腸管の血流促進効果が得られることが期待される。

2.3　抗酸化作用

動脈硬化を悪化させる要因として、酸化 LDL コレステロールがあげられる。酸化 LDL は血管壁の中にたまりやすい。たまるとアテロームの形成が起き、その後アテロームが大きくなり、周辺部が裂けて内容物が出ると血栓を形成しやすくなる。それにより血管内部が狭くなり、動脈硬化のリスクを高める。そのため、ビタミン C, E やポリフェノールなどは LDL を酸化させる活性酸素種（ROS）を消去する働きがあり、動脈硬化の予防にも有効とされる。わさびに含まれる 6-MSITC には Phorbol myristate acetate で刺激した好中球から産生される ROS の発生を抑制する働きが報告されている。これは、好中球の膜に存在する NADPH オキシダーゼの活性を抑制することで過剰な ROS を抑える[14]。

また、6-MSITC は細胞中の抗酸化酵素の量を増やし、細胞の抗酸化能力を高めることができる。その作用は 24 時間以上持続することが確認されている[15]。

わさびの継続的な摂取は、体内の過剰な活性酸素を抑制することで酸化 LDL の生成を抑え、また活性酸素による血管内壁の損傷も抑えることができると考えられるため、血行にも良い影響を与えると考えられる。

第 10 章　ワサビ（スルフィニル）

2.4　ヒトでの血流改善効果

細胞マイクロレオロジー測定装置（MC-FAN：Bloody6-7，日立原町電子工業㈱製）を用いて，人がわさびを摂取した際の血流に対する効果を検証した。測定の原理としては，採取した血液を流路幅 7 μm の溝が並列に 8,736 本並ぶ擬似毛細血管をマイクロチップ上に作製し，20 cm 水柱圧をかけながら 100 μL の血液を通過させたときの通過時間を測定する。試料の測定に当たっては，擬似毛細血管を通過する時間（A）を測定し，毎回その直前に生理食塩水 100 μL の通過時間（B）を測定し，その値を下式により 12 秒に換算し，補正値とした。

通過時間補正値＝（A）／（B）×12

測定は 3 回以上行い，明らかな異常値は除外し，3 回以上の補正値（変動係数 5％以内）を平均したものを最終測定値として，試料添加による通過時間の短縮率を下式で求めた。

血流通過時間短縮率＝（Ao－As）／Ao×100
　　Ao：コントロール通過時間，As：試料添加通過時間

試験は，健康なボランティア 19 名（20～50 代）にわさび 5.0 g，AITC 10 mg，6-MSITC 8.0 mg をそれぞれ摂取させ，1 時間後に採血をして測定した。AITC はわさび 5 g 程度に含まれる量を目安とした。6-MSITC は効果が弱かったため，量をわさび 10～15 g 分に増やして評価した。また，被験者には食習慣が血流に影響を与えないよう，3 日前より魚類の摂取を，前日はアルコール類の摂取を禁止し，当日は血流に大きな影響を与えないことが分かっている炭水化物のみの食事を試験 2 時間前までにとった。その結果，摂取前の通過時間が 68.6 秒であったのに対し，わさび 5.0 g の摂取では，摂取後は 56.1 秒に短縮されており，血流改善効果が確認できた[16]。これは，玉ねぎの 20％には若干及ばないものの，レモンの 13％，青汁の 10％よりも強い効果である。さらに，摂取前で血流 55 秒以下の正常範囲内の人と試験中に気分が悪くなった人（ストレスの影響が血流に反映されていると考えられる人）を除外した場合の改善率は 27％であり，14 人中 13 人で改善が見られた（図 1）。

AITC でも 10％程度の改善効果が見られたことから，わさびの血流改善効果は AITC とビタミン C などの他の成分によるものと考えられる。6-MSITC では本試験では血流改善効果が確認できず，主に血小板凝集抑制作用により動脈硬化の予防などに寄与するものと考えられる。

3　血流改善が寄与する作用

3.1　育毛効果

ヒト毛乳頭細胞を培養し，6-MSITC を含む培地（6-MSITC 濃度 0.08～2.0 μM）で 1 日培養後および 3 日培養後の細胞賦活作用を WST 法にて測定した。また，培養 2 時間後の VEGF 遺伝子の mRNA 発現量をリアルタイム polymerase chain reaction（PCR：複製連鎖反応）にて，

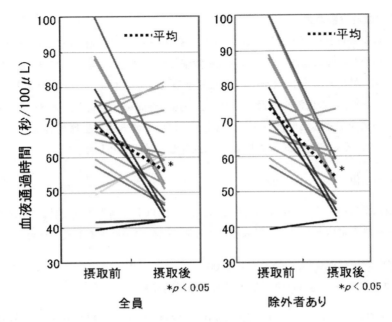

図1　血流改善効果
ヒト19名にわさび5.0gを摂取させ，摂取前，摂取1時間後に採血を
してMC-FANにて血流速度を測定した。わさびの摂取により血液の
通過時間が短縮されており，わさびの血流改善効果が確認された。
(試験実施機関：東海学園大学)
平均値±SD，$^*P<0.05$，$^{**}P<0.001$

培養3日後のVEGF産生量をELISAにて評価した。その結果，細胞賦活作用については培養1日目から有意な差が見られ，培養3日後にはポジティブコントロールであるアデノシン(100μM)，ミノキシジル(30μM)よりも強い賦活作用を示した(図2)。さらに，VEGF mRNA発現量で0.4μMの6-MSITCで有意に増加が見られた(図3)。VEGF産生量には有意差は得られなかったが増加傾向が見られた。これらのことから，わさび成分は毛髪環境の改善効果が期待でき，育毛用の素材として有望と考えられる。

3.2　認知症改善効果

厚生労働省の推計によると，高齢化社会を迎える日本の社会では2025年には700万人の患者を抱えることになることが予測されている。脳細胞のダメージが認知症の発症や進行に関与していると考えられており，脳内の低酸素状態や虚血状態を減らすこと，ROSによる神経細胞のダメージを減らすことが認知症対策として重要だと考えられる。

6-MSITCによる抗血小板凝集抑制作用により，脳内の毛細血管などにおいて血流改善作用が期待でき，神経細胞のダメージを減らすことができると考えられる。

また，6-MSITCはKeap1/Nrf2系の活性化を通して解毒，抗酸化遺伝子群を発現することが

第 10 章　ワサビ（スルフィニル）

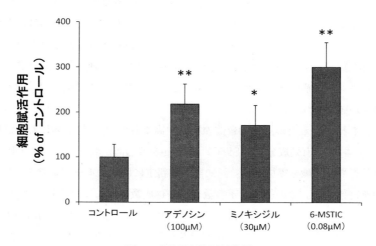

図2　毛乳頭細胞賦活作用

ヒト毛乳頭細胞に 6-MSITC を添加して 3 日間培養後，WST 法にて細胞賦活作用を評価した。6-MSITC はコントロールに対して有意な活性を示した。
（試験実施機関：㈱エーセル）
n＝5，平均値±SD，$^*P<0.05$，$^{**}P<0.001$

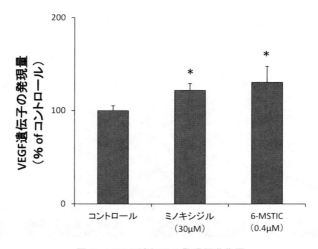

図3　VEGF 遺伝子の発現促進作用

ヒト毛乳頭細胞に 6-MSITC を添加して 2 時間培養後，total RNA を回収し，リアルタイム PCR 法にて血管内皮細胞増殖因子（VEGF）の遺伝子発現量を測定した。その結果，6-MSITC はコントロールに対して有意に遺伝子発現を促進した。
（試験実施機関：㈱エーセル）
n＝3，平均値±SD，$^*P<0.05$

知られているが，Keap1/Nrf2の活性化は，HO-1などの抗酸化酵素を高めるため，神経細胞の酸化ダメージを抑制することができる[17]。6-MSITCの類似体である4-MSITCをマウスに投与した試験からは，摂取後15分後には脳内で4-MSITCの蓄積が見られるという報告もあり[18]，6-MSITCでも同様に脳内にて抗酸化作用を発揮する可能性も示唆される。実際，Morroniらのグループがパーキンソン病のモデルマウスに6-MSITCを投与した試験では，パーキンソン病の症状の改善効果が確認されている[19]。

　ヒトでの効果を検証するため，運動習慣のない中高年齢の健常者19名にわさび抽出エキス末（ワサビスルフィニル®，有効成分6-MSITC）100mgを8週間摂取させた。プラセボ群は18名とし，二重盲検並行群間試験を実施した。認知機能の判定にはストループ試験を実施し，判断力や情報処理能力を評価した。その結果，正答数および達成数に関してワサビスルフィニル®群で有意に成績の向上が確認された（図4）。これらのことから，6-MSITCには判断能力や情報処理能力の正確性や処理速度を向上させる効果が期待される。そのメカニズムとしては，6-MSITCの血小板凝集抑制作用などにより脳の血流が改善し，虚血，低酸素状態を改善する効果や，抗酸化作用によって脳神経の酸化ダメージが抑制されていることが考えられる。そのため，ワサビスルフィニル®の日常的な摂取により，認知症の発症を予防または症状を緩和する効果が期待できる。

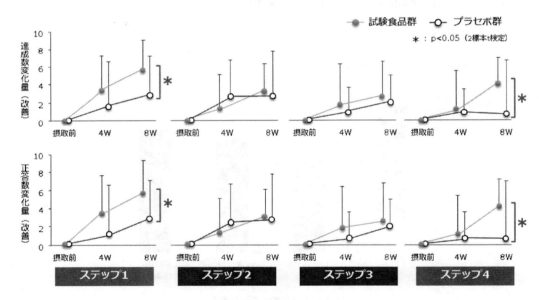

図4　認知機能改善効果

運動習慣のない健常者37名（平均年齢56.1歳，試験食品群19名，プラセボ群18名）にワサビスルフィニル®100mgを含む試験食品を8週間摂取させた。試験は，無作為割付による二重盲検並行群間試験で実施した。8週間後の新Stroop検査Ⅱにおいて，ステップ1およびステップ4で有意な差が見られた。
Stroop検査は脳へ同時に入ってくる2つの異なる情報（言語情報と色覚情報）の識別・処理能力を評価するテストで，高度な脳機能を見る検査であることから，判断力，情報処理能力などが高まっていると考えられる。　　　　　　　　　　（試験実施機関　㈱TTC）

第10章　ワサビ（スルフィニル）

3.3　美肌効果

　平均年齢52.6歳の女性18名にワサビスルフィニル®200mg（9名）を12週間摂取させた結果，プラセボ群（9名）に比べて美肌効果が得られることが報告されている。試験デザインは二重盲検並行群間試験として実施した。評価方法はVASスコアを用い，被験者に肌の調子を回答してもらった。その結果，摂取4週間後からプラセボに対して有意差が得られるようになり，12週間後までに徐々にその差は開いていった（図5）。改善項目としては，「肌の明るさ」，「シミ・ソバカス」，「透明感」，「潤い」，「ツヤ」で有意な差が見られた。詳細なメカニズムは検討されていないが，6-MSITCによる抗酸化作用によって紫外線などの肌ダメージを抑えたり，血行促進作用により，肌のターンオーバーを正常化している可能性が考えられる。

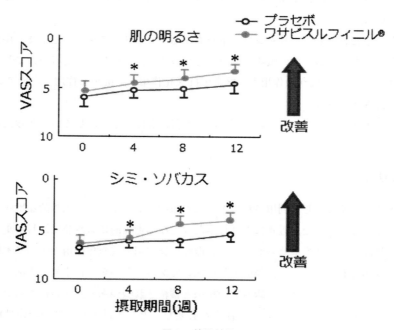

図5　美肌効果
平均年齢52.6歳の女性被験者18名にワサビスルフィニル®200mg/日含有（9名）とプラセボ（9名）を12週間摂取させた。試験は，無作為割付による二重盲検並行群間比較試験にて実施した。
VASスコアで評価した結果，ワサビスルフィニル®摂取群で，「肌の明るさ」「シミ・ソバカス」「透明感」「潤い」「ツヤ」に有意な改善が見られた。
*$P<0.01$ vs. 摂取前　　　　　　　　　　　　　　　　　　（試験実施機関　㈱TTC）

4　その他の機能性成分

ここまで，主にわさびに含まれるイソチオシアネートのうち，6-MSITC を中心に機能性を紹介してきたが，わさびには多くの種類のイソチオシアネート類が含まれており，少なくとも 21 種類が確認されている[20, 21]。

6-MSITC は刺激や香りがほとんどなく，官能的には収斂味に近い渋さを感じる成分である。血流に対する機能以外としては解毒代謝酵素誘導作用[15]や抗がん作用[22]，抗炎症作用[23]，抗糖尿病作用[24]，抗アレルギー[25]・抗アトピー作用[26]が確認されている。最新の研究では，毛乳頭細胞賦活作用[8]やパーキンソン病改善作用[19]なども期待できることが新たに解明されてきている。

また，わさび葉成分の機能性についても解明がすすめられている。わさび葉に含まれるイソサポナリンなどのフラボノイド類には，コラーゲン産生促進作用[27]や毛乳頭細胞賦活作用も見出されている。そのほかにも，抽出物に抗インフルエンザ作用[28]，抗肥満作用[29]，抗がん作用[30]などが報告されている。

さらに，わさびに特徴的なグリーンノートを有するイソチオシアネートとして，6-MTITC がある。加工わさびをよりわさびの風味に近づけるために主に香料として使用されてきたが，機能性も有しており，抗菌・抗う蝕作用[31]，解毒・抗酸化作用[32]，抗がん作用[33]，抗アレルギー作用[25]などが報告されている。

これらのイソチオシアネート類もわさびの血流改善にも作用を及ぼしていると考えられる。

5　おわりに

わさびは古来より薬草として利用されてきた薬効植物であるが，その刺激的な風味から薬味として利用が中心となってきた。近年になり日本だけでなく世界的にわさびに注目が集まりつつあり，その機能性成分の研究も進められている。血行促進作用や抗酸化作用などの基本的な健康増進に寄与する作用を有すること，食経験も長い植物であることから，日常的に生活にぜひ取り入れていただきたい。さらに，ヒト臨床試験の結果も蓄積されつつあり，今後はさらなる有用性が解明されていくと期待される。しかし，注意が必要な点としては，わさびの機能性成分である 6-MSITC は一般に普及している常温チューブ製品などの加工わさび商品にはほとんど含まれていないことである[34]。加工食品として低価格で利便性を追求した結果，6-MSITC を多く含むわさび根茎部分の使用率が低くなっているためである。加工わさびメーカーとしてもより健康成分を多く含む利便性の高い，安価な商品の開発に取り組んでいる。

和食の広がりに合わせて「WASABI」として世界的に広がりつつあるが，香辛料としてだけでなく，健康にもよい食材としての認知度を高めていく必要がある。

第 10 章　ワサビ（スルフィニル）

文　　献

1)　K. Yamane *et al.*, *Hort. J. Preview*, MI–065, 1（2015）

2)　中日新聞，11 判，p.26，2001 年 4 月 17 日

3)　人見必大，東洋文庫 296 本朝食鑑 1，p.180，平凡社（1976）

4)　岡田稔，新訂原色牧野和漢薬草大圖鑑，p.154，株式会社北隆館（2002）

5)　伊沢凡人，会田民雄，カラー版薬草図鑑，p.277，社団法人家の光協会（1999）

6)　K. Ucida *et al.*, *Chem. Senses*, **37**, 809（2012）

7)　Y. Morimitsu *et al.*, *Mech. Ageing Dev.*, **116**, 125（2000）

8)　T. Yamada-Kato *et al.*, *Food Sci. Technol. Res.*, **24**, 567（2018）

9)　Y. Morimitsu *et al.*, *Bio Factors*, **13**, 271（2000）

10)　M. J. Caterina *et al.*, *Nature*, **389**, 816（1997）

11)　K. Venkatachalam & C. Montell, *Annu. Rev. Biochem.*, **76**, 387（2007）

12)　富永真琴，漢方医学，**37**, 164（2013）

13)　T. Kono *et al.*, *Am. J. Physiol. Gastroint. Liver Physiol.*, **304**, 428（2013）

14)　T. Yamada-Kato *et al.*, *Food Sci. Technol. Res.*, **23**, 343（2017）

15)　Y. Morimitsu *et al.*, *J. Biol. Chem.*, **277**, 3456（2002）

16)　村田充良ほか，日本食品科学工学会発表（2004）

17)　T. Satoh *et al.*, *PNAS*, **103**, 768（2006）

18)　A. Tarozzi, *et al.*, *Oxid. Med. Cell. Longev.*, **ID415078**, 10（2013）

19)　F. Morroni *et al.*, *Brain Res.*, **1589**, 93（2014）

20)　伊奈和夫，香料，**136**, 45（1982）

21)　H. Etoh *et al.*, *Agric. Biol. Chem.*, **54**, 1587（1990）

22)　Y. Fuke *et al.*, *Nutr. Cancer*, **66**, 879（2014）

23)　T. Uto *et al.*, *Adv. Pharmacol. Sci.*, **2012**, 1（2012）

24)　J. Yoshida *et al.*, *Biosci. Biotechnol. Biochem.*, **75**, 136（2011）

25)　T. Yamada-Kato *et al.*, *J. Nutr. Sci. Vitaminol.*, **58**, 303（2012）

26)　M. Nagai *et al.*, *J. Nutr. Sci. Vitaminol.*, **55**, 195（2009）

27)　M. Nagai *et al.*, *J. Nat. Med.*, **64**, 305（2010）

28)　K. Mochida *et al.*, *J. Sci. Food Agric.*, **88**, 1704（2008）

29)　T. Yamada-Kato *et al.*, *Food Sci. Technol. Res.*, **22**, 665（2016）

30)　M. Okamoto *et al.*, *J. Clin. Biochem. Nutr.*, **43**, 251（2008）

31)　原田靖裕ほか，食品工業，**41**, 58（1998）

32)　T. Yano *et al.*, *Cancer Lett.*, **155**, 115（2000）

33)　Y. Korenori *et al.*, *Mol. Nutr. Food Res.*, **57**, 854（2013）

34)　村田充良ほか，日本食品科学工学会誌，**51**, 477（2004）

第11章　含硫フレーバー（ニンニク，シイタケ）

山口勇将[*1]，熊谷日登美[*2]

1　フレーバーの作用

　Marcel Proust の畢生の大作である「失われた時を求めて」の作中で，主人公である作者がマドレーヌの香りをきっかけに幼少期の記憶を呼び起こす場面がある。このように匂いから記憶が想起される現象は，著者の名前を取りプルースト効果と言われているが，これは嗅覚と脳とが強く結びついていることをよく表している。嗅覚はダイレクトに大脳辺縁系に働きかけることができ，このため，フレーバーは我々の記憶や感情に影響を与える。

　一方で，フレーバーは，生体調節機能をも有している。例えば，ラベンダーの香りをラットに嗅がせると，交感神経の活動を抑え，胃の副交感神経を活性化することで食欲が増進すると言われている。さらに，フレーバーの生体調節機能は，"鼻から"にとどまらず，"口から"摂取した場合にも発揮されることも明らかになってきている。例えば，ブロッコリースプラウトに含まれるフレーバーであるスルフォラファン（4-メチルスルフィニルブチルイソチオシアネート）は抗がん作用を示すことが知られている。これは経口摂取したスルフォラファンが，肝臓においてグルタチオン-S-トランスフェラーゼなどの第二相解毒酵素の発現を誘導することで，発がん物質を抱合し排出するためと考えられる。フレーバーによる疾病予防や健康増進に関する機能は，ブロッコリー，キャベツなどのアブラナ科植物ばかりでなく，ニンニク，タマネギなどのネギ属植物でも多く報告されている。これらのフレーバー成分には，その構造に硫黄原子を含んでいるという共通の特徴がある。シイタケも，そのフレーバー成分には硫黄が含まれており，著者らは，その生理活性に関する研究を行っている。本章では，ニンニクとシイタケに含まれる含硫フレーバーによる血流改善効果を紹介する。

2　ニンニクフレーバーの血小板凝集抑制作用

　ニンニクは古代より薬理効果の高い食品として親しまれてきたが，近年ではアメリカの国立癌研究所が行った「デザイナーフーズ・プログラム」というプロジェクトにおいて，ニンニクはがん予防効果の高い40種類の食品のうちトップとなり，現代でもその高い薬理効果が認められている。この薬理効果は，主に，含硫フレーバーによるものであると考えられている。未加工の生

---

* 1　Yusuke Yamaguchi　日本大学　生物資源科学部　生命化学科　助手
* 2　Hitomi Kumagai　日本大学　生物資源科学部　生命化学科　教授

第11章 含硫フレーバー（ニンニク，シイタケ）

鮮ニンニクには含硫フレーバーはほとんど含まれておらず，代わりに S-アリル-L-システインスルフォキシド（別名アリインまたは ACSO）や S-メチル-L-システインスルフォキシド（別名メチインまたは MCSO）というフレーバーの前駆体が高含有されている。生鮮ニンニクを摩り下ろしたり切ったりすることにより組織・細胞が破壊され，維管束鞘細胞の細胞質に存在していた ACSO や MCSO が，液胞に存在していた C-S リアーゼ（別名アリイナーゼ）[1]と接することにより，反応性の高いスルフェン酸に変換される。スルフェン酸はその後，多段階の反応を経てジアリルジスルフィド（DADS）やジアリルトリスルフィド（DATS），メチルアリルトリスルフィド（MATS）などの含硫フレーバーとなる（図1A）。

ニンニク抽出物による血小板凝集抑制作用は 1979 年に Makheja らが報告していたが[2]，Ariga らはその作用がフレーバー中のスルフィドに起因することを突き止めた[3]。さらに，Ariga らは数あるニンニク含硫フレーバーの中でも MATS は細胞毒性が低く血小板凝集抑制作用が強いことを報告している[4]。血小板凝集に関わる反応は，まず，血管内皮が何らかの要因により損傷しコラーゲンが露出すると，血小板表面のコラーゲン受容体がそこに結合することにより始まる。次に，脂質二重層中のリン脂質からホスホリパーゼ A_2（PLA_2）により細胞内にアラキドン酸

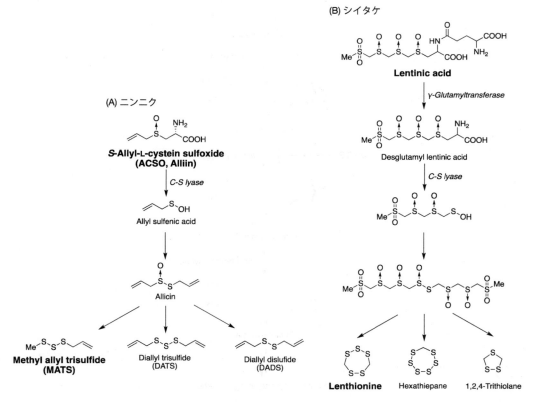

図1　ニンニク（A）およびシイタケ（B）含硫フレーバーの生成プロセス

(AA)が遊離し，AAはプロスタグランジンG$_2$(PGG$_2$)やプロスタグランジンH$_2$(PGH$_2$)を経て，トロンボキサン合成酵素によりトロンボキサンA$_2$(TXA$_2$)に代謝される．TXA$_2$は，血小板膜表面のTXA$_2$受容体に作用し，細胞内の濃染顆粒からカルシウムイオン，アデノシン二リン酸（ADP）などの放出を引き起こし，タンパク質のリン酸化，脱リン酸化を経て，細胞表面のグリコプロテインⅡb/Ⅲa（インテグリンαⅡb/β3）を活性化する．活性化したグリコプロテインⅡb/Ⅲaはフィブリノーゲンと結合し，このフィブリノーゲンの架橋により，血小板同士が結合し凝集する．すなわち，この一連の経路のどこかを阻害すれば，血小板凝集が抑制される．多血小板血漿にMATSを添加後，AAで血小板を惹起した場合には血小板は凝集しないが，TXA$_2$で惹起した場合には血小板が凝集したことから，MATSの作用部位は，アラキドン酸カスケード内であることが明らかとなった[4]．さらに詳細な検討により，MATSはアラキドン酸カスケード中のハイドロペルオキシダーゼ（PGG$_2$からPGH$_2$を生成する酵素）を阻害することも示された（図2）[5]．MATSは，*in vivo*においても血小板凝集抑制作用を示すとされている[5,6]．このように，ニンニクフレーバーであるMATSは血小板凝集抑制作用を有し，本成果は含硫フレーバーによる血小板凝集抑制作用の研究の先駆けとなった．

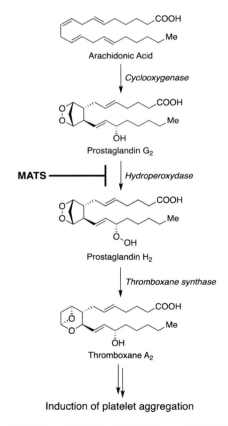

図2　MATSによるアラキドン酸カスケード内の酵素阻害

第11章　含硫フレーバー（ニンニク，シイタケ）

3　ニンニクフレーバー前駆体の血小板凝集抑制作用

前節ではニンニクの含硫フレーバーである MATS による血小板凝集抑制作用を示したが，これを機能性食品として利用するのは困難である。まず，MATS はニンニクを特徴づけるフレーバーのため，その強い臭気から多量の摂取は難しく，また，揮発性が高いため，長期的に安定して食品に入れることも難しい。また，疎水性が高く，飲料などへの用途も限られる。これはニンニクに含まれる他の含硫フレーバーにも当てはまる問題である。一方，その前駆体である ACSO は無味無臭の水溶性化合物であり，コク味成分でもあることから[7]，より汎用的に食品へ利用できると考えられる。著者らは，ACSO が様々な生体調節機能を有すること[8]を示しており，ACSO は機能性食品素材としての利用も期待される。そこで我々は，MATS の代わりに ACSO の経口摂取により血小板凝集が抑制できないか検証した。ACSO から MATS への一連の反応では，*C-S* リアーゼによる ACSO からスルフェン酸の生成が鍵反応であり，生成したスルフェン酸はその反応性の高さから自発的に反応し含硫フレーバーへと変換される。すなわち，ACSO が体内でスルフェン酸に代謝されれば，MATS のようなスルフィドが生成し血小板凝集抑制作用を発揮する可能性がある。ヒトやラットは肝臓や腎臓に *C-S* リアーゼを持つと報告されているため[9]，胃や腸で吸収された ACSO が肝臓でスルフェン酸，そしてスルフィドに代謝され下大静脈から全身に運ばれ血小板凝集抑制作用を発揮すると期待される。

著者らは ACSO による血小板凝集抑制作用を検証するにあたり，まず ACSO を簡便に合成する方法の確立を試みた。マウスなどの実験動物に経口投与するためには一定量の ACSO が必要であり，ACSO はニンニクに高含有されるものの，必要量をニンニクから抽出することは効率的ではないからである。ACSO の合成は 4 段階で達成され，まず，出発原料である L-cysteine methyl ester のチオール基をアリル化し，続いて硫黄原子を酸化した。この中間生成物はジアステレオミクスチャーであるが，カラムクロマトグラフィーにより容易に分離される。最後にメチルエステルを加水分解することにより，天然と同じ絶対立体配置を有する ACSO を得ることができた[10]。

著者らは，合成した ACSO，および既に血小板凝集抑制作用が報告されている DADS をポジティブコントロールとして用い *in vitro* での検証を行った[11]。ヒトより採取した血液に血小板を惹起する ADP を添加した際に，DADS 存在下では血小板凝集抑制作用が確認できたものの，ACSO 存在下では血小板凝集抑制がほとんど認められなかった（図 3A）。この結果は，ACSO そのものは血小板凝集抑制作用を持たないことを示している。一方，*ex vivo* での検討では，ラットに対して ACSO 水溶液を経口投与した後，経時的に採血し，得られた血液に ADP を添加することにより，経口投与した ACSO の血小板凝集抑制作用を評価した。その結果，ACSO 経口投与後 4 時間から血小板の凝集抑制が認められ，20 時間後に血小板凝集の阻害率が最も高かった（図 3B）。ACSO の投与量が 10 mg/kg body weight では阻害率が 80 ％以上となり，0.1 mg/kg body weight においても血小板凝集抑制作用は 20 ％程度であった（図 3C）。この一方で，DADS

177

は経口投与しても血小板凝集抑制作用がほとんど認められなかった (図3B)。これらの結果より，経口摂取されたDADSは吸収されにくいか，あるいは，速やかに分解・代謝され，一方，ACSOは，小腸から吸収後，血小板凝集抑制作用を有する含硫フレーバーに変換されると考えられる。ヒトやラットの肝臓や腎臓には C-S リアーゼが存在していることを考慮すると，ACSOはMATSやDADS等の含硫フレーバーに変換され，血小板凝集抑制作用を発揮したと推察される。

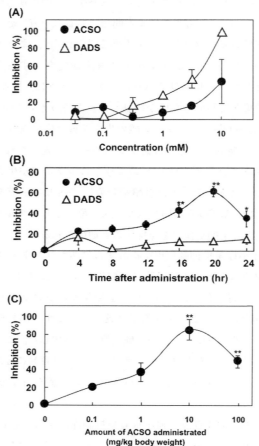

The dose of ACSO or DADS administered to rats was 100 mg/kg body weight (B). Blood was collected 20 h after oral administration of ACSO (C).

Each value is the mean of 5 experiments with ± SE (n = 5). Single and double asterisks indicate a significant difference at $p < 0.05$ and 0.01, respectively, compared with the sample without oral administration of ACSO or DADS.

図3　In vitro におけるACSO およびDATSの血小板凝集阻害率(A)，ex vivo におけるACSO およびDATSの血小板凝集阻害率の経時変化(B)，ならびに種々の量のACSOを経口投与し20時間後の血液のex vivo における血小板凝集阻害率(C)

第11章　含硫フレーバー（ニンニク，シイタケ）

4　シイタケフレーバーの血小板凝集抑制作用

シイタケ特有の香ばしい香りはレンチオニンという含硫フレーバーによるものであり，これはレンチニン酸から生成する。フレーバー前駆体であるレンチニン酸はスルホキシド基を有するジペプチドであり，シイタケの組織が破壊されることによりシイタケに含まれるγ-グルタミルトランスフェラーゼおよびC-Sリアーゼによりスルフェン酸に変換される。スルフェン酸は反応性が高く，自己縮合等によりフレーバー成分であるレンチオニンなどの含硫化合物を与える（図1B）。このシイタケ含硫フレーバーが生成するプロセスは，フレーバー前駆体がスルホキシド基を有すること，アミノ酸構造を持つこと，前駆体がC-Sリアーゼによりスルフェン酸に変換されることなど，ニンニクのフレーバー生成機構と共通点がある。生成するフレーバーに生理活性発現の要とも言える硫黄原子が含まれることや，レンチニン酸がヒト体内でC-Sリアーゼによりフレーバー成分に変換されると考えられることから，シイタケの含硫フレーバーおよびその前駆体もニンニクのそれらと同様に血小板凝集効果を示すと期待できる。そこで著者らはまず，シイタケ抽出物およびシイタケ含硫フレーバーであるレンチオニンが血小板凝集抑制作用を示すか検討することとした。まず，$in\ vitro$での検証では，ヒト血液から調製した多血小板血漿に，シイタケ抽出物もしくは化学合成によって得たレンチオニンを添加した後，AAもしくはTXA$_2$アナログであるU-46619を加えることで血小板凝集を惹起した[12]。この結果，シイタケ抽出物およびレンチオニンの両者に，アラキドン酸もしくはU-46619の両方による血小板凝集に対して抑制作用があった。これは，ニンニク抽出物およびMATSと異なる結果であり，シイタケ抽出物およびレンチオニンは，ハイドロペルオキシダーゼを阻害するMATSとは別の作用機序により血小板凝集を抑制していることが示された。シイタケ抽出物中の含硫フレーバーにはレンチオニンが最も多く含まれていたこと，および，アラキドン酸惹起による血小板凝集の抑制作用におけるシイタケ抽出物およびレンチオニンのIC$_{50}$が同程度だったことから[12]，シイタケ抽出物による血小板凝集抑制作用はレンチオニンによるものであると結論づけた。

続いて筆者らは，レンチオニンを経口投与することにより血小板凝集が誘導されるか検討した[13]。オリーブオイルに溶解させたレンチオニンをマウスに経口投与した後，経時的に得た血液から多血小板血漿を調製し，これにADPを添加した。ADPは，ADP受容体に作用し，アデニル酸シクラーゼ（アデノシン三リン酸（ATP）から環状アデノシン一リン酸（cAMP）を生成する酵素）の活性を抑制する抑制性のGタンパク質（Gαi2）の活性を亢進するため，ATPからcAMPへの変換が抑制される。cAMPは，細胞内のカルシウムイオン濃度を減少させることにより血小板凝集を抑制するので，cAMPの生成抑制は，血小板の凝集を引き起こす。したがって，ADPはアラキドン酸カスケードの下流に作用する血小板凝集惹起物質である。レンチオニンを100 mg/kg body weight投与したマウスでは投与後8時間から血小板凝集の阻害が認められ，12時間後に阻害率が30%と最大となった（図4A）。さらに，投与量を1 mg/kg body weightまで減らしても15%ほどの阻害率を示した（図4B）。これらの結果から，レンチオニンは消化管を

179

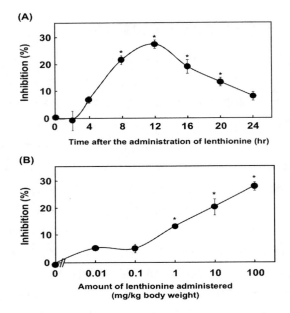

The dose of lenthionine administered to rats was 100 mg/kg body weight (A). Blood was collected 12 h after oral administration of lenthionine (B).
Each value is the mean of 5 experiments with ± SE (n = 5). Asterisks indicate a significant difference at $p < 0.01$ compared with the sample without oral administration of lenthionine.

図4　レンチオニンの経口投与による血小板凝集阻害率の経時変化(A) および
レンチオニンの経口投与量が血小板凝集阻害率に与える影響(B)

通過し小腸で吸収された後もその血小板凝集抑制作用が残存していること，および，その作用部位は，血小板凝集のシグナル伝達経路において濃染顆粒内の物質の放出よりも下流であることが示唆された。

5　まとめ

　本章では，ニンニクの含硫フレーバーおよびその前駆体，さらにシイタケの含硫フレーバーが血小板凝集抑制作用を有することを紹介した。食品素材を既存の食品に添加して特有の機能を付与することを目的とした場合，添加される食品の風味や味を損なわないことや，食品として経口投与した後も活性が残存していることが必要である。これらの点を考慮するとニンニクのフレーバー前駆体である ACSO やレンチオニンは血小板凝集抑制作用を有する食品素材として有望であると考えられる。

第11章 含硫フレーバー（ニンニク，シイタケ）

文　　献

1) G. S. Ellmore and R. S. Feldberg, *Am. J. Botany*, **77**, 1342 (1994)
2) A. N. Makheja *et al.*, *Lancet*, **313**, 781 (1979)
3) T. Ariga *et al.*, *Lancet*, **317**, 150 (1981)
4) H. Nishimura and T. Ariga, Food Phytochemicals for Cancer Prevention I, ACS Symposium Series, **546**, 128, ACS Publications (1994)
5) T. Ariga and T. Seki, *BioFactors*, **26**, 93 (2006)
6) T. Ariga *et al.*, *BioFactors*, **13**, 251 (2000)
7) Y. Ueda *et al.*, *Agric. Biol. Chem.*, **54**, 163 (1990)
8) H. Uto-Kondo *et al.*, *Biosci. Biotechnol. Biochem.*, **82**, 724 (2018)
9) A. J. L. Cooper and J. T. Pinto, *Amino Acids*, **30**, 1 (2006)
10) W. Hakamata *et al.*, *J. Agric. Food Chem.*, **63**, 10778 (2015)
11) M. Akao *et al.*, *J. Clin. Biochem. Nutr.*, **43** (Suppl.), 502 (2008)
12) S. Shimada *et al.*, *BioFactors*, **22**, 177 (2004)
13) S. Shimada *et al.*, *J. Clin. Biochem. Nutr.*, **43** (Suppl.), 505 (2008)

第12章　ビタミンE

阿部皓一[*1]，青木由典[*2]，田村　元[*3]

1　ビタミンEとは

　ビタミンEはEvansとBishopにより1922年に「生殖に関与する必須な食事性新規因子」として発見され，1924年にSureによりビタミンEと命名されて，1956年にはGreenにより4種類のトコフェロール同族体と4種類のトコトリエノール同族体が発見されている（図1）。ビタミンEは，クロマン環を核として，それに脂溶性側鎖が付いた両親媒性化合物である。ビタミンEはイソフィトール側鎖をもつトコフェロールタイプと3つの二重結合をもつプレニル側鎖を有するトコトリエノールタイプがある。ビタミンEのクロマン環は抗酸化作用をもち，イソフィトール側鎖は生体膜の安定化作用に関与し，プレニル側鎖は細胞情報伝達作用に関与してい

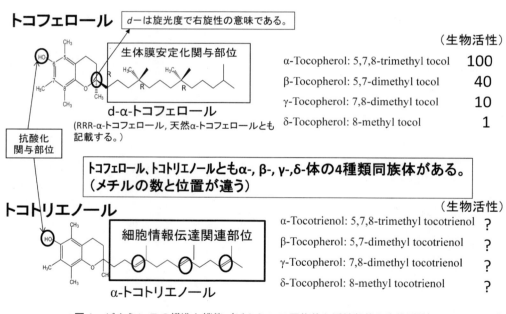

図1　ビタミンEの構造と機能（ビタミンE同族体と活性部位と生物活性）

---

* 1　Koichi Abe　三菱ケミカルフーズ㈱　第三事業部門　顧問
* 2　Yoshinori Aoki　三菱ケミカルフーズ㈱　第三事業部門　食品部　健康食品課　課長
* 3　Hajime Tamura　三菱ケミカルフーズ㈱　第三事業部門　医薬品部　開発課　課長

第12章　ビタミンE

る。ビタミンEの生物活性は，ビタミンE欠乏ラットを用いて，それぞれの検体を投与した際の欠乏症状の改善度合いを示すものであり，α-トコフェロールを100とすると，β-トコフェロール40，γ-トコフェロール10，δ-トコフェロールが1であり，トコトリエノール同族体については不定である。しかしながら，日本人の食事摂取基準では，天然α-トコフェロール（d-α-トコフェロール）のみを計算して，他の同族体からの換算値は採用していない。α-トコフェロール以外の同族体には，α-トコフェロールが持たない独自の作用（ナトリウム排泄作用，抗がん作用，美白作用など）がある。また，α-トコフェロールには天然体（RRR-α-Tocopherol, d-α-Tocopherol）と合成体（all-rac-α-Tocopherol, dl-α-Tocopherol）があり，側鎖の立体構造による代謝の差から天然体の活性は合成体の1.36または2倍とされている。最近ではビタミンEのグループの中に，その側鎖に2重結合が1つあるトコモノエノール，2つあるトコジエノールも発見されているが，その働きは不明である。

一般にビタミンEというと，生物活性の強さや優れた体内動態により，α-トコフェロールとその誘導体を示す。ビタミンEは抗酸化作用・細胞情報伝達作用・生体膜安定化作用の基本作用を持ち，血流促進作用・抗炎症作用・抗血小板凝集作用・免疫賦活作用・ホルモン調整作用などの薬理作用を発揮し，血流，肝臓，神経，皮膚関連などの健康維持・疾病予防に貢献している（図2）。今回はα-トコフェロールの血行改善作用について中心的にまとめる。本章では，特に断らない限り，ビタミンEはα-トコフェロールを指す。

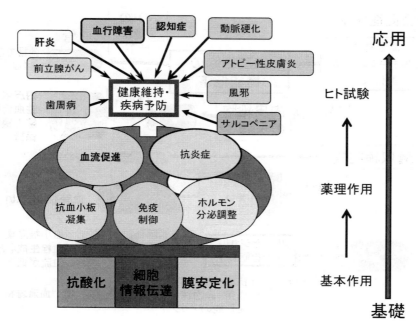

図2　α-トコフェロールの主な作用のまとめ

2 ビタミンEの血行改善作用

ビタミンE（α-トコフェロール）は古くから，サプルメントとして使われてきたが，日本では医療用医薬品または一般用医薬品としても使用され，「末梢循環障害（間歇性跛行，動脈硬化症，静脈血栓症，血栓性静脈炎，糖尿病性網膜症，凍瘡，四肢冷感症）」や「末梢血行障害による肩・首すじのこり，手足のしびれ・冷え，しもやけの改善」の血流改善作用が認められている。

2.1 血行改善のメカニズム

ビタミンEの血行改善効果の主なメカニズムとしては，

①酸化ストレスによる内皮細胞の機能低下改善，②血管収縮物質の分泌抑制，③赤血球の変形能・血液粘性の改善などが挙げられる（図3）。

高脂肪食，ペルオキシニトリル（血管弛緩物質NO＋活性酸素スーパーオキシドの生成物），酸化LDLが存在すると内皮細胞のNOに対する機能が低下し，血管弛緩が障害される。図4に示すメカニズムで加齢性の血管収縮が起こる[1]が，ビタミンEはNOの機能を保持して内皮細胞依存性血管弛緩作用を維持する。ビタミンE[2]とともにビタミンC[3]も心疾患者のニトログリセリンの耐性を減弱するので，内皮細胞依存性血管弛緩作用は抗酸化作用の寄与が大きい。ビタミンは血管収縮物質であるトロンボキサンA2の生合成を抑制し[4]，エンドセリンの分泌を抑制し血管の収縮を抑える。α-トコフェロールはエンドセリンの分泌は抑制するが，β-トコフェロー

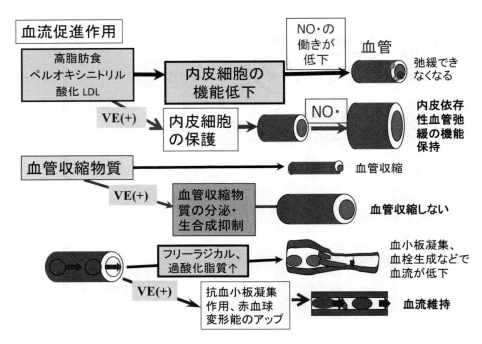

図3 血流促進におけるビタミンEの作用部位

第12章　ビタミンE

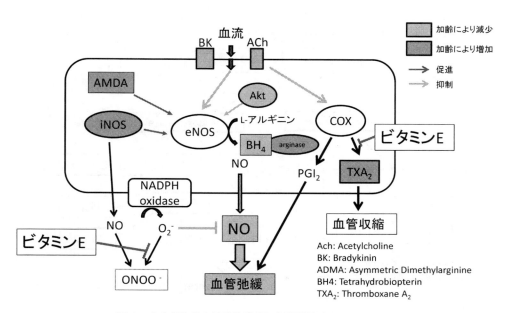

図4　内皮細胞依存性血管弛緩の加齢性障害メカニズムと
　　　ビタミンEの効果
（M.E.L. Assar et al., Front. Physiol., 2012 を参照）

ルはほとんど抑制しない[5]ので，本作用機構には抗酸化作用ではなく，細胞情報伝達作用の関与もある。さらに，ビタミンEは酸化ストレスなどによる赤血球の変形能の低下を防ぎ，末梢血管の血流を保つ。ビタミンE投与で腸間膜の微小血管の血栓形成が抑制される[6]が，そのメカニズムは図5に示す。ニトログリセリンを舌下・局所投与している2型糖尿病患者では血液変形能が低下し，血液粘性が上がり，血小板粘着能が低下するが，ビタミンE投与で正常に戻る[7]（図6）。本作用はグルタチオンでも同様の作用があることから，抗酸化作用が関与している。

2.2　血行改善作用におけるビタミンE同族体の比較

　α-トコフェロール，α-トコトリエノール，γ-トコトリエノール，δ-トコトリエノールおよびトコトリエノール高含有パーム油抽出物（α-トコフェロールおよびα-，γ-，δ-トコトリエノール含有）を用いて，酸化ストレス下（自動酸化するピロガロール添加）で血管の弛緩作用を調べたところ，各トコトリエノール添加群では作用が明確でないが，α-トコフェロールとトコトリエノールを含むパーム油抽出物では最も強い血管弛緩作用を示す[8]。良い血行改善作用では，トコトリエノール類に加えてα-トコフェロールの添加が必要であり，さらにトコトリエノール高含有パーム油抽出物には $+\alpha$ の作用がある。

血流改善成分の開発と応用

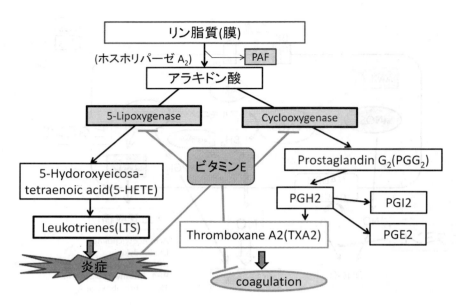

図5　ビタミンEの抗炎症作用と血小板凝集抑制作用のメカニズム

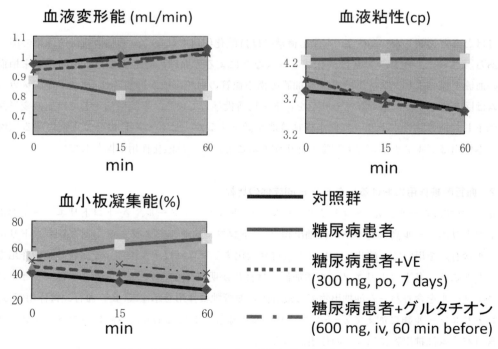

図6　NIDDM患者にニトログリセリンを投与した際の
血液変形能，血液粘性，血小板粘着特性の変化

第 12 章　ビタミン E

2.3　ヒトにおけるビタミン E の血流改善作用

2.3.1　α-トコフェロール

　ビタミン E の血行改善作用は，神村らの Cooling rewarming test（CR test：皮膚局所に一定の低温を付加したあと，その部位の皮膚温の回復状態を観察して，その部位あるいは全身的な微小循環の状態を把握しようとする検索法）の報告に端を発している。ビタミン E（dl-α-トコフェロール酢酸エステルまたは dl-α-トコフェロールニコチン酸エステル）を 1 日 400〜600 mg，2〜3 週間交叉投与し，CR test を行うと，水に浸した手の温度回復時間が短縮することを神村らは報告している[9]。Motoyama らは，冠攣縮性狭心症の患者を対象にして，ビタミン E（dl-α-トコフェロール酢酸エステル，300 mg/日，4 週間）投与による内皮細胞依存性血管弛緩作用を評価し，ビタミン E 投与群で有意に血管が弛緩されることを発表している[10]。血漿中ビタミン E 濃度が 0.5 mg/dL 未満の未熟児のビタミン E 欠乏赤血球に酸化ストレスをかけると赤血球の変形能が低下するが，ビタミン E を投与した赤血球では変形能は変化しない[11]。アルピニストが高地トレーニングする際に過酸化脂質が上昇し血液変形能も低下して血行障害を起こすことが知られている。ビタミン E，200 mg/日，4 週間投与で，赤血球の変形能は低下せず，高地での無酸素性活動閾値の低下を抑制する[12]。

　Ashor らは Medline，Embase，Cochrane Library，Scopus より該当する文献（2,172 報）を抽出してビタミン E の血管機能（血流依存性血管弛緩）に関してシステマティック・レビュー（46 報，非病者 14 報）を行い，27 試験，被験者 742 名でビタミン E（300〜1,800 IU，天然 α-トコフェロール換算で 201〜1,208 mg）で内皮依存性血管弛緩の改善，つまり血行改善効果を確認している[13]（図 7）。しかしながら，有意な異質性が検出され，血漿中ビタミン E 濃度が 20 μM（0.86 mg/dL）以下の群では顕著な効果が見られたが，21 μM 以上の群では効果が観察されていない。血漿中ビタミン E 濃度とビタミン E の血管機能改善効果との間に負の相関関係がある。ヒトにおけるビタミン E 基準血漿中濃度は 0.96〜1.38 mg/dL であり[14]，0.86 mg/dL 以下の群は一般的にビタミン E 血漿中濃度が低めなグループであり，偏食しがちなヒト，カロリー制限をしているヒト，ストレスを感じやすいヒト，高齢者などが相当すると考えられる。

2.3.2　非 α-トコフェロール

　喫煙による酸化ストレスで血行障害が発生するが，禁煙するとその障害は軽減される。γ-トコフェロール（500 mg/日），7 日間投与すると禁煙の血行改善効果が増強される[15]。血漿中酸化 LDL と尿中 F2-イソプラスタンは変化せず，炎症性物質である TNF-α とミエロペルオキシダーゼが減少しているので，γ-トコフェロールの抗炎症性作用の関与が考えられる。γ-トコフェロールはニコチン代替療法による禁煙に対しても同様に内皮細胞の機能低下を改善する[16]。高コレステロール血症患者がクルミ食を摂取すると内皮依存性血流弛緩が改善するが，クルミに多く含有されている γ-トコフェロールの寄与もある[17]。α-トコフェロールを含むトコトリエノール高含有フラクションも基礎的には血行改善効果が認められているが，ヒト試験はほとんど発表されていない。今後のヒト試験で非 α-トコフェロールの血行改善作用が確認されることを期待し

187

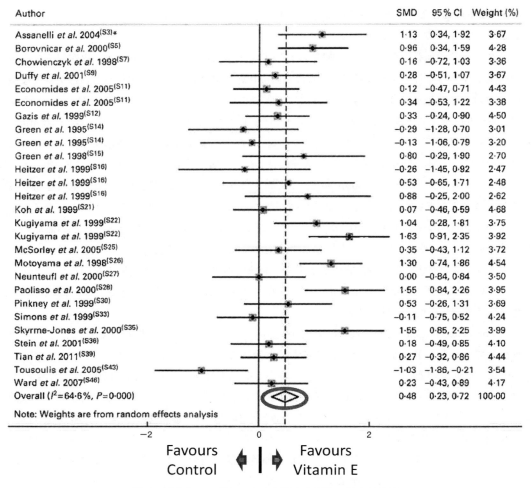

図7 ビタミンE投与による血管内皮細胞に対する効果
（A.W. Ashor et al., Brit. J. Nutr., 2015）

ている。

3 まとめ

　ビタミンEは抗酸化作用・細胞情報伝達作用・生体膜安定化作用をもち，多機能を発揮するが，血行障害の改善作用は神村らが開発したCooling rewarming testによる日本発の基本薬理作用である。そのメカニズムとしては内皮細胞の機能改善，血管攣縮物質の分泌・生合成抑制，赤血球の変形能改善などが知られている。ヒトにおける効果は末梢循環障害に伴う間歇性跛行・四肢冷感症などの諸症状の改善，血行障害に伴う首すじのこり・手足のしびれ・冷え・しもやけの改善などの作用が医薬品の効能として認められている。禁煙時の血行改善の増強，高地での活動補強なども報告されビタミンEの血行改善効果が，生活習慣やスポーツなどでも有用である

第 12 章　ビタミンE

ことがわかっている。米国ではビタミンE配合サプリメントに「心臓と心臓血管系の健康をサポートする」といった機能の表示が認められている。

　ビタミンEは「血管の内皮細胞を守り，赤血球の変形能を高め，血管と血液成分の両面から血流を改善する」ことが期待できる成分であり，偏食しやすいヒト，カロリー制限をしているヒト，ストレスを感じやすいヒトなどの現代人や高齢者などの血漿中ビタミンE濃度が低めなヒトに血行改善作用が期待できる。

文　　　献

1)　M. E. L Assar *et al., Front. Physiol.,* **28**, 1 (2012)
2)　H. Watanabe *et al., Circulation,* **96**, 2545 (1997)
3)　H. Watanabe *et al., Circulation,* **97**, 886 (1998)
4)　J. L. Toivanen, *Prostaglandins Leukot. Med.,* **26**, 265 (1987)
5)　F. Martin-Nizard *et al., J. Cardiovasc. Risk,* **5**, 339 (1998)
6)　佐藤正明ほか，医学と薬学，**42**, 457 (2002)
7)　D. Giugliano *et al., Ann. Intern. Med.,* **123**, 338 (1995)
8)　S. Ali and O. L. Woodman, *Oxid. Med. Cell. Longev.,* **2015**, 150829 (2015)
9)　神村瑞夫，ビタミン，**43**, 312 (1971)
10)　T. Motoyama *et al., J. Am. Coll. Cardiol.,* **32**, 1672 (1998)
11)　B. Lubin *et al., Pediatr. Res.,* **16**, 928 (1982)
12)　I. Simon-Schnass, Vitamin E in health and Disease, p.455, Marcel Dekker (1993)
13)　A. W. Ashor *et al., Brit. J. Nutr.,* **113**, 1182 (2015)
14)　阿部皓一，食品と容器，**58**, 1 (2017)
15)　E. Mah *et al., Free Radic. Med.,* **65**, 1291 (2013)
16)　E. Mah *et al., Exp. Biol. Med.,* **240**, 527 (2015)
17)　E. Ros *et al., Circulation,* **109**, 1609 (2004)

第13章　n-3系脂肪酸（DHA，EPA）

都築　毅*

はじめに

　グリーンランド先住民のイヌイットにおける心筋梗塞の発症率は低いとの報告から端を発し，その後に行われた多くの基礎・臨床研究やヒト介入試験などにより，n-3系脂肪酸の機能が明らかにされた。その主な機能は，心・血管系，脂質代謝系，中枢神経系，免疫系など，多様であり，現在も機能性の探索は進行中である。中でも血管機能に関しては多くの研究から，n-3系脂肪酸を多く含む魚油の摂取増加が心血管系疾患の発症を予防することが報告されている。本稿では，n-3系脂肪酸，特にエイコサペンタエン酸（EPA，20:5）とドコサヘキサエン酸（DHA，22:6）と血管機能との関連性を概説し，n-3系脂肪酸の血管系疾患の予防効果について考察する。

1　n-3系脂肪酸（DHA，EPA）とは

　魚に含まれる脂質の主成分は，通常，トリアシルグリセロールであり，畜肉や鶏肉と共通している。しかし，脂質含量の著しく少ない魚種では，蓄積脂質であるトリアシルグリセロールはほとんど含まれず，ホスファチジルコリンなどのグリセロリン脂質が主成分となる。魚類脂質の脂肪酸組成は，n-3系多価不飽和脂肪酸（n-3系脂肪酸）に富んでいる点で，牛肉や豚肉などの畜肉や鶏肉，牛乳などと著しく異なっており，多価不飽和脂肪酸が多いという点では，むしろ植物油に類似している。しかし，植物油に含まれる多価不飽和脂肪酸がリノール酸（LA，18:2）もしくはα-リノレン酸（LNA，18:3）であるのに対し，魚油ではエイコサペンタエン酸（EPA，20:5）やドコサヘキサエン酸（DHA，22:6）などの，炭素鎖長が20以上の不飽和脂肪酸が主体である点が異なっている（図1）。これらn-3系脂肪酸を含む食品は，ほとんど海産物に限られており，魚類以外にも甲殻類やイカ，貝類などの軟体動物，海藻類にも含まれているが，可食部中の含量は少ない。また，海産哺乳動物（クジラ，アザラシ）などにもn-3系脂肪酸が多く含まれているが，DHAが魚油では主としてグリセロールのsn-2位に結合しているのに対し，哺乳動物ではsn-1，3位に結合しており，ドコサペンタエン酸（DPA，22:5）が多いなどの差異がある。一般に，魚油にはn-3系脂肪酸が豊富に含まれているが，その量やEPAとDHA比率は魚種や季節により変動する。魚肉中のn-3系脂肪酸の多い魚種としては，マグロ類，サンマ，マイワシ，サバ，ハマチ（養殖），ビンナガなどがあげられる。EPAの多い魚種としては，マイ

---

　*　Tsuyoshi Tsuduki　東北大学大学院　農学研究科　食品科学分野　准教授

第13章　n-3系脂肪酸（DHA，EPA）

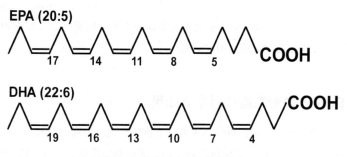

図1　EPAとDHAの化学構造

ワシ，カタクチイワシ，ハマチ（養殖）があり，一方，DHAの多いものとしてはマグロ類，カツオがある。

植物油に多いLNAは，生体中で鎖長延長および不飽和化を受け，EPAやDHAへの変換が可能である。しかし，この活性はそれほど強くなく，LNAは体内に蓄積されずにβ酸化されやすいので，体内のEPAやDHAレベルを上げるためには，直接，EPAやDHAを摂取する必要がある。

2　DHA・EPAと血管機能の背景

DHAやEPAの血管系に与える影響については，他の先進諸国に比較して日本では魚介類の消費量が多いことから，日本人が長寿である理由の一つにDHAやEPAが重要な役割を果たしていると考えられている[1〜3]。実際27万人の日本人の食生活を調べた後に，17年間の健康状態を追跡するという大規模なコホート研究において，毎日魚介類を摂取する人では，総死亡，脳血管疾患，心臓病，がん，肝硬変，胆石，胃腸炎，喘息，アルツハイマー病，老衰において有意にリスクの低下が認められ，脳血管疾患や心臓病のような動脈硬化が関与する疾患が減少することが示された[4]。また，魚を中心とした食事が心臓病患者に延命効果を示すことは1970年代のはじめにDyerbergとBangによってグリーンランド住民の疫学調査が行われており[5]，イヌイット（原住民族）がデンマーク人（白人）と同程度の高脂肪食をとっているにもかかわらず，心筋梗塞の患者が著しく少なく，イヌイットの血漿中のDHAやEPAは，デンマーク人の6〜7倍高いことから，イヌイットに心臓病の少ない原因は，食事由来のDHAやEPAの摂取量に関連があることが明らかになった[6]。血漿中にEPAやDHAが多いと，n-6系脂肪酸のアラキドン酸（ARA，20:4）からのトロンボキサンA2への合成が阻害され，血流がよくなり血栓症が起こりにくくなるというメカニズムも明らかとなった。

また，DHAやEPAには，脂質異常症を予防する作用があるが，その作用機序として脂肪酸代謝に関する重要な転写因子の発現低下などが起因となり，脂肪酸生合成の抑制や脂肪酸β酸化

の亢進が進むことが明らかにされている[7]。これを受け，日本では，魚油から精製したEPAや
DHAのエチルエステルが，脂質異常症や動脈硬化症のための医薬品として実用化されているほ
か，魚油がサプリメントとして販売されている。

3　DHA・EPAと血管機能に対する効果

　イヌイットの疫学調査研究から，魚油の摂取は心血管疾患の発症を抑制することが知られるよ
うになり，1980年代からその作用機序解明のために活発な臨床研究，基礎研究がなされてきた。
虚血性心疾患の予防効果については，1987年の心筋梗塞後の患者を対象にしたDART研究によ
ると，魚を多く摂取した患者は全死亡が2年間で29％減少した。日本の大規模臨床試験である
Japan EPA Lipid Intervention Study（JELIS）研究では，スタチン治療を受けている高コレス
テロール血症患者を対象として，EPAの冠動脈抑制効果が検討された[8]。対象患者を無作為に
EPA＋スタチン（EPA）群とスタチン単独（対照）群に割り付け，EPA群にはEPA製剤を
1,800mg/日併用投与した。主要冠動脈イベントの発症率（一次予防）は，EPA群が対照群に比
べて19％の有意なリスク低減を示した。主要冠動脈イベントに対する二次予防サブ解析では，
心筋梗塞または狭心症の既往を有する3,664名（EPA群1,823例，対照群1,841例）のうち，
EPA投与群では対照群と比較して累積冠動脈イベントが23％低く，特に心筋梗塞の既往を有す
る冠動脈インターベンション施行例ではEPA群で41％の著明なリスク低減を認めた。なお，脳
卒中については有意な一次予防効果は認められなかったが，再発についてはEPA群で20％の有
意なリスク低下を認め，脳卒中二次予防効果が示された。以上の結果から，今日では虚血性心疾
患患者の冠動脈，脳卒中イベント二次予防にはスタチンによる通常治療に加えて，高純度EPA
製剤の使用を積極的に検討するとの考え方が主流である。スタチンを両群に使用したことから，
LDL-C（low density lipoprotein-cholesterol）のコントロールは両群間に明確な差は認めなかっ
た。このため，冠動脈疾患発症リスク低減について，EPAが脂質代謝改善とは異なる効果を有
し，EPAとスタチンを併用する意味があると考えられた。
　EPAやDHAのエチルエステルが，2013年1月から脂質異常症の治療に使用可能となった。
DHAは中性脂肪の低下作用が強いことが特徴であり，中性脂肪のコントロールが不良な患者へ
の投与が有効である。また，中性脂肪低下作用に加え，LDL-Cサイズを大型化することで動脈
硬化リスクを低減させる可能性も持ち合わせている。通常，冠動脈疾患患者にはスタチンがすで
に投与されており，脂質異常症治療にフィブラート製剤を使用すると横紋筋融解症のリスクが高
まるが，EPA/DHA製剤はスタチンとの併用でも比較的安全に使用できる。虚血性心疾患二次
予防に対するDHAの効果はEPAほど多くのエビデンスは有さないが，海外のGISSI-
Prevenzione試験では心筋梗塞患者を対象にEPA/DHAを投与した群では，非投与群と比較し
て死亡＋非致死性心筋梗塞＋非致死性脳卒中が有意に低下していた[9]。また，心筋梗塞慢性期患
者の血中EPA・DHA値と心不全回避生存率・予後との関連をみた研究では，EPA・DHA低値

第 13 章　n-3 系脂肪酸（DHA，EPA）

群は EPA・DHA 高値群と比較し，心不全発症リスクが高く，特に DHA 低値は全死亡増加のリスクであったとする報告や[10]，冠動脈疾患患者に対する血管内皮機能改善効果は EPA よりも DHA で強く認められる報告など[11]，DHA の臨床的な有用性を示す報告も増えてきている。

　EPA や DHA の動脈硬化を抑制する機序については，様々な研究が行われてきた。急性心筋梗塞の発症原因として，冠動脈に軽度の狭窄しか見られない動脈硬化病変の破裂やびらんに起因する急性血栓性閉塞が注目されているが，破綻したプラークでは脂質コアの増大，被膜の菲薄化，平滑筋細胞数の減少，凝固能の亢進，コラーゲン含有量の減少，炎症細胞浸潤，タンパク質分解酵素の発現亢進，プラーク内血管新生などが認められる。最近の分子細胞生物学的研究から，n-3 系脂肪酸が血管内皮細胞や炎症細胞，血小板に対して多面的作用を及ぼし，病変形成やプラークの不安定化を抑制して，プラーク破綻ならびにそれに引き続いて生ずる血栓性閉塞を予防している機序が解明されてきている。EPA と DHA を併用した方が EPA 単独よりも動脈硬化を強く抑制する可能性が示唆され，今後の臨床使用およびエビデンスの蓄積が期待される。

4　DHA・EPA と血圧に対する効果

　EPA や DHA は軽度の降圧作用の報告があり，高血圧患者では積極的摂取が推奨される。INTERMAP に基づく報告など[12]の多くの観察研究で，n-3 系脂肪酸の摂取量が多い人は血圧が低いことが示されている。また，EPA や DHA の総和の血中レベルが高い人は血圧が低いという報告もある[13]。介入研究でも，正常高値血圧の脂質異常症患者に 85％以上の EPA と DHA（比率は 0.9：1.5）を含むサプリメント 2 g/日を 12 カ月間投与することで，軽度の降圧を認めた[14]。介入試験のメタ・アナリシスでは，中央値 3.7 g/日の魚油の投与で有意の降圧を認めた[15]。特に，45 歳以上，収縮期／拡張期血圧が 140/90 mmHg 以上の人で，その効果は顕著であった。有意の降圧効果を発揮するには 3 g/日以上の魚油の摂取が必要であり[16]，魚油のみでの降圧は困難と考えられ，他の食事性因子との組合せも留意する必要がある。

　n-3 系脂肪酸において，脈波伝導速度（PWV）や動脈コンプライアンスの改善効果[17]，血流依存性血管拡張反応改善効果[18]についてのメタ・アナリシスが報告されている。これらの成績は，降圧メカニズムを示唆するのみでなく，心血管病リスク改善作用を期待させるものである。実際，我が国における一般集団を対象にした JPHC 研究では，魚の摂取量が多い人ほど心筋梗塞発症が少ないことが報告されている[19]。疫学研究でも，心不全リスクの低下効果（JACC 研究[20]），脳卒中リスク改善効果[21]も示されている。しかし，欧米の n-3 系脂肪酸の介入試験では，心血管病リスク改善効果を証明できなかったものも少なくない（ORIGIN 研究[22]，Risk and Prevention 研究[23]）。いずれも n-3 系脂肪酸 1 g/日をオリーブ油約 1 g/日を対象として比較している。また，n-3 系脂肪酸の心血管病二次予防に関するメタ・アナリシスでも，有効性を示すことはできなかった[24]。これに対して，先にも紹介した我が国における介入試験である JELIS 研究[25]では，EPA 投与群は冠動脈疾患罹患率の減少，脳卒中再発の減少を認めた。ORIGIN 研究，

193

Risk and Prevention 研究と JELIS 研究は n-3 系脂肪酸の種類・量などに加えて，対象者の特徴，対照治療群の設定も異なるため，n-3 系脂肪酸の心血管病リスクに対する作用についてはさらなる検討が必要である。

5　脳血管系での DHA・EPA の機能

　脳の乾燥重量の約 50～60％が脂質であり，脂肪酸は主にリン脂質の構成脂肪酸として細胞膜に多く含まれ，n-3 系脂肪酸のうち DHA は総脂肪酸の約 11％を占めるが，EPA は 0.1％以下と極めて少量しか含まれていない[26]。このように脳に多く含まれる DHA であるが，動物は直接 n-3 系脂肪酸を合成できないために DHA は直接摂取するか，食餌由来の LNA から EPA と DPA を経て合成され，また摂り込まれた DHA の一部は EPA にレトロ変換されることも知られている[27]。しかしながらヒトの場合では，LNA から EPA への合成はわずか 5％であり，さらに EPA から DHA への変換は 0.5％以下である[28]。また，神経細胞には DHA を合成する酵素が欠損しているために脳内の DHA の大半は直接食事から供給されなければならない[29]。腸管から吸収された DHA の多くは肝臓を経て血中に移行し，血液脳関門の構成ユニットの一つであるアストロサイトを経由して神経細胞に供給される[30]。脳内に多く含まれる DHA と ARA は，ともにリン脂質の sn-2 の位置に競合的に結合することから，細胞膜などの DHA と ARA の構成比は食事中の脂肪酸量に影響を受けることになる。現在の欧米型の食生活では，ARA の前駆物質である LA など n-6 系脂肪酸の摂取は過剰であるので ARA 不足は起こらないが，n-3 系脂肪酸は ARA と拮抗するために n-6 系脂肪酸の摂取増加により DHA は相対的に欠乏する可能性がある。そのために，n-6 系脂肪酸と n-3 系脂肪酸とのバランスの乱れは，心血管系機能のみならず脳機能を中心とした中枢神経系の機能をも低下させ，脳の発達障害，認知症やうつ病などの様々な精神神経疾患の発症要因の一つと考えられる。高齢者やアルツハイマー病（AD）患者の末梢血や死後脳に含まれた n-3 系脂肪酸は健常者に比べて低いことや，心血管疾患の疫学調査研究として著明な Framingham Study のサブ解析では，赤血球中 DHA 量の低い群では MRI 画像上の脳容積が小さく，認知機能テストのスコアも低値を示したことなどから[31]，赤血球中の DHA 値が低いことは脳の老化促進や AD の発症と関係することが示唆される。一般的に細胞膜リン脂質は，必要に応じてホスホリパーゼ A_2（PLA_2）により切り出されて遊離脂肪酸となり生理機能を発揮するが，リン脂質脂肪酸鎖リモデリングにより，細胞内の遊離脂肪酸はリン脂質アシル転移酵素により再び細胞膜に取り込まれて構成脂肪酸となる（ランズ回路）[32]。そのために，遊離型 DHA は D 系レゾルビンやプロテクチン D1（PD1）などに代謝された後，残った DHA は再び細胞膜リン脂質の構成脂肪酸となる可能性がある。炭素 11 標識 DHA を用いたヒトでの検討では，DHA の血漿での半減期は約 2 分，脳での半減期は 2.5 年との報告がある[33]。

第13章　n-3系脂肪酸（DHA，EPA）

6　DHA・EPAによる直接作用とその代謝産物による間接作用

　膜に取り込まれたn-3系脂肪酸は，構成脂肪酸組成を変えることで膜流動性を増加させ，膜に結合した各種の酵素・受容体・輸送タンパク質などに影響を及ぼし，関連した細胞内情報伝達系などを介して生理機能を発揮する。PLA_2により膜から細胞質に切り出された遊離型のDHAやEPAは，直接的に，あるいはDHAの代謝産物であるD系レゾルビンやPD1，EPAの代謝産物であるエイコサノイドやE系レゾルビンとなり，それらが間接的に，核や細胞質のタンパク質などに作用して生理機能を発揮する。従来からよく知られているn-3系脂肪酸による抗炎症作用は，遊離型のDHAやEPAがアラキドン酸カスケードを阻害し，炎症誘発物質のトロンボキサンA2やロイコトリエンの産生を拮抗的に阻害することで発揮される。さらに最近では，PD1やレゾルビンなどは炎症の収束を促進する新しいタイプの抗炎症メディエーターとして注目されており，DHAやEPAはこれら代謝物質を介してADや脳血管性認知症の発症・進行を防御する可能性も示唆されている[34]。

7　DHA・EPAによる血管性認知症予防

　ADの発症機序として最もよく知られているのは「アミロイド仮説」であり，神経細胞で作られたアミロイドβ（Aβ）が細胞外に遊離・蓄積されると神経細胞に障害を与え，ADの発症や進行を誘発する，といった仮説である。しかし，可溶性のAβオリゴマーが細胞外への沈着に先んじて神経細胞内に蓄積することにより，シナプス伝達や認知機能に障害を及ぼすとの仮説や，アミロイド仮説を補う新たな仮説として「血管仮説」も提唱されている[35]。この血管仮説は，脂質異常症，高血圧および糖尿病などの基礎疾患が脳動脈を硬化させ，結果として脳循環不全を生じることがAD発症につながるといった仮説であり，脂質代謝異常改善作用，血圧降下作用など，n-3系脂肪酸の脳循環への関与を考えると，n-3系脂肪酸による認知症予防効果につながる興味ある仮説である。そのために，血管性認知症からADへの移行は中年期の生活習慣が反映するかもしれない。多くの横断的疫学調査や大規模なコホート研究，同一の調査方式で行った7カ国での疫学調査研究において[36]，DHAを多く摂取する高齢者は加齢に伴う認知機能低下が遅延することや，認知症，特にADの発症予防には魚摂取が有効であることが報告されている[27]。

　n-3系脂肪酸による認知機能向上効果と認知症予防・改善効果を検証したヒト介入試験はいくつか行われている。疫学研究や動物実験ではn-3系脂肪酸，特にDHAによる認知症への予防・改善効果はかなり期待がもてるのではないかと思われる。また，Stonehouseらは健常成人（18〜45歳）への6カ月間のDHA投与（1.16g/日）による認知機能向上効果を報告している[37]。しかしながら，AD患者を対象としたn-3系脂肪酸による介入試験では，その有効性は超軽度認知機能障害者（MMSE総合点が27点以上）や軽度認知機能障害（MCI）者の場合を除いて確たる成果は認められず，EPA単独，あるいはLNA単独での介入試験に至っては有効な成果は報告さ

れていない。n-3系脂肪酸によるヒト介入試験の場合，有効性を認める論文の多くは1日あたりのDHA投与量が1g以上，有効性を認めなかった論文の多くは1g以下の報告が多い。n-3系脂肪酸による認知症への予防・改善効果を確証するためには，対象者の年齢・病歴，介入期間，そして投与量，などの再検討が必要であり，これらを考慮したさらなるヒト介入試験データの蓄積が待たれるところである。

おわりに

　以上のように，n-3系脂肪酸であるEPAやDHAに関しては血管系に様々な良い機能が報告されている。しかし一方で，メタ解析の結果，n-3系脂肪酸にはあまり心血管イベント抑制効果がないという報告もあり，世界的にn-3系脂肪酸の効能に関する見解はまだ統一されているとはいえない。今後，大規模臨床試験や基礎研究により，新たなエビデンスが蓄積されることを期待したい。

文　　　献

1) T. Tsuduki, *Yakugaku Zasshi*, **135**, 57 (2015)
2) Y. Sakamoto, T. Tsuduki *et al.*, *J. Oleo Sci.*, **65**, 61 (2016)
3) K. Yamamoto, T. Tsuduki *et al.*, *Nutrition*, **32**, 122 (2016)
4) 平山雄，中外医薬，**45**, 157 (1992)
5) J. Dyerberg *et al.*, *Am. J. Clin. Nutr.*, **28**, 958 (1975)
6) J. Dyerberg *et al.*, *Lancet*, **2**, 117 (1978)
7) 江崎治，ファルマシア，**35**, 1146 (1999)
8) M. Matsuzaki *et al.*, *Circ. J.*, **73**, 1283 (2009)
9) R. Marchioli *et al.*, *Circulation*, **105**, 1897 (2002)
10) M. Hara *et al.*, *Circ. J.*, **77**, 153 (2013)
11) S. Yagi *et al.*, *J. Atheroscler. Thromb.*, **22**, 447 (2015)
12) H. Ueshima *et al.*, *Hypertension*, **50**, 313 (2007)
13) J. K. Virtanen *et al.*, *Hypertens. Res.*, **35**, 1000 (2012)
14) A. F. Cicero *et al.*, *Clin. Exp. Hypertens.*, **32**, 137 (2010)
15) J. M. Geleijnse *et al.*, *J. Hypertens.*, **20**, 1493 (2002)
16) J. Cabo *et al.*, *Br. J. Nutr.*, **107**, S195 (2012)
17) M. P. Pase *et al.*, *Br. J. Nutr.*, **106**, 974 (2011)
18) W. Xin *et al.*, *PLoS One*, **7**, e46028 (2012)
19) H. Iso *et al.*, *Circulation*, **113**, 195 (2006)

第13章　n-3系脂肪酸（DHA，EPA）

20) K. Yamagishi *et al.*, *J. Am. Coll. Cardiol.*, **52**, 988 (2008)

21) H. Iso *et al.*, *JAMA*, **285**, 304 (2001)

22) ORIGIN Trial Investigators *et al.*, *N. Engl. J. Med.*, **367**, 309 (2012)

23) Risk and Prevention Study Collaborative Group *et al.*, *N. Engl. J. Med.*, **368**, 1800 (2013)

24) S. M. Kwak *et al.*, *Arch. Intern. Med.*, **172**, 686 (2012)

25) M. Yokoyama *et al.*, *Lancet*, **369**, 1090 (2007)

26) K. Hamazaki *et al.*, *Psychiatry Res.*, **210**, 346 (2013)

27) M. Hashimoto *et al.*, *J. Pharmacol. Sci.*, **116**, 150 (2011)

28) M. Plourde *et al.*, *Appl. Physiol. Nutr. Metab.*, **32**, 619 (2007)

29) 橋本道男，オレオサイエンス，**6**, 67 (2006)

30) N. G. Bazan *et al.*, *Annu. Rev. Nutr.*, **31**, 321 (2011)

31) Z. S. Tan *et al.*, *Neurology*, **78**, 658 (2012)

32) H. Shindou *et al.*, *J. Lipid Res.*, **50S**, S46 (2009)

33) J. C. Umhau *et al.*, *J. Lipid Res.*, **50**, 1259 (2009)

34) 橋本道男，*Medicinal*, **2**, 101 (2012)

35) J. C. de la Torre, *Lancet Neurol.*, **3**, 184 (2004)

36) E. Albanese *et al.*, *Am. J. Clin. Nutr.*, **90**, 392 (2009)

37) W. Stonehouse *et al.*, *Am. J. Clin. Nutr.*, **97**, 1134 (2013)

第14章　シトルリン

森田匡彦[*]

1　シトルリンの代謝

　シトルリン（$C_6H_{13}N_3O_3$）は，スイカ果汁中に発見された図1の構造を有するアミノ酸である。シトルリンはタンパク質の構成要素であるL体アミノ酸のファミリーに含まれるが，これ自身がタンパク質の合成原料となることはなく，通常は遊離の状態で存在し，血中および生体内の各組織に偏在している。食品中ではスイカを筆頭に，ウリ科の植物に含有される。また，国内や米国では食品・サプリメントとして利用されており，欧州ではシトルリン-リンゴ酸塩の形態で疲労回復を訴求したOTC医薬品として長年の使用実績を持つ。

　シトルリンは体内で不要になったタンパク質代謝過程で生じるアンモニアを無毒化する「尿素回路」の構成要素としても機能する。アンモニアはミトコンドリアにおいてカルバモイルリン酸合成酵素の触媒によりカルバモイルリン酸へと受け渡され，これがオルニチンと縮合することでシトルリンが生成する（図2）。

　シトルリンの供給組織としては腸管が重要な役割を担い，アルギニンやグルタミンから酵素的にシトルリンが生合成され，全身循環へ供給される[1]。そのため，腸管機能不全ではシトルリンの合成能を欠くため，中心静脈栄養によるシトルリン補充の有益性が報告されている[2]。

　経口摂取したシトルリンは腸管より吸収され，全身循環に到達した後，主に腎臓においてアルギニノコハク酸合成酵素，続いてアルギニノコハク酸リアーゼの反応により，アルギニノコハク酸を経由しアルギニンへと変換される[3]。シトルリンの血漿中濃度は，通常20～40μmol/L程度であるが，ヒトが2gのL-シトルリンを単回経口摂取した場合，摂取0.5～1時間後に約500μmol/Lの最大血中濃度を迎え，約8時間かけて消失する[4]。興味深いことに，シトルリンを経口摂取した場合，アルギニンを等量摂取するよりも血中アルギニン濃度を上昇させることが明

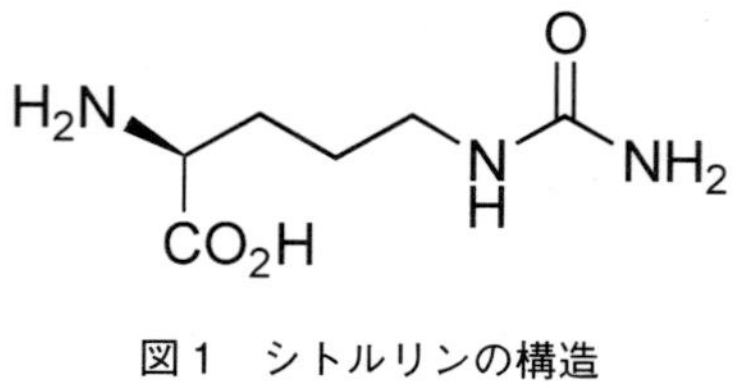

図1　シトルリンの構造

---

[*]　Masahiko Morita　協和発酵バイオ㈱　R&Iセンター　バリュークリエーションユニット　グループリーダー

第14章 シトルリン

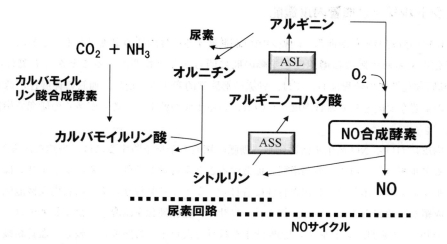

図2 尿素回路および一酸化窒素（NO）サイクルにおけるシトルリンの代謝経路概要
ASS：アルギニノコハク酸合成酵素，ASL：アルギニノコハク酸リアーゼ

らかになっている[5]。この理由としては，アルギニンは消化管や肝臓を通る初回通過の段階で，アルギナーゼによる広範な代謝を受けるのに対し，シトルリンは大半のアミノ酸とは異なり肝臓の初回通過を免れ，抹消循環へ到達可能なためと考えられる。このように，アルギニン代謝経路において，シトルリンは抹消循環にアルギニンを効率的に供給する重要な役割を演じている。

本稿では，血液循環の維持に重要な役割を担う一酸化窒素（NO）サイクルにおけるシトルリンの機構を取り上げ，シトルリンが心血管機能の基盤である血管内皮機能に与える生理的役割を紐解いた後，血流との関連が深く，近年研究報告が活発になっているシトルリンと運動生理機能にも焦点をあて，最近の知見を紹介したい。

2 シトルリンとNOサイクル

血管内皮細胞では，NO合成酵素（NOS）の働きによりアルギニンと酸素からNOとシトルリンが合成される。すなわち，シトルリンはアルギニンの強力な前駆体であると共に，NOSのプロダクトとしての側面を併せ持つ。生成されたNOは，可溶性グアニル酸シクラーゼの活性化を介してcGMPレベル（一部の組織ではcAMP経路にも関与）の増加に寄与することで血管平滑筋の弛緩をもたらし，十分な血液が体内を循環する。一方，シトルリンは，アルギニノコハク酸合成酵素，続いてアルギニノコハク酸リアーゼの反応により，再びアルギニンへと変換され，NOサイクルが効率よくまわることで，血液循環の維持に適量のNOが放出される（図2）。

3　シトルリンと血管内皮機能

　老化に伴い血管の硬化が進み，内膜の肥厚が進展するのは周知の事実である。このことは動脈壁の硬化をあらわす脈波伝搬速度と年齢の間に明らかな正相関があることからも裏付けられる[6]。動脈硬化進展の過程においては，動脈の形態学的変化より前に，血管の伸展性が低下するが，この重要な要因として血管内皮からの NO の産生能が低下することが多くの研究で指摘されている[7, 8]。

　血管内皮における NO 産生を活性化し，動脈の機能不全を予防するには，当然ながら NOS 基質であるアルギニンの血管への利用能を促進することが有益な手段となる。シトルリンは「効率的なアルギニン前駆体」である代謝特性に着目し，シトルリン投与により血管内皮機能低下を抑制した成績が複数報告されている。例えば，ウサギに動脈硬化を誘導する高コレステロール食を与え，同時に 12 週間，シトルリン 2.0% 飲水を投与した結果，対照群と比較し，血管組織における NOS 発現量の増加，アセチルコリンに対する血管弛緩反応の改善，さらにアテローム性動脈硬化巣の減少などが観察された[9]。血管内皮障害の最大の危険因子である糖尿病モデルラットを用いた検討では，シトルリン投与によりスーパーオキサイドの産生抑制，大動脈におけるアルギナーゼ発現の阻害がみられ，血管内皮障害の加速因子を抑制する作用が報告されている[10]。

　我々はヒトにおいて，シトルリンが血管内皮機能に対し，いかに影響し得るかを検討した[11]。NO 依存的な血管内皮機能を検出する血流依存性血管拡張反応（Flow-mediated dilation：FMD）の値が，血管内皮機能不全とされる 5.5% 以下である 41 歳から 64 歳の冠動脈攣縮性狭心症 22 名にシトルリンを 1 日 800 mg，8 週間に渡って経口摂取させた。その結果，ベースライン値と比較し，FMD 値は摂取 4 週から 8 週後にかけて有意に向上し，血管内皮機能の改善が認められた（図 3）。また，摂取 4 週後の後観察期間においても効果が持続していた。さらに，血管内皮下において，アテローム性プラークの形成に関与する血漿中酸化 LDL のレベルは，シトルリン摂取後に有意に低下した（表 1）。酸化 LDL 受容体である LOX-1 に結合活性を有する変性酸化 LDL である血漿中 LAB（LOX-1 ligand containing ApoB）濃度，ならびに冠動脈疾患のリスクファクターとして注目されている LOX-1 index[12]においても，シトルリン摂取により顕著な低下作用が認められた。これらはシトルリン自体がラジカル消去活性を有すること，NO にはLDL の酸化を防ぐ作用があることに基づくと推察された。血管内皮機能障害が進行すると，内皮下で酸化変性をうけた酸化 LDL がマクロファージにより貪食され，脂質を蓄積した泡沫細胞が形成される。この過程が動脈硬化病巣形成の引き金になることから，シトルリンによる LDLの酸化制御は，血管内皮の環境を健全に保ち，血管機能不全を予防する上で重要な作用機序であることを意味している。

　最近，El-Hattab ら[13]は，ミトコンドリア脳筋症・乳酸アシドーシス・脳卒中様発作症候群（Mitochondrial myopathy, Encephalopathy, Lactic Acidosis, Stroke-like episodes：MELAS）患者への投与例を報告し，シトルリン投与はアルギニン投与よりも *de novo* アルギニン合成活性を

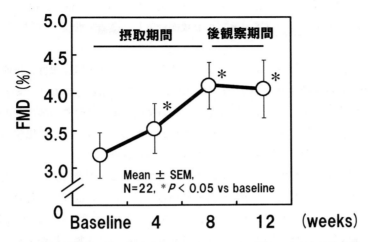

図3 冠動脈攣縮性狭心症患者におけるシトルリン摂取による血流依存性血管拡張反応（Flow-mediated dilation：FMD）の推移
（文献11より改変引用）

表1 冠動脈攣縮性狭心症患者におけるシトルリン摂取による血漿中酸化LDL関連マーカーの変化

	摂取期間 Baseline	8 weeks
Small dense LDL （mg/dL）	5.0 ± 1.8	4.8 ± 1.9
Oxidized LDL （U/L）	128.2 ± 9.0	113.7 ± 7.6*
LAB （ng/mL）	3661.4 ± 311.3	3007.3 ± 206.7*
Soluble LOX-1 （pg/mL）	1039.0 ± 180.5	989.9 ± 162.1
LOX-1 index	3544.1 ± 553.0	2890.6 ± 462.9

Small dense LDL：小粒子高密度 LDL, Oxidized LDL：酸化 LDL, LOX-1：レクチン様酸化 LDL 受容体, LAB：LOX-1 ligand containing apolipoprotein B.
Mean ± SEM, N=22, *$P<0.05$ vs baseline. （文献11より改変引用）

著明に上昇させ，MELASで低下するNO放出活性を増加させたことを報告している。

このように，シトルリンがすでに低下している血管内皮のNO産生能や内皮機能を可逆的に改善することは，加齢等による動脈硬化病変進展を初期段階で食い止める可能性を示唆するもので，意義深い作用である。

4　シトルリンと運動生理機能

NOは血流の維持に必須であるばかりではなく，骨格筋においてミトコンドリア活性にも重要な役割を果たすことが知られる。eNOSノックアウトマウスでは，ミトコンドリア生合成に関わ

る遺伝子を系統的に発現制御する転写コアクチベーターである peroxisome proliferators-activated receptor-γ co-activator-1α（PGC-1α）の発現が低下し，酸素消費量が減弱することが報告されている[14]。

硝酸塩が潤沢に含まれるビートルートジュースまたはプラセボを健常男性に摂取させた試験によると，有酸素運動後の筋生検サンプルにおいて ATP 産生が増加しており，ミトコンドリア機能が促進したという[15]。また同様に，ビートルートの摂取により運動時の酸素利用効率を高めたとの報告がある[16]。これらは NO により，運動中の血管拡張が亢進し，心拍出能が促進され，さらに骨格筋でのミトコンドリア活性が向上したものと推察される。

このように近年，NO が運動パフォーマンスを向上させることが報告され，運動前に摂取することで NO 産生を促すサプリメントが注目されている。シトルリンは前述のとおり NO 前駆体として働き，NO 産生を介して運動パフォーマンスを向上する作用が期待される。そこで我々は，シトルリンが運動機能に及ぼす影響を検討する目的で，日頃から運動習慣があり，運動機能の高い 20〜30 代の健常男性を対象にプラセボ対照二重遮蔽クロスオーバー試験を実施した[17]。プラセボもしくはシトルリン 2.4g を 8 日間経口摂取させ，エルゴメーターによる 4km のタイムトライアルを実施し，走破時間，血中アミノ酸濃度，単位酸素消費量当たりに発揮できる筋力（酸素利用効率），運動に関する主観的指標等を解析した。その結果，シトルリンの摂取により，プラセボ摂取時に比較して血中シトルリンおよびアルギニン濃度の有意な増加が認められ，走破時間の有意な短縮とペダル回転強度の増大（図 4），酸素利用効率の上昇が示された。さらに，主観的な指標においても「筋肉の疲れ」と「集中力」に関して有意な改善が確認された（図 5）。

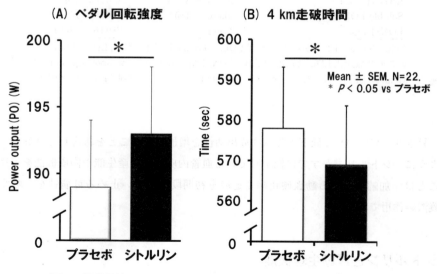

図 4 健常男性におけるシトルリン摂取によるエルゴメータ運動時の
(A)ペダル回転強度，(B)4km 走破時間の変化
（文献 17 より改変引用）

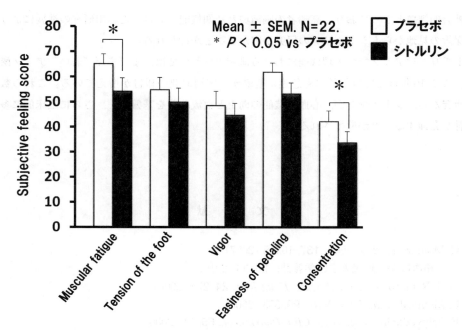

図5 シトルリン摂取による健常男性のエルゴメータ運動後の主観的指標（体感指数）の変化（スコアが小さい方が体感の改善をあらわす）
（文献17より改変引用）

以上より，運動前のシトルリン摂取は，持久的な運動パフォーマンスを向上させることが明らかとなった。これらのデータから，シトルリンは競技力向上を目指すアスリートなどにとって有効な素材であると考えられる。

5 おわりに

本稿ではシトルリンとNOとの関わりから，血管内皮における基幹作用および近年研究が進む運動生理機能に焦点をあて，その生理的役割を概説した。上記で紹介したほか，シトルリン投与により，心疾患患者において肺動脈圧が低下し，右心室機能（右室駆出率）が改善したとする報告[18]やヒトでの血管弾性改善効果[19]，高血圧ラットにおける血圧低下作用[20,21]，血管性性機能障害モデルにおける勃起機能障害の改善作用[22]，低栄養負荷モデル動物でのタンパク質代謝改善効果[23]など多岐にわたる研究結果が報告されている。

また，本稿では紹介しきれなかったが，我々は一過性脳血管閉塞マウスでの検討[24]において，シトルリンが脳虚血により低下する脳組織のeNOS発現レベルを回復させ，海馬のNO産生能を有意に増大することを明らかにしている。これにより，微小循環が亢進し，記憶学習能の改善効果といった高次脳機能に資する結果を得ている。脳血管性認知症はアルツハイマー病と並び重

血流改善成分の開発と応用

大な社会的課題となっており，高齢者の脳循環と認知機能に着目した応用研究の進展により，脳機能保護の見地からもシトルリンの研究が広がることが待たれる。

　シトルリンはアミノ酸の生理機能における研究史においては，まだまだ"若い"アミノ酸であるが，ここ10年ほどで世界的にも急速に基礎から応用研究の報告が増えている。これら数々の先行研究から，シトルリンが，心血管機能の向上と血流改善を基盤とし，さらに臨床的に多方面の影響を発揮することが期待される。

文　　献

1) C. Moinard *et al.*, *J. Nutr.*, **137**, 1621S（2007）

2) 森下祐次ほか，近畿大学医学雑誌，**35**, 83（2010）

3) M. J. Romero *et al.*, *Cardiovasc. Drug Rev.*, **24**, 275（2006）

4) C. Moinard *et al.*, *Br. J. Nutr.*, **99**, 855（2008）

5) E. Schwedhelm *et al.*, *Br. J. Clin. Pharmacol.*, **65**, 51（2008）

6) G. F. Mitchell *et al.*, *Hypertension*, **43**, 1239（2004）

7) R. A. Vogel, *Clin. Cardiol.*, **20**, 426（1997）

8) R. O. Cannon, 3rd, *Clin. Chem.*, **44**, 1809（1998）

9) T. Hayashi *et al.*, *Proc. Natl. Acad. Sci. USA*, **102**, 13681（2005）

10) M. J. Romero *et al.*, *Circ. Res.*, **102**, 95（2008）

11) M. Morita *et al.*, *Immunnol. Endocr. Metab. Agents Med. Chem.*, **13**, 214（2013）

12) N. Inoue *et al.*, *Clin. Chem.*, **56**, 550（2010）

13) A. W. El-Hattab *et al.*, *Mol. Genet. Metab.*, **105**, 607（2012）

14) E. Nisoli *et al.*, *Science*, **299**, 896（2003）

15) F. J. Larsen *et al.*, *Cell Metab.*, **13**, 149（2011）

16) K. E. Lansley *et al.*, *J. Appl. Phys.*, **110**, 591（2011）

17) T. Suzuki *et al.*, *J. Int. Soc. Sports Nutr.*, **13**, 6（2016）

18) J. J. Orozco-Gutierrez *et al.*, *Cardiol. J.*, **17**, 612（2010）

19) M. Ochiai *et al.*, *Int. J. Cardiol.*, **155**, 257（2012）

20) M. P. Koeners *et al.*, *Hypertension*, **50**, 1077（2007）

21) P. Y. Chen *et al.*, *J. Clin. Invest.*, **88**, 1559（1991）

22) A. Shiota *et al.*, *J. Sex. Med.*, **10**, 2423（2013）

23) S. Osowska *et al.*, *Am. J. Physiol. Endocrinol. Metab.*, **291**, E582（2006）

24) Y. Yabuki *et al.*, *Brain Res.*, **1520**, 157（2013）

第15章　卵白ペプチドの血流改善作用について

坂下真耶[*]

1　卵白ペプチドの開発

　鶏卵は体に必要な栄養素を豊富に含んだ完全栄養食品と言われており，その中でも，卵白は種々のアミノ酸がバランスよく含まれている良質なタンパク質源である。しかし，従来の卵白の使用用途は食品のゲル化，発泡性を利用したメレンゲなど，あくまでも卵白の加工特性を利用したものであった[1]。そこで，我々は優れたタンパク質源である卵白を原料に用い，独自の酵素分解法にてペプチド化することにより，水溶性に非常に優れた卵白ペプチド「ランペップ®」を開発した。卵白素材は加熱することにより，熱変性凝固を起こすため，加熱殺菌を必要とする食品や飲料への応用が難しかったが，開発した卵白ペプチドは加熱変性を起こさないため，幅広い用途へ展開が可能である。また，卵白ペプチドは分子量 1,000 以下が約 7 割を占めており，低分子量ペプチドの集まりである。そのため，卵白中のタンパク質に比べて体内への吸収性にも優れている。

2　卵白ペプチドの機能性探索

2.1　運動疲労軽減効果

　卵白は良質なタンパク質源であることから，昔からスポーツ選手等において筋肉増強のためや運動時のタンパク質補給のために摂取されてきた。我々は卵白と運動の関連性に着目し，これまでに様々な運動試験を実施することで卵白ペプチドの効果検証を進めてきた。

　健常な男性 7 名（平均年齢 22.4 ± 1.0 歳）を対象に，卵白ペプチド摂取による持久性運動時の血流促進効果について検証した。試験食品は卵白ペプチド溶液（水 100 mL に卵白ペプチド 500 mg を溶解）またはプラセボ溶液（水 100 mL）を用いた。試験食品を摂取後，15 分間の安静時間を設け，その後，各被験者に設定した体表面積当たり 250 W のエネルギー消費量になる運動負荷にて自転車漕ぎ運動を 60 分間実施した。

　その結果，卵白ペプチド摂取によって，胸部の皮膚血流量が水摂取時に比べて有意に増加し（図 1A），また，深部温（食道温）は水摂取時に比べて低値を示した（図 1B）。これらより，卵白ペプチドは血管を拡張させ，血流量を増加させることで熱放散を促進し，深部温の過度な上昇を抑制することによって，運動時の疲労軽減や持久力の向上に寄与する可能性が示唆された[2,3]。

　＊　Maya Sakashita　㈱ファーマフーズ　総合研究所　開発部　部長

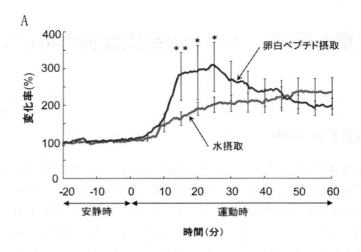

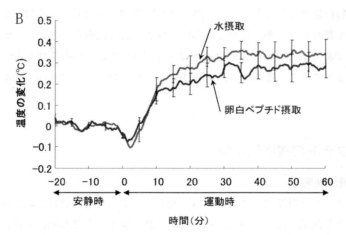

図1 卵白ペプチド摂取による運動時の皮膚血流量および深部温に与える影響
卵白ペプチド摂取後の運動時の胸部皮膚血流量(A)，深部温(B)。皮膚血流量は安静時の数値を100%とした変化率であらわし，深部温は安静時からの変化量であらわした。

2.2 眼精疲労軽減効果

　運動疲労以外にも，日常生活において疲労は重要な問題である。とくに眼精疲労は肩こりや頭痛を引き起こし，現場での作業効率や学習効率の低下をまねく。眼精疲労の原因の一つとして，パソコン作業などにより毛様体筋に負荷がかかり，血流不全が起こることがあげられる。そこで，卵白ペプチド摂取時の眼底血流量，眼圧，網膜調整機能を測定することにより，卵白ペプチドの眼精疲労軽減効果について検証した。眼精疲労の自覚症状がある被験者5名を対象として，卵白ペプチドを4g摂取させ，摂取前と摂取40分後の眼底血流量，眼圧，網膜調整機能を測定した。
　その結果，図2Aに示すように，眼底血流量は卵白ペプチド摂取後に増加し，血流改善効果が

第 15 章 卵白ペプチドの血流改善作用について

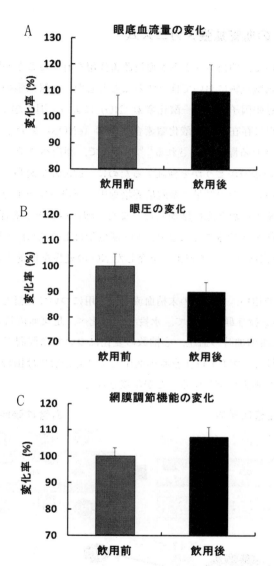

図2 卵白ペプチド摂取による眼底血流量,眼圧,網膜調整機能に与える影響
卵白ペプチド摂取 40 分後の眼底血流量(A),眼圧(B),網膜調整機能(C)。
各項目は飲用前の数値を100%とした変化率であらわした。

確認された。また,眼圧および網膜調整機能についても卵白ペプチド摂取後に改善が確認された(図2B,C)。これらより,卵白ペプチドは眼における血流不全を改善し,眼圧や網膜調整機能を正常化することにより,眼精疲労を軽減する効果を有すると考えられる。

3 卵白ペプチドの血管拡張メカニズム

上記のヒト試験において，卵白ペプチドが血流改善作用を有することが明らかとなったことから，そのメカニズムを細胞試験において検証することとした。血管拡張のメカニズムの一つには血管内皮細胞由来血管拡張因子である一酸化窒素（NO）によって引き起こされる経路がある（図3）。NO は血管内皮細胞に存在する一酸化窒素合成酵素（eNOS）を介して，細胞内でアルギニンがシトルリンに変換される際に放出される[4~6]。そこで，卵白ペプチドが NO や eNOS を介した血管拡張に作用しているのかどうかを検証するために，eNOS を過剰に発現させた安定発現細胞株を作製し試験を行った。その結果，細胞培養培地中に卵白ペプチドを添加することにより，非添加群に比べ，NO 産生量が有意に増加した。また，卵白ペプチドを添加する前に NOS 阻害剤である L-NAME を作用させることにより，NO 産生量は L-NAME 添加濃度依存的に減少した（図4）。よって，卵白ペプチドは eNOS を介した NO の産生を促進することが明らかとなった[7]。

さらに，正常ラットを用い，安静時の末梢血流改善作用について検証したところ，卵白ペプチド 100 および 300 mg/kg 投与群において，水投与群に比べ，足裏血流量がそれぞれ有意に増加した（図5）。一方，血流増加時の血圧，心拍数の変化については群間での差は認められなかった[8]。このことより，卵白ペプチドは正常時の血圧および心拍数には影響を及ぼさず，血管拡張作用により末梢血流量の増大に寄与することが示唆された。

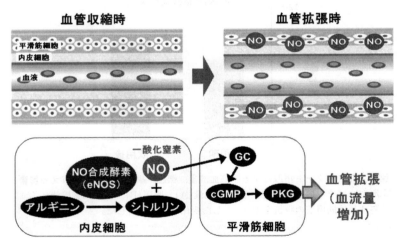

図3 血管拡張メカニズム

血管内皮細胞において，内皮型 NO 合成酵素（endothelial nitric oxide synthase：eNOS）によってアルギニンがシトルリンに変換される際に一酸化窒素（nitric oxide：NO）が放出される。NO は平滑筋細胞のグアニル酸シクラーゼ（guanylate cyclase：GC）を活性化し，環状グアノシン一リン酸（cyclic guanosine monophosphate：cGMP）が合成され，筋弛緩作用を有するプロテインキナーゼ G（protein kinase G：PKG）が活性化される。血管の筋肉が弛緩することで，血管拡張が起こる。

第 15 章　卵白ペプチドの血流改善作用について

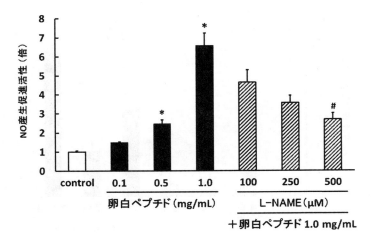

図 4　卵白ペプチド添加時における NO 産生促進活性
卵白ペプチドを添加した時の NO 産生促進活性および，NO 合成酵素阻害剤（L-NAME）を前処理した細胞に卵白ペプチドを添加した時の NO 産生促進活性。*$p<0.01$ vs control, #$p<0.01$ vs 卵白ペプチド 1.0 mg/mL。

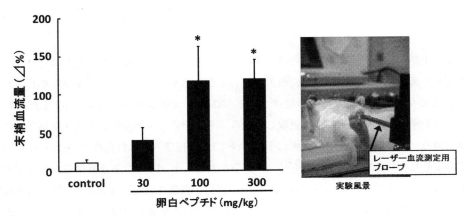

図 5　卵白ペプチド投与時におけるラット足裏の末梢血流量の変化
麻酔下の正常ラットに卵白ペプチドを投与した後の足裏の末梢血流量の変化量。*$p<0.05$ vs control（蒸留水）。

4　他の食品素材との組み合わせによる相乗効果作用

卵白ペプチドの血流改善作用をさらに高めることを目的に，その他の食品素材との効果的な組み合わせについて検討を行った。前述の細胞試験において，数十種類の様々な食品素材との組み合わせを検討した結果，卵白ペプチドとマカまたは亜鉛を組み合わせることにより，NO 産生促進作用において相乗効果が得られることがわかった。また，卵白ペプチド，マカ，亜鉛 3 種を同時に添加することにより，2 種の組み合わせよりも顕著な相乗効果作用を示すことがわかった

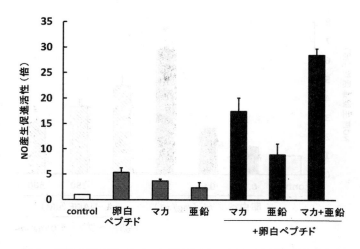

図6 卵白ペプチド，マカ，亜鉛添加時における NO 産生促進活性
卵白ペプチド，マカ，亜鉛を細胞へそれぞれ単独添加した時の NO 産生促進活性および，卵白ペプチド，マカ，亜鉛をそれぞれの組み合わせで添加した時の NO 産生促進活性。細胞への添加濃度は卵白ペプチドおよびマカ 1.0 mg/mL，亜鉛 10 μg/mL。特許 5383549 号より引用。

（図6）。

そこで，上記の細胞試験結果をもとに，卵白ペプチド，マカ，亜鉛を組み合わせたサプリメントを作製し，実際にヒトにおいて血流改善作用および体感が得られるかどうか検証を行った。冷え性を訴える女性5名を対象に，卵白ペプチド 500 mg，マカ 500 mg，亜鉛 5 mg を配合したサプリメントを単回および1週間継続摂取して頂き，手の指先の末梢血流量の変化を測定した。血流量は安静時，冷水負荷時（手を冷水に1分間浸す），回復期（冷水負荷後 30 分間）において継続して測定した。プラセボ（デキストリン）摂取に対し，サプリメント単回摂取および1週間継続摂取ともに，冷水負荷による血流量低下からの回復が促進された。また，1週間継続摂取することにより，その回復は単回摂取よりも早く，安静時の血流量までほぼ回復することがわかった（図7）。さらに，アンケートにおいても，1週間継続摂取することにより，特に，「体の冷え」および「疲れ」が改善する体感が得られている[9]。

血流改善作用を有する卵白ペプチドにマカや亜鉛を組み合わせることにより，NO の産生がブーストされ，さらに効果が向上することが確認された。これらの組み合わせは血行不良から引き起こされる冷え性，肩こり，眼精疲労，男性機能不全など様々な症状の緩和に効果的な処方として期待できる。

第15章　卵白ペプチドの血流改善作用について

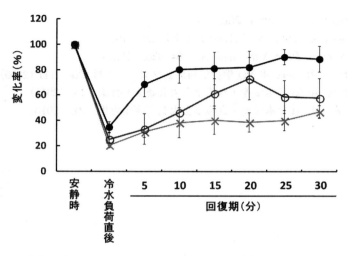

図7　卵白ペプチド，マカ，亜鉛摂取による冷水負荷後の末梢血流量の回復
冷水に手を1分間浸した後の末梢血流量の変化。冷水負荷直後および回復期の末梢血流量は安静時の血流量を100％とした変化率であらわした。卵白ペプチド，マカ，亜鉛配合サプリメント単回摂取時（○），卵白ペプチド，マカ，亜鉛配合サプリメント1週間継続摂取時（●），プラセボ摂取時（×）。

5　まとめ

　鶏卵は栄養価が高く，世界中で日常的に摂食され，日本においても大変身近な食材である。その中でも卵白は良質なタンパク質源として昔から利用されてきた。我々は卵白を酵素分解法によりペプチド化し，水溶性と吸収性に優れた卵白ペプチドを開発した。卵白ペプチドを用いたヒトでの様々な介入試験を行った結果，卵白ペプチドは末梢血流量の増加を促し，血流改善作用を有することを見出した。また，卵白ペプチドの作用機序としては血管内皮細胞において，血管拡張因子である一酸化窒素（NO）の産生を促進することによって血管を拡張させると考えられる。血流は冷え性，肩こり，眼精疲労，男性機能不全など様々な症状と密接に関係しており，また，これらの症状は現代社会において日々絶えない悩みとして深刻化している。本章において紹介した卵白ペプチドの血流改善作用はこれらの症状の緩和に期待できる。

文　　献

1)　中村良ほか，卵の科学，朝倉書店（1998）
2)　白土男女幸ほか，体力・栄養・免疫学雑誌，**18**(1), 28 (2008)
3)　菅美奈子ほか，第62回日本体力医学会大会予稿集，266 (2007)

4) R. F. Furchgott *et al.*, *Nature*, **288**, 373 (1980)
5) W. P. Arnold *et al.*, *Proc. Natl. Acad. Sci.*, **74**, 3203 (1977)
6) L. J. Ignarro *et al.*, *Proc. Natl. Acad. Sci.*, **84**, 9265 (1987)
7) 坂下真耶ほか，第 9 回日本 NO 学会学術集会プログラム抄録集，111 (2009)
8) 坂下真耶ほか，第 65 日本栄養・食糧学会大会講演要旨集，155 (2011)
9) 坂下真耶ほか，第 64 日本栄養・食糧学会大会講演要旨集，242 (2010)

第16章 「ラクトトリペプチド」の血流を向上させる作用と健康の維持・増進への活用

宮﨑秀俊[*1]，大木浩司[*2]

はじめに

「ラクトトリペプチド」とは，「カルピス酸乳」（乳酸菌 *Lactobacillus helveticus* を主要菌とするカルピス・スターターを用いて脱脂乳を発酵させた「カルピス」の基となる発酵乳）より見出されたバリン-プロリン-プロリン（Val-Pro-Pro：VPP），イソロイシン-プロリン-プロリン（Ile-Pro-Pro：IPP）の総称で，乳カゼインに存在するアミノ酸配列が *Lactobacillus helveticus* の酵素により特異的に切り出されたアミノ酸3残基からなるペプチドであり，アンジオテンシン変換酵素の阻害作用を有し[1]血圧降下作用を示す[2]。また，「ラクトトリペプチド」は，一酸化窒素（NO）産生促進作用を示し[3~5]，血管拡張[4]と血流増加[5]をもたらすが，その背景には血管内皮機能を高める作用があり[3,6,7]，結果として動脈の血流応答機能である血流依存性血管拡張能が向上する[8,9]。本稿では，「ラクトトリペプチド」の血流を向上させる作用が健康の維持・増進に役立つこと，およびそのメカニズムについて紹介する。

1 血流と血流依存性血管拡張の生理学的な意義

動物が生命の恒常性を保つためには，栄養素と酸素を組織や細胞に供給し続けることが必要である。ヒトの場合は栄養素の取り込みは腸管から，酸素の取り込みは肺からであるため，これらを組織や細胞に運搬して供給するためには，血液と血管およびポンプとしての心臓と血流が必要であり，血流は生命維持の大前提となる生理学的な意義を有する[10]。

活動時は安静時より多くの栄養素や酸素を消費するので，より多くの血流量が必要となる。このとき，個体は心拍数を上げ，心拍出量を増加させて対応するが，動脈も連動して血管を拡張させ血流量の増加を許容しやすくなるよう応答する。この現象は，血流依存性血管拡張（Flow-Mediated Dilation：FMD）と呼ばれ，生理学的に重要な意義を有する[11]。すなわち，血流量の増加に応じた血管拡張能力は，組織や細胞に血液を供給する能力に影響を及ぼし，ひいては組織や細胞の活動能力に影響を及ぼす。心拍数の上昇を伴う活動は日常生活において無数に存在し，

＊1　Hidetoshi Miyazaki　アサヒグループホールディングス㈱　コアテクノロジー研究所
　　　　　　　素材技術部　主任

＊2　Kohji Ohki　アサヒグループホールディングス㈱　研究開発部門　プロデューサー

FMD はこれらに影響を及ぼすものと考えられる。

欧州では、血流と FMD をこのように生理学的に重要な機能であると考え、欧州食品安全機関（EFSA）は食品の健康表示に採用した[12]。表示は「正常な血流に寄与する」であり、保健の用途は、健常者の日常生活において、組織や細胞への十分な血流を維持するために FMD が寄与するので、健康の維持・増進に役立つというものである。米国では、ダイエタリーサプリメント健康教育法（DSHEA）に基づき「健康な血流の増進」を表示した商品が販売されている（Mars 社、CocoaVia®）。

FMD は日常的な活動において生理学的に起こる現象であるが、その能力を定量的に再現性良く測定し、パラメーターとして用いる手段としては、前腕や上腕の駆血により血流を一時的に止め、開放により血流を再開したとき（駆血開放）に生じる導管動脈の血管径の拡張率（FMD（%））を超音波エコー測定器を用いて算出する方法が広く用いられている[11]。FMD（%）は食事や運動など生活習慣の改善で向上し、加齢、肥満、喫煙などで低下するため[13]、これをより良く保つためには、より良い生活習慣の維持が重要である。

2 「ラクトトリペプチド」の FMD を向上させる作用

持久系の運動により心拍数を上げ FMD の発生を促す負荷を繰り返すことによりこれが向上することは良く知られていた[14]。また、女性ホルモンには血管内皮保護的な作用があるため、加齢に伴いこれが低下する閉経後には FMD が低下することが知られていた[15]。Yoshizawa らは、閉経後女性の FMD を良好に保つ手段として運動習慣の活用を検討していたが、食品にもこれを良好に保つ成分があるのではないかと考えた。

試験食として「ラクトトリペプチド」（VPP 2.4 mg/日、IPP 4.3 mg/日）を含むカゼイン酵素分解物食、またはこれらを含まない栄養学的に同等なプラセボ食の摂取が FMD に及ぼす影響について、二重盲検ランダム化比較試験により有酸素運動によるエクササイズの効果と比較した[8]。健常な閉経後女性 43 名を、プラセボ群（10 名）、「ラクトトリペプチド」群（12 名）、エクササイズ＋プラセボ群（10 名）、エクササイズ＋「ラクトトリペプチド」群（11 名）の 4 群に分け、8 週間それぞれの介入を継続した結果、「ラクトトリペプチド」群、エクササイズ＋プラセボ群、エクササイズ＋「ラクトトリペプチド」群の FMD（%）は、それぞれ介入の前後で有意に上昇し、その変化率はプラセボ群に対してそれぞれ有意に高かった（図1）。また、エクササイズ＋「ラクトトリペプチド」群の FMD（%）変化率は、「ラクトトリペプチド」群、エクササイズ＋プラセボ群と比べても有意に高く、「ラクトトリペプチド」による介入とエクササイズによる介入の相加的な効果を認めた。

これらの結果より、「ラクトトリペプチド」は、加齢に伴い生理学的に FMD が低下する閉経後女性に対して、エクササイズと同等の FMD を高める作用を有し、エクササイズとは独立したメカニズムのためと思われる相加的な効果が期待できることが示された。

第16章 「ラクトトリペプチド」の血流を向上させる作用と健康の維持・増進への活用

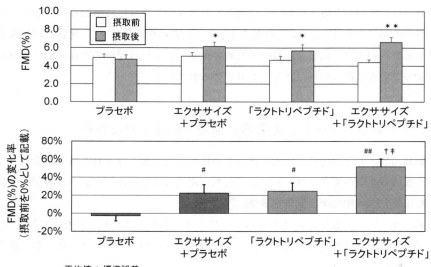

図1 「ラクトトリペプチド」およびエクササイズが閉経後女性のFMD（％）に与える影響
（Yosizawa et al., 2010 より引用・改編）

表1 「ラクトトリペプチド」が健常者のFMD（％）に与える影響

項目	群	摂取前	摂取4週間後	摂取8週間後	摂取12週間後	two-way ANOVA
FMD（％）	「ラクトトリペプチド」	3.75 ± 2.03	4.20 ± 2.15	3.95 ± 2.48	5.57 ± 2.44**	$p<0.05$
	プラセボ	4.14 ± 1.86	3.72 ± 1.66	4.13 ± 2.68	4.33 ± 1.97	
⊿FMD（％）	「ラクトトリペプチド」	—	0.45 ± 1.88	0.19 ± 1.94	1.81 ± 2.49]#	—
	プラセボ		−0.41 ± 2.19	0.00 ± 2.94	0.20 ± 2.10	

平均値±標準偏差 （内田ら，2016 より引用・改編）
被験食品群とプラセボ群の群間比較：#$p<0.05$
摂取前との比較：**$p<0.01$

一方，広く生活習慣の悪化や加齢に伴ってFMDは低下するため[13]，内田らはこれらの影響によりFMDが低めで疾病背景を持たない健常者に対して，「ラクトトリペプチド」の摂取がFMDの向上に及ぼす影響について，プラセボ対照二重盲検ランダム化比較試験により評価した[9]。
「ラクトトリペプチド」（VPP 1.4mg/日，IPP 2.0mg/日）を含むカゼイン酵素分解物食，またはこれらを含まない栄養学的に同等なプラセボ食を12週間摂取させ，摂取期間前後のFMD（％）を測定した結果，「ラクトトリペプチド」摂取群（26名）のFMD（％）は有意に上昇し，プラセボ摂取群（22名）に対して有意な差を認めた。またその変化量はプラセボ摂取群に対して有意に高かった（表1）。
これらの結果より，「ラクトトリペプチド」は，生活習慣の悪化や加齢に伴いFMDが低下す

る疾病背景を持たない健常成人においてこれを良好に保つという生理学的な効果を有することが示され，欧州の例によれば，「正常な血流に寄与する」表示が期待でき，「健常者の日常生活において組織や細胞への十分な血流を維持するために役立つ」という保健の用途により健康の維持・増進に役立つという活用に向けたエビデンスが得られている。

3 「ラクトトリペプチド」の前腕血流量を向上させる作用

　動脈を駆血開放すると血流量の増大を伴う虚血性反応性充血と呼ばれる現象が惹起される。この反応性充血はプレチスモグラフィーにより前腕血流量の増加率などで表されるが，生活習慣の悪化や加齢に伴いこの増加率は低下する[13]。

　そのため，Hirotaらは血圧が高めであることにより反応性充血が低下した方に対して，「ラクトトリペプチド」の摂取が前腕血流量の向上に及ぼす影響について，プラセボ対照二重盲検ランダム化比較試験により評価した[6]。

　軽症高血圧男性24名を対象に，試験食として「ラクトトリペプチド」（VPP 3.42mg/日，IPP 3.87mg/日）を含むカゼイン酵素分解物食，またはこれらを含まない栄養学的に同等なプラセボ食を1週間摂取させ，ウォッシュアウト期間を2週間とするクロスオーバー試験を実施し，前腕の反応性充血をプレチスモグラフィーにより測定した結果，「ラクトトリペプチド」を含むカゼイン酵素分解物を摂取させた群では摂取期間の前後およびプラセボ食と比較して最大前腕血流量の有意な増大が観察され，前腕血流量の増加率は，駆血開放後0～45秒の間でプラセボ食と比較して有意に高かった（図2）。このとき両群間で有意な血圧変動は観察されず，この作用は血圧

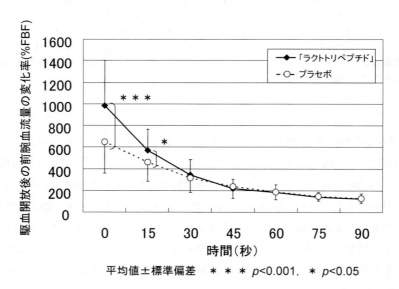

図2　「ラクトトリペプチド」が軽症高血圧者の前腕血流量に与える影響
（Hirota et al., 2007 より引用・改編）

第16章　「ラクトトリペプチド」の血流を向上させる作用と健康の維持・増進への活用

降下作用に先立って発現することが示唆された。

　また，Cicero らはメタボリックシンドロームにより反応性充血が低下した方に対して，「ラクトトリペプチド」の摂取が前腕血流量の向上に及ぼす影響について，プラセボ対照二重盲検ランダム化比較試験により評価した[7]。

　メタボリックシンドロームに該当する 40 名を対象に，試験食として「ラクトトリペプチド」（VPP 4.11 mg/日，IPP 6.00 mg/日）を含むカゼイン酵素分解物食，またはこれらを含まない栄養学的に同等なプラセボ食を 4 週間摂取させ，ウォッシュアウト期間を 4 週間とするプラセボ対照ダブルブラインドクロスオーバー試験を実施し，摂取前後で前腕先端部を駆血開放したときの反応性充血をプレチスモグラフィーにより測定した結果，「ラクトトリペプチド」を含むカゼイン酵素分解物を摂取させた群ではプラセボ食と比較して血流量の増大に伴う体積の有意な増大が観察された。

4　「ラクトトリペプチド」の血流を向上させるメカニズム

　血流は血管内皮細胞に対して物理的なずり応力（シェアストレス）を与える。血流量の増加とともにシェアストレスが増加したとき，内皮細胞は NO や内皮由来過分極因子などの血管拡張物質を放出して血液を流れやすくし，これを緩和する。FMD や反応性充血もこのような内皮細胞の放出する血管拡張物質によりもたらされる生理学的な現象であり，内皮機能によりコントロールされている[11~13]。生活習慣の悪化や加齢により内皮機能は低下し，これが FMD や反応性充血の低下をもたらすことから，内皮機能の維持・増進が血流の健康の維持・増進に役立つことは明らかであるが，「ラクトトリペプチド」にも内皮機能の維持・増進を通じて血流を向上させるメカニズムはあるのだろうか。

　Nonaka らは，「ラクトトリペプチド」の血管内皮機能に及ぼす影響を調べるため，正常ラットに VPP または IPP を経口投与し，血液中の NOx（NO の反応産物である NO_2^- と NO_3^- を合算したもの）濃度を継時的に測定した。その結果，VPP，IPP ともに用量依存的に対照群に対して有意に NOx 濃度を高める作用を示し（図 3），内皮機能を増進させる可能性を見出した[3]。

　また，NO 合成酵素（NOS）阻害剤（NOS の基質となるアルギニンの類似物質：L-NAME）の飲水経口投与により NO 産生を阻害して内皮機能を障害したモデルラットに VPP または IPP を同時投与し，内皮機能の維持および障害の緩和に及ぼす影響を調べた。その結果，投与 1，4 週間後に胸部大動脈を摘出して作製したリングのアセチルコリン依存性血管拡張能をマグヌス法にて測定したとき，NOS 阻害剤のみの投与に対し，VPP または IPP の同時投与により拡張能が有意に維持された[3]。アセチルコリンは内皮細胞の受容体を介して NO 産生を促進し血管拡張をもたらすが，NOS 阻害剤の投与はこの機能を障害し，VPP または IPP の同時投与はこの機能の維持を助けることが明らかとなった。

　Horita らは，マグヌス法により VPP，IPP の血管拡張作用を直接的に調べた[4]。その結果，

血流改善成分の開発と応用

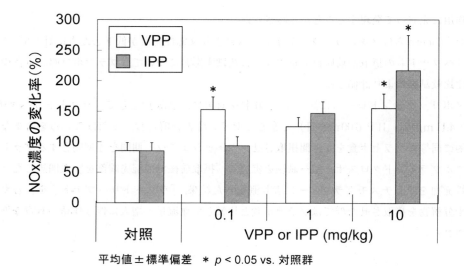

平均値±標準偏差 ＊ $p < 0.05$ vs. 対照群

図3 VPP, IPP が正常ラットの血中 NO 濃度に与える影響
(Nonaka *et al.*, 2014 より引用・改編)

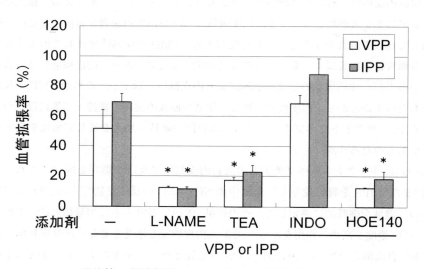

平均値±標準偏差 ＊ $p < 0.05$ vs. 非添加群

図4 VPP, IPP が添加剤併用時の血管拡張に与える影響
(Hirota *et al.*, 2011 より引用・改編)

VPP, IPP はそれぞれフェニレフリンで収縮させた胸部大動脈を内皮細胞依存的に拡張させ, NOS 阻害剤（L-NAME）, カリウムチャネル阻害剤（tetraethylammonium chloride：TEA）, ブラジキニン B_2 受容体アンタゴニスト（HOE140）はこれを阻害し, プロスタグランジン合成酵素阻害剤（indomethacin：INDO）はこれを阻害しなかったことから（図4）, VPP, IPP は内

第 16 章 「ラクトトリペプチド」の血流を向上させる作用と健康の維持・増進への活用

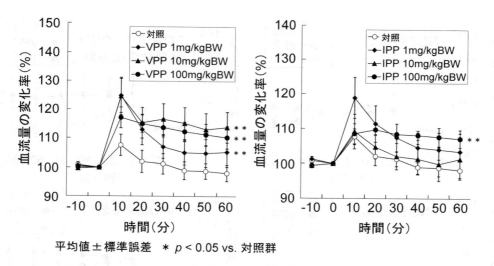

平均値 ± 標準誤差　＊ $p < 0.05$ vs. 対照群

図 5　VPP, IPP の皮膚血流量に与える影響
(鈴木ら, 2013 より引用・改編)

皮細胞の B_2 受容体経路を含む NOS の活性化と NO 産生促進を介して，および，内皮由来過分極因子を介して，内皮機能を増進させる可能性が示唆された．加えて，培養ヒト内皮細胞に VPP, IPP を添加したとき，培地中の NOx 濃度もそれぞれ濃度依存的に有意に上昇した．

一方，鈴木らは，「ラクトトリペプチド」の皮膚血流に及ぼす影響を調べるため，ヘアレスマウスに VPP または IPP を経口投与し，麻酔下で背部の皮膚血流量を測定した[5]．その結果，VPP, IPP ともに用量依存的に対照群に対して有意に皮膚血流量を増加させる作用を示した（図 5）．また，VPP または IPP の経口投与により血流量が増大する試験系において，1 時間後に採血した血漿中の NOx は，対照群に対して有意に高値であり，NO 産生促進による血管拡張が血流量の増加を導いている可能性が明らかになった[5]．

そこで，この条件において NOS 阻害剤やプロスタサイクリン合成酵素阻害剤を皮下より投与する影響を調べた結果，血管内皮型 NOS（eNOS）阻害剤は VPP, IPP 経口投与による血流量の有意な増加を消失させたが，神経型 NOS（nNOS）阻害剤およびプロスタサイクリン合成酵素阻害剤は血流量の増加にほとんど影響しなかった[5]（図 6）．これらの結果より，VPP, IPP は eNOS による NO 産生を促進し，血管拡張をもたらすことにより血流量の増加を導いていることが示唆された．

以上，動物試験において「ラクトトリペプチド」による NO 産生促進と血管拡張を伴う血管内皮機能の維持・増進作用が報告され，末梢血流量の増加も確認されたことから，これらが血流を向上させ，健康な血流を維持するメカニズムであろうと推察された．

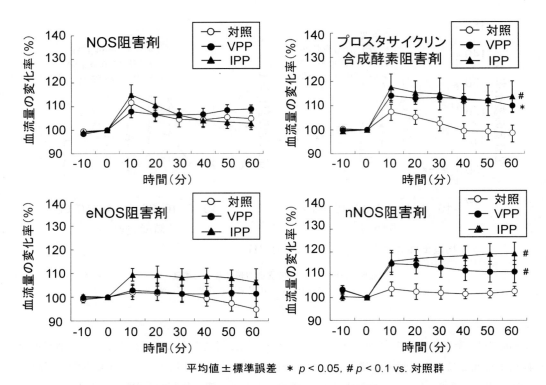

図6 VPP, IPP の阻害剤併用時における皮膚血流量に与える影響
（鈴木ら，2013 より引用・改編）

おわりに

「ラクトトリペプチド」の生理学的な作用として，ヒトにおいて血流依存性の血管拡張機能を高め正常な血流に寄与すること，および，そのベースとして血管内皮機能を維持・増進する働きが報告されており，それらの活用により日常的な身体活動をサポートするとともに血流の健康に寄与することが期待される。血流は，欧州や米国においては表示を通じて活用される保健の用途であるため，わが国においてもその背景や根拠に関する理解を進め，ハーモナイズしていくことが必要なのではないだろうか。

文　献

1) Y. Nakamura et al., *J. Dairy Sci.*, **78**, 777 (1995)
2) Y. Nakamura et al., *J. Dairy Sci.*, **78**, 1253 (1995)
3) A. Nonaka et al., *Hypertens. Res.*, **37** (8), 703 (2014)

第16章 「ラクトトリペプチド」の血流を向上させる作用と健康の維持・増進への活用

4) T. Hirota *et al.*, *Heart Vessels*, **26** (5), 549 (2011)
5) 鈴木千尋ほか, 日本農芸化学会 2013 年度大会, 4A16a07 (2013)
6) T. Hirota *et al.*, *Hypertens. Res.*, **30** (6), 489 (2007)
7) A. F. Cicero *et al.*, *Metab. Syndr. Relat. Disord.*, **14** (3), 161 (2016)
8) M. Yoshizawa *et al.*, *Am. J. Hypertens.*, **23** (4), 368 (2010)
9) 内田直人ほか, *Jpn. Pharmacol. Ther.* (薬理と治療), **44** (7), 1025 (2016)
10) ギャノング生理学原書第 25 版, 657, 丸善出版 (2017)
11) M. C. Corretti *et al.*, *J. Am. Coll. Cardiol.*, **39** (2), 257 (2002)
12) EFSA Panel on Dietetic Products, Nutrition and Allergies (NDA), *EFSA J.*, **10** (7), 2809 (2012)
13) 山科章ほか, 血管機能の非侵襲的評価法に関するガイドライン Guidelines for non-invasive vascular function test, 7-21, JCS (2013)
14) M. R. Rinder *et al.*, *J. Appl. Physiol.*, **88** (2), 761 (2000)
15) S. Taddei *et al.*, *Hypertension*, **28** (4), 576 (1996)

第17章　グルコサミン

長岡　功[*]

1　はじめに

グルコサミンは，すでに「ヒザ関節の動きの悩みを緩和。」，「移動時のひざ関節の悩みを改善。」，「運動や歩行などにおける軟骨成分の過剰な分解を抑えることで，関節軟骨を保護する。」といった機能によって機能性表示食品として届けられている[1]。しかし，グルコサミンは，ヒト試験，動物実験，細胞実験によって，その他いくつかも作用を有することが明らかにされている（表1）。まず，グルコサミンはグリコサミノグリカンの成分として，軟骨細胞によるグリコサミノグリカン合成を高め，軟骨損傷を治癒させる[2]。また，滑膜細胞によるヒアルロン酸合成を高める[3]ことによって，さらに軟骨細胞におけるⅡ型コラーゲンの合成促進と分解抑制を介して[4]，軟骨変性に対して保護的に働く。また，皮膚に作用して美肌効果を示す[5, 6]。さらに，われわれは，グルコサミンが細胞機能調節因子として働くことを見出している。すなわち，グルコサミンは，炎症細胞である好中球の活性化を抑制し[7]，さらに，滑膜細胞[8]，腸管上皮細胞[9, 10]の活性化を抑制して抗炎症作用を示す。そして，アジュバント関節炎に対して抗炎症作用を発揮する[11]。また，

表1　グルコサミンの生体に対する作用

1. グリコサミノグリカンの成分として
　変形性関節症に対する軟骨保護作用
　　・軟骨細胞によるグリコサミノグリカンの合成促進，軟骨損傷の治癒効果[2]
　　・軟骨細胞，滑膜細胞によるヒアルロン酸合成[3]
　　・Ⅱ型コラーゲンの合成促進と分解抑制[4]
　美肌効果
　　・乾燥肌に対する効果[5]
　　・皮膚におけるグリコサミノグリカン合成[6]
2. 細胞機能調節因子として
　抗炎症作用
　　・好中球機能の抑制[7]
　　・滑膜細胞の活性抑制[8]
　　・腸管上皮の活性抑制[9, 10]
　　・アジュバント関節炎に対する抗炎症効果[11]
　血栓予防作用
　　・血小板凝集抑制作用[12]
　抗動脈硬化作用
　　・血管内皮細胞に対する効果[13, 14]

---

*　Isao Nagaoka　順天堂大学　大学院医学研究科　生化学・生体防御学　教授

第17章　グルコサミン

血小板凝集を抑制して血栓予防効果を示す[12]。さらに，グルコサミンは血管内皮細胞の活性化を抑制して抗動脈硬化作用を示す[13,14]。このように，グルコサミンはグリコサミノグリカンの成分として働くだけでなく，炎症細胞を含む種々の細胞に働いて細胞機能を調節する働きがある。そこで，本稿では，血小板と血管内皮細胞に対するグルコサミンの作用を中心に概説し，グルコサミンの「血流改善成分」としての可能性について述べる。

2　血小板凝集抑制作用

血小板は，血管内皮の障害などによって活性化されると，顆粒成分（ADP，ATP，血小板第4因子など）を放出する（図1）。また，血小板が活性化されるとアラキドン酸代謝産物であるトロンボキサンを合成して，細胞外に放出する。これらの物質は強力な刺激となり，まわりの血小板を活性化して血小板凝集を促進する。血小板の働きは，われわれの身体にとって出血を止める止血作用として役立つが，過度に血小板が活性化されると血栓を形成して，脳梗塞や心筋梗塞を引き起こす。

われわれは，グルコサミン（グルコサミン塩酸塩）が血流改善作用を有することを見出しているので[15]，血液の流動性に最も影響を及ぼす血小板に対するグルコサミンの効果を検討した。そ

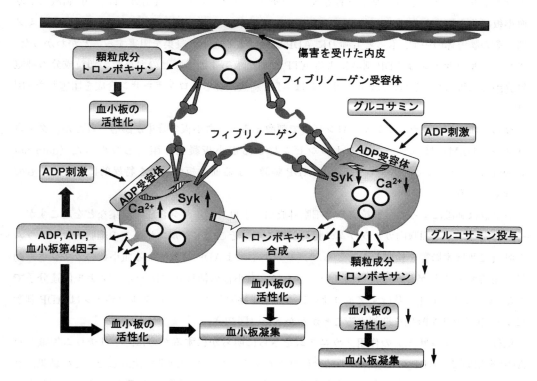

図1　血小板の活性化と，それに及ぼすグルコサミンの効果

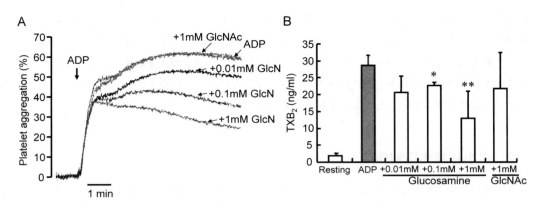

図2　血小板凝集とトロンボキサン合成に及ぼすグルコサミンの効果
ADP刺激した血小板の凝集（A）とトロンボキサン（thromboxane B_2：TXB_2）合成（B）に及ぼすグルコサミンの効果を検討した。GlcN，グルコサミン；GlcNAc，N-アセチルグルコサミン。*$P<0.05$，**$P<0.01$

の結果，グルコサミンは濃度依存的にADP刺激による血小板凝集を阻害することがわかった（図2A）[12]。一方，グルコサミンの誘導体であるN-アセチルグルコサミン，他のアミノ糖であるガラクトサミンと，その誘導体であるN-アセチルガラクトサミン（1mM）はADP刺激による血小板凝集を阻害しなかった（data not shown）。したがって，グルコサミンは，調べたアミノ糖とその誘導体の中で，もっとも強力にADP刺激による血小板凝集を阻害することがわかった。また，グルコサミンはADP刺激によるATPや血小板第4因子などの血小板の顆粒成分の細胞外放出を阻害した。さらに，グルコサミンはADP刺激によるトロンボキサン合成を阻害した（図2B）。

なお，血小板をコラーゲンやトロンビンで刺激すると，血小板の凝集が誘導されたが，グルコサミン（1mM）はコラーゲンやトロンビンによる血小板凝集を阻害しなかった（data not shown）。したがって，グルコサミンはADP刺激による血小板の凝集を特異的に阻害するものと考えられる。

血小板は刺激によって，顆粒成分の細胞外放出，トロンボキサン合成，凝集などを起こすが，それに先だって，細胞内カルシウムの動員が起こる。そこで，グルコサミンの細胞内カルシウムの動員に及ぼす影響を検討したところ，グルコサミンはADP刺激による血小板のカルシウム動員を阻害することがわかった（図3A）。さらに，血小板の活性化に関わるシグナル伝達分子であるSykのリン酸化に及ぼすグルコサミンの効果を検討したところ，グルコサミンはADP刺激によるSykのリン酸化を抑制することがわかった（図3B）。

最後に，グルコサミンの作用メカニズムをさらに明らかにするために，トリチウム標識したADPを用いて，ADPの受容体への結合に対するグルコサミンの効果を検討した。その結果，グルコサミンはADPの受容体への結合を非競合的（non-competitive）に阻害することがわかっ

第17章　グルコサミン

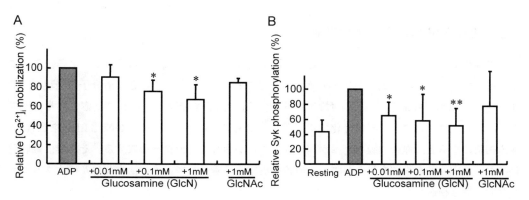

図3　細胞内カルシウムの動員とSykのリン酸化に及ぼすグルコサミンの効果
ADP刺激した血小板の細胞内カルシウムの動員（A）とSykのリン酸化（B）に及ぼす
グルコサミンの効果を検討した。GlcN，グルコサミン；GlcNAc，N-アセチルグルコサミン。
$^*P<0.05$，$^{**}P<0.01$

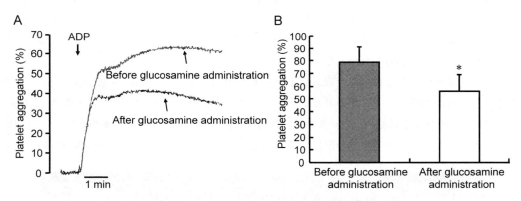

図4　血小板凝集に及ぼすグルコサミンの経口摂取の効果
グルコサミン（1.5g）をヒトに毎日1週間服用させる前と後で，ADP刺激による血小板凝
集を測定した。Aは代表例を示し，Bは4名の平均±標準偏差を示す。$^*P<0.05$

た。

　以上の結果から，グルコサミンは，おそらくADPの受容体への結合を阻害することによって，血小板内のカルシウム動員，Sykのリン酸化，血小板からの顆粒成分の放出，トロンボキサン合成を阻害して，血小板の凝集を抑制することが考えられた（図1）。なお，われわれは，グルコサミン（1.5g）をヒトに毎日1週間服用させると，ADP刺激に対する血小板凝集が約30％抑制されることを確認している（図4A, B）[10]。

3 血管内皮細胞の活性化抑制

動脈硬化は，高血圧や脂質異常症などが原因で起こる血管壁の炎症を特徴としている。このような病態では，血管内皮細胞がサイトカインなどによって活性化されると接着分子を発現し，それを介して単球が接着し，さらに血管内皮細胞が遊走因子を発現し，それに反応して単球が遊走・浸潤してマクロファージに分化する（図5）。さらに，マクロファージが酸化LDLを貪食し，泡沫細胞になると，血管内膜の肥厚が起こり，これが壊れると血栓を形成する。そこで，動脈硬化において中心的な役割を果たしている血管内皮細胞に着目して，その活性化に及ぼすグルコサミンの影響を検討した。

そのために，臍帯静脈内皮細胞（human umbilical vein endothelial cell：HUVEC）を用いて，動脈硬化巣で発現しているTNF(tumor necrosis factor)-αを刺激剤として，ケモカインのMCP(monocyte chemotactic protein)-1と接着分子であるICAM(intercellular adhesion molecule)-1の発現に及ぼすグルコサミンの影響を調べた[13]。その結果，TNF-αによって誘導されたMCP-1とICAM-1の発現をグルコサミンが抑制することがわかった（図6A, B）。一方，グルコサミンの誘導体であるN-アセチルグルコサミンはTNF-αによって誘導されたMCP-1とICAM-1の発現に影響しなかった。

また，グルコサミンは細胞内に取り込まれるとUDP-GlcNAc（N-acetyl-glucosamine）に変換され，それが標的タンパク質のセリン，トレオニン残基のOH基に結合してO-GlcNAc修飾を誘導し，この修飾が細胞のシグナル伝達，転写，翻訳などに影響することが知られている（図7）[16]。そこで，グルコサミンの作用におけるO-GlcNAc修飾の関与と，O-GlcNAc修飾によっ

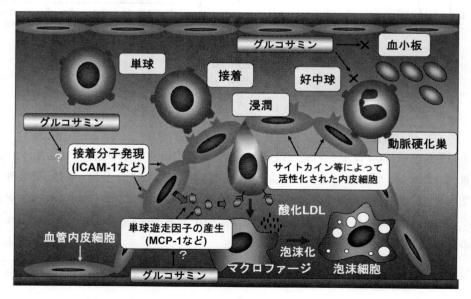

図5　血管内皮細胞の活性化と動脈硬化と，それに及ぼすグルコサミンの効果

第17章 グルコサミン

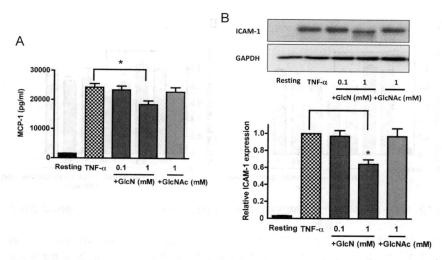

図6 TNF-αで刺激した血管内皮細胞におけるMCP-1とICAM-1の発現に及ぼすグルコサミンの効果

臍帯静脈内皮細胞（human umbilical vein endothelial cell : HUVEC）をTNF-αで刺激し，ケモカインのMCP-1（A）と接着分子のICAM-1（B）の発現に及ぼすグルコサミンの影響を検討した。GlcN, グルコサミン；GlcNAc, N-アセチルグルコサミン。$^*P<0.05$

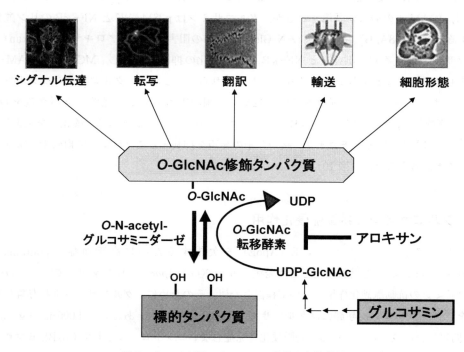

図7 タンパク質のO-GlcNAc修飾と細胞機能

グルコサミンは細胞内に取り込まれた後に，UDP-O-GlcNAcに変化し，O-GlcNAc転位酵素によって標的タンパク質のセリン，トレオニン残基のOH基に結合してO-GlcNAc修飾を誘導する。O-GlcNAc転位酵素の阻害剤であるアロキサン（alloxan）はグルコサミンによるO-GlcNAc修飾を阻害する。

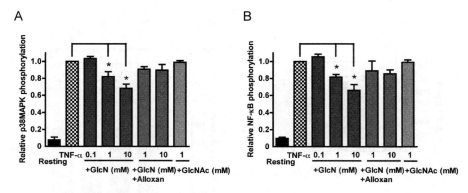

図8 TNF-αで刺激した血管内皮細胞におけるp38MAPKやNF-κBのリン酸化に及ぼすグルコサミンの効果
HUVECをTNF-αで刺激した際に誘導されるp38MAPK（A）やNF-κB（B）のリン酸に及ぼすグルコサミンの影響を検討した。GlcN、グルコサミン；GlcNAc、N-アセチルグルコサミン。*$P<0.05$

て影響されるシグナル伝達分子について検討した。

その結果、血管内皮細胞をTNF-αで刺激すると、p38MAPKやNF-κBのリン酸化を介して、MCP-1、ICAM-1の発現が誘導されるが、グルコサミンはp38MAPKとNF-κBのリン酸化を抑制すること（図8A, B）、そして、O-N-GlcNAc修飾の阻害剤であるアロキサン（alloxan）は、グルコサミンによるp38MAPKとNF-κBのリン酸化の抑制を解除し、MCP-1とICAM-1の発現をもとに戻すことがわかった（図9A, B）。これらのことから、グルコサミンはグルコーストランスポーターを介して細胞内に取り込まれ、細胞内の何らかの標的タンパク質をO-N-GlcNAc修飾し、p38MAPK、NF-κBなどのシグナル伝達分子の働き（リン酸化）を阻害して、MCP-1やICAM-1などケモカイン、接着分子の発現を抑制することによって血管での炎症を和らげることが考えられた（図10）。

4　グルコサミンの抗動脈硬化作用

最後に、アポリポタンパク質E（ApoE）を欠損するために高脂血症（spontaneously hyperlipidemic：shl）と動脈硬化を自然発症するB6.KOR-*Apoe*[shl]マウスを用いて[17]、*in vivo*でグルコサミンの抗動脈硬化作用について検討した[14]。そのために、グルコサミン非投与群には滅菌水を、グルコサミン投与群にはグルコサミンを300 mg/kg/dayあるいは1,000 mg/kg/dayを3ヶ月間毎日経口投与した。なお、動脈硬化を発症しないコントロールとしてC57BL/6マウスに滅菌水を経口投与した。

その結果、アポE欠損マウスではコントロールマウスに比べて、明らかに総コレステロールの高値と、HDL-コレステロールの低値が認められたが、グルコサミンを投与しても総コレステ

第17章　グルコサミン

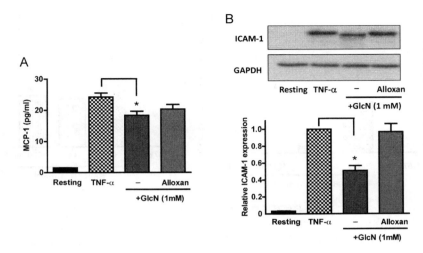

図9　グルコサミンによって抑制された，MCP-1 と ICAM-1 の発現に及ぼすアロキサンの効果
HUVEC を TNF-α で刺激する際に，グルコサミンを添加すると MCP-1（A）と ICAM-1（B）の発現が抑制されるが，それに対する O-GlcNAc 転位酵素阻害剤アロキサン（alloxan, 0.5 mM）の効果を検討した．GlcN, グルコサミン．$^*P<0.05$

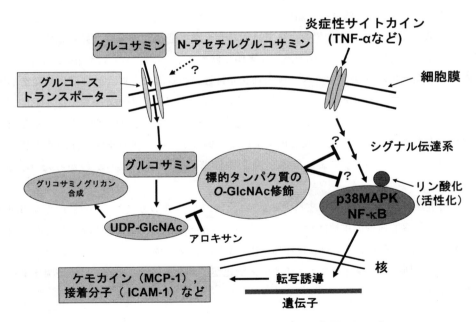

図10　O-GlcNAc 修飾を介したグルコサミンの作用メカニズム
グルコサミンはグルコーストランスポーターを介して細胞内に取り込まれ，細胞内の何らかの標的タンパク質を O-N-GlcNAc 修飾し，p38MAPK，NF-κB などのシグナル伝達分子のリン酸化を阻害して，MCP-1 や ICAM-1 などケモカイン，接着分子の発現を抑制する．一方，O-GlcNAc 転位酵素の阻害剤であるアロキサンは，O-GlcNAc 修飾を阻害することによって，グルコサミンによる p38MAPK と NF-κB のリン酸化の抑制を解除し，MCP-1 と ICAM-1 の発現をもとに戻す．

229

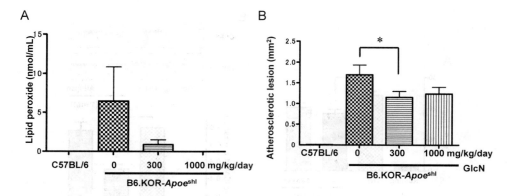

図11 自然発症高脂血症マウスに対するグルコサミンの効果
B6.KOR-$Apoe^{shl}$マウスにグルコサミンを経口摂取させて，血清過酸化脂質（A）と動脈硬化病変（B）に及ぼす効果を検討した。GlcN，グルコサミン。$^*P<0.05$

ロール，HDL-コレステロールはほとんど変化しないことがわかった（data not shown）。

一方，動脈硬化の原因にはコレステロール代謝異常のみならず酸化ストレスも関わっており，なかでも血液中の過酸化脂質は，慢性炎症や動脈硬化において上昇し，病態と関連することが知られている[18]。そこで，血清過酸化脂質に対するグルコサミンの効果を検討したところ，コントロールマウスに比べてアポE欠損マウスでは明らかな血中過酸化脂質の上昇が認められ，これにグルコサミンを投与すると酸化脂質濃度が著明に低下することがわかった（図11A）。

また，自然発症アポE欠損マウスでは大動脈弁付近に脂質沈着を伴う動脈硬化病変を形成したが，これにグルコサミンを投与すると脂質の沈着が減少することがわかった（図11B）。

さらに，大動脈弁付近の内膜および内膜下における炎症細胞の浸潤を顕微鏡下で観察したところ，アポE欠損マウスにおいて内膜と内膜下に単核細胞を中心とする細胞浸潤が強く認められたが，グルコサミンの投与によって細胞浸潤が顕著に減少することがわかった（data not shown）。

なお，最近，われわれの結果を支持するように，ヒトにグルコサミン（3g/日）を4週間摂取させると，非侵襲的血管内皮機能検査（flow mediated dilation：FMD）で測定した血管内皮機能が改善すること，そして，それには赤血球内のレドックス（酸化還元）状態の改善（還元型グルタチオンの増加による還元型グルタチオン／酸化型グルタチオンの比の上昇）が関与することが報告された[19]。

5 おわりに

グルコサミンはグリコサミノグリカンの成分として，軟骨保護作用（抗ロコモ）や美肌効果を示すことが報告されているが[2~6]，本稿では，われわれが新たに見出した，グルコサミンの血小

第 17 章　グルコサミン

板凝集抑制作用，抗動脈硬化作用について紹介し，グルコサミンが血小板の凝集や血管内皮細胞の活性化を阻害することによって，血栓の形成や動脈硬化の進展を抑制する新たな血流改善機能成分となりえる可能性について解説した。グルコサミンは，現在，関節に関わる機能性表示食品として認められているが[1]，生活習慣病を含む種々の病態を調節し，われわれの健康に役立つ機能性食品素材になりうると考えられる。今後，グルコサミンの血流改善機能成分としての働きを証明するために，ヒト試験を含むさらなる研究が行われ，グルコサミンが血流改善機能をもつ機能性表示食品として届けられることを期待する。

文　　献

1) 消費者庁機能性表示食品制度届出データベース，https://www.fld.caa.go.jp/caaks/cssc01/
2) Y. Tamai *et al., Carbohydr. Polm.*, **48**, 369 (2002)
3) M. Igarashi *et al., Int. J. Mol. Med.*, **27**, 821 (2011)
4) K. Naito *et al., Life Sci.*, **86**, 538 (2010)
5) 田中美登里ほか，グルコサミン研究，**3**, 19 (2007)
6) 華見ほか，キチン・キトサン研究，**13**, 37 (2007)
7) J. Hua *et al., J. Leukoc. Biol.*, **71**, 632 (2002)
8) J. Hua *et al., Inflamm. Res.*, **56**, 432 (2007)
9) S. Yomogida *et al., Int. J. Mol. Med.*, **22**, 205 (2008)
10) S. Yomogida *et al., Int. J. Mol. Med.*, **22**, 317 (2008)
11) J. Hua *et al., Inflamm. Res.*, **54**, 127 (2005)
12) J. Hua *et al., Inflamm. Res.*, **53**, 680 (2004)
13) Y. Ju *et al., Int. J. Mol. Med.*, **22**, 809 (2008)
14) 蓬田伸ほか，キチン・キトサン研究，**14**, 55 (2008)
15) 坂本廣司ほか，日本ヘモレオロジー学会誌，**3**, 97 (2000)
16) J. A. Hanover *et al., FASEB J.*, **15**, 1865 (2001)
17) Y. Matsushima *et al., Clin. Exp. Pharmacol. Physiol.*, **30**, 295 (2003)
18) I. M. Fearon *et al., J. Mol. Cardiol.*, **47**, 372 (2009)
19) A. Katoh *et al., Int. Heart J.*, **58**, 926 (2017)

血流改善成分の開発と応用《普及版》　　　　(B1452)

2018 年 7 月 30 日　初　版　第 1 刷発行
2025 年 1 月 10 日　普及版　第 1 刷発行

監　修　大澤俊彦　　　　　　　　　　　　Printed in Japan
発行者　辻　賢司
発行所　株式会社シーエムシー出版
　　　　東京都千代田区神田錦町 1-17-1
　　　　電話 03 （3293）2065
　　　　大阪市中央区内平野町 1−3−12
　　　　電話 06 （4794）8234
　　　　https://www.cmcbooks.co.jp/

〔印刷　柴川美術印刷株式会社〕　　　　　　　　　　©T. OSAWA,2025

落丁・乱丁本はお取替えいたします。

本書の内容の一部あるいは全部を無断で複写（コピー）することは，法律
で認められた場合を除き，著作者および出版社の権利の侵害になります。

ISBN978-4-7813-1788-5 C3047　¥3500E